张耀医学新悟

张耀 张一琳◎著

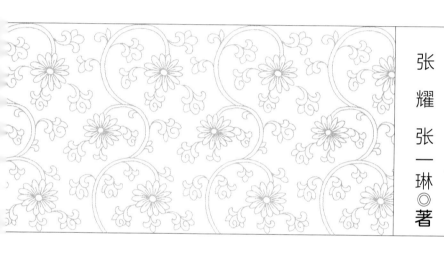

U0273840

中国中医药出版社

·北京·

图书在版编目（CIP）数据

张耀医学新悟 / 张耀，张一琳著 .—北京：中国中医药出版社，2018.5

ISBN 978-7-5132-4812-9

Ⅰ . ①张… Ⅱ . ①张… ②张… Ⅲ . ①中医临床 – 经验 – 中国 – 现代

Ⅳ . ① R249.7

中国版本图书馆 CIP 数据核字（2018）第 049039 号

中国中医药出版社出版

北京市朝阳区北三环东路 28 号易亨大厦 16 层

邮政编码　100013

传真　010-64405750

廊坊市三友印务装订有限公司印刷

各地新华书店经销

开本 710×1000　1/16　印张 26　彩插 0.5　字数 344 千字

2018 年 5 月第 1 版　2018 年 5 月第 1 次印刷

书号　ISBN 978 – 7 – 5132 – 4812 – 9

定价　79.00 元

网址　www.cptcm.com

社 长 热 线　010-64405720

购 书 热 线　010-89535836

维 权 打 假　010-64405753

微信服务号　zgzyycbs

微商城网址　https：//kdt.im/LIdUGr

官 方 微 博　http：//e.weibo.com/cptcm

天猫旗舰店网址　https：//zgzyycbs.tmall.com

如有印装质量问题请与本社出版部联系（010-64405510）

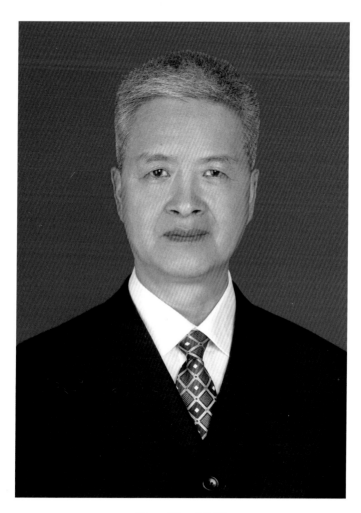

张　耀　近照

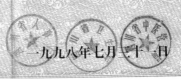

四川省名中医证书

川中医证(98)056号

四川省人事厅、四川省卫生厅、四川省中医管理局决定，授予 张 耀 同志首届"四川省名中医"称号。

一九九八年七月二十日

1998 年荣获首届四川省名中医称号

荣誉证书

张 耀 同志：

被评为第一批四川省卫生厅学术技术带头人。

四川省卫生厅
二〇〇二年七月一日

2002 年荣获首批四川省卫生厅学术技术带头人

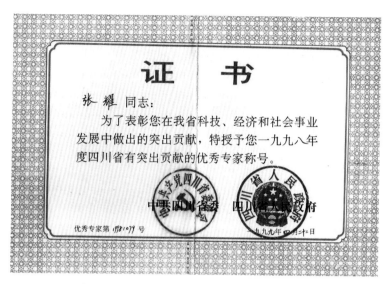

证　书

张耀 同志：

　　为了表彰您在我省科技、经济和社会事业发展中做出的突出贡献，特授予您一九九八年度四川省有突出贡献的优秀专家称号。

中共四川省委　四川省人民政府

优秀专家第1998·1079号

一九九九年四月二十日

1999 年荣获四川省有突出贡献优秀专家称号

荣誉证书

　　经绵阳市首届十大名中医评选活动领导小组组织评选，市人民政府决定授予　张 耀 同志"绵阳市首届十大名中医"称号。

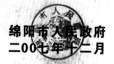

绵阳市人民政府
二〇〇七年十二月

2007 年荣获首届绵阳市十大名中医称号

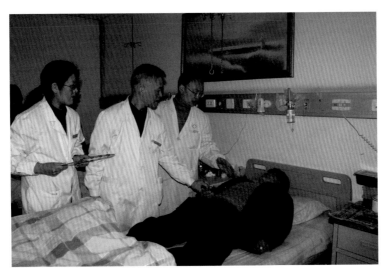

带教学术继承人查房

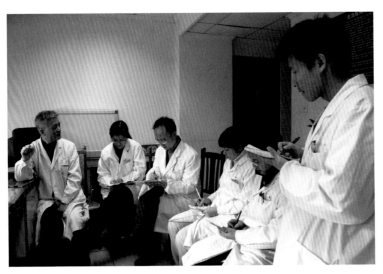

带教学术继承人病例讨论

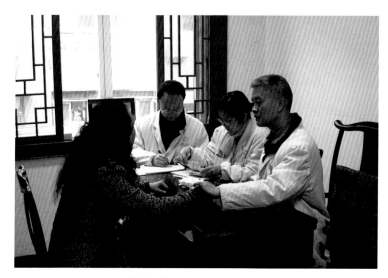

带教学术继承人门诊

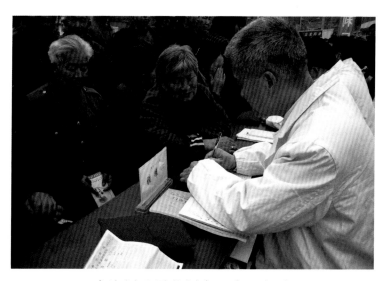

为汶川地震北川灾区灾民义诊

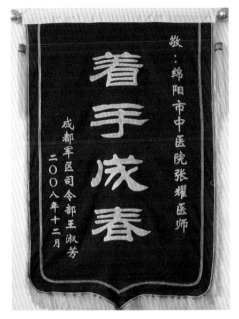

患者极度恶寒 4 年，治疗 1 个月痊愈后赠送的锦旗

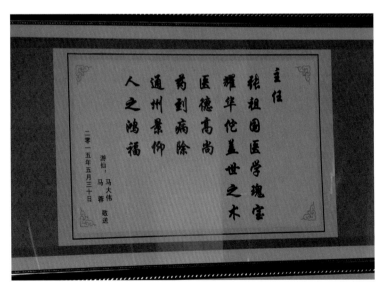

患者暴咳 13 年，治疗 1 个月痊愈后赠送的藏头诗匾

序

书籍是人类进步的阶梯，中医在中华民族繁衍的历史长河中起着非常重要的作用，为中华文明的繁衍昌盛做出了卓越的贡献。

中医文献浩如烟海，千百年来，有众多医家将理论与实践结合，著书立说。绵阳乃中医沃土，历来名医辈出，古有涪翁、郭玉，传针石而拯苍生；近有蒲辅周、萧龙友，阐精微闻名华夏；今有李孔定、宋鹭冰等中医大家传道解惑，滋新杏如春风化雨。

张耀先生从来手不释卷，博览群书，涉及现代医学、人文、哲学、养生、营养、现代科技等方面，更是对中医经典、各家学说情有独钟。他不仅继承了名师李孔定先生衣钵，而且有所创新、发扬，形成了自己独特的学术经验和见解，先后在全国各医学期刊上发表了数十篇论文，主（参）编多部医学著作。

张耀先生是临证大家，理论造诣精深，临床经验丰富；能集萃众长，融贯古今，主张师古而不泥古，遵古而有创新；提倡辨病与辨证结合，治疗与预防并重。其辨证精准，思维缜密，一丝不苟，临证用药，轻如流水推舟，重如泰山压顶，解民疾于危难之际，指迷津于苍梧之间，故名播四海，德泽苍生。今日张耀先生在百忙之中，不辞辛劳，呕心沥血，将自己几十年来从医所得付之素笺，造福桑梓，实乃杏林之大幸，我辈之圭尺。读本书有"柳暗花明""人间哪得几回闻"之感。

有幸作序，不甚惶恐。

梁 旭

2017 年 2 月

前言

Preface

笔者从事中医工作 40 余年，先后在梓潼县仁和区医院、梓潼县卫生局、梓潼县中医院、绵阳市中医院工作。除临床工作外，曾执教于中医函授大学、绵阳市高级中医研修班。

本书是笔者从事中医临床、科研、教学和临床带教工作中积累的经验、感悟，公开发表的学术论文，经学术传人和女儿张一琳整理，分为学术思想、专病论治、自创医方、误治救误、医案实录、绝招偶拾、医论医话等专题。其中既有对慢性非传染疾病、退行性疾病等临床常见病的诊治经验，又有对高热、厥脱、极度恶寒、暴咳等急危重症、疑难病的辨治心得，还有长期临床实践形成的一些新的感悟。

时代在变，疾病在变，每个时代有不同的时代病，现在的疾病谱与古代相较，发生了本质的变化。古代环境多变，自然灾害频繁，凶禽猛兽危害，食物匮乏，饥荒战乱，民不聊生。古人居住简陋，居无定所，衣不遮体，食不果腹，奔波劳作，以营养不良、劳倦伤气、伤阳者居多，多见营养不良、风寒杂病及传染病。当今生态环境改变，自动化程度高，竞争激烈，有充裕的食物。今人生活优裕，喜欢多吃（属于新的"病从口入"），厌恶多动（足不出户，足不出车），多数人营养过剩且严重运动不足。由于过多的能量蓄积和运动减少，引起水谷精微（能量）代谢、运化失调，导致慢性非传染性疾病呈井喷式发病。笔者将这些新的理念与思考贯穿于辨病、治病与防病中。

书中所列病种均在明确疾病诊断的基础上，遵循中医辨证论治规律，结合笔者的诊治经验进行阐述。辨病、辨证结合才能提高疗效。"医不难治病，难于知病。"病是本，证是标，证依附于病，临床疗效的取得必须建立在正确诊断和准确辨证的基础之上。以常见咳嗽为例，咳嗽涵盖了常见的数十种疾病，如果能够明确诊断，其辨证治疗的效果会明显提高。书中所列暴咳 13 年一朝愈、恶寒 4 年一朝愈等精彩病案即是最好的说明。

改变不良生活方式，既是防病手段，也是治病手段。当今流行的慢性非传染性疾病是由于不良生活方式所致，绝非一纸处方或做个手术即能治愈，需要进行终身生活方式调整，避除危险因素，才能控制病情进展，达到治病的目的。以心肌梗死、脑梗死为例，溶栓、取栓、安支架、搭桥只疏通了一小段淤塞的血管，相当于给淤泥阻塞的河道清除了一段淤泥，只能解决燃眉之急。如果不改变不良生活方式，影响健康的危险因素依然存在，暂时疏通的血管可以继续长斑块，会再次狭窄并形成血栓，阻塞血管。改变不良生活方式，让健康的生活方式融入到血液中，才能确保生命管网畅通无阻。

本书强调预防胜于治疗，将预防与调护的内容融入所列疾病中，防患于未然，既承袭了《黄帝内经》所提倡的"圣人不治已病治未病，不治已乱治未乱"的预防医学思想，又符合世界卫生组织提出的"医学的目的不仅仅是治疗疾病，更重要的是让人不生病"的健康理念。

愿本书之出版能有益医患，惠泽苍生。

张　耀

2015 年 10 月于四川绵阳

作者介绍

Author's
introduce

张耀，1951 年 12 月 30 日生于四川省梓潼县大新乡，汉族，中共党员。绵阳市中医院主任中医师、教授。1969 年 3 月开始从事中医工作。早年师从同邑名医蒲培生，1975 年毕业于绵阳中医学校。先后在梓潼县仁和区医院（任业务副院长）、梓潼县卫生局（任业务股副股长、梓潼县振兴中医领导小组成员兼办公室副主任）、成都中医学院函大梓潼站（任兼职讲师、站长）、梓潼县中医院工作，1992 年 6 月调绵阳市中医院工作（先后任内科及门诊部副主任、临床研究室主任）。曾参加成都中医学院函大师资班深造。1991 年学承著名中医李孔定，耳濡目染，历时 3 年，得其精要。通过国家组织的出师考评，成绩名列全省前茅。1995 年被选派作为全省中医药继承工作的代表，出席在北京人民大会堂举行的出师典礼。获国家人事部、卫生部、国家中医药管理局颁发出师证书。现（历）任四川省中医高级职称评委、绵阳市专家评审委员会委员、绵阳市科技评审专家、绵阳市干部保健专家、四川省中医学会理事、四川省中医学会首届糖尿病专委会及首届仲景学说专委会委员、成都中医药大学兼职教授、成都中医药大学成人教育学院兼职教授、四川中医药高等专科学校客座教授、四川省首批中医师承教育导师、绵阳市高级中医研修班教授。

张耀老师从事中医临床工作 40 余年，擅长中医内科，对妇、儿、外科均有研究，尤其对肺系、心系、脾胃、内分泌、过敏性疾病等的诊治有独到心得。

　　长期的临床工作，让他形成了独特的学术特色和医疗风格。临床诊病辨证，求细求准；遣方用药，求精求效。集萃众长，融贯古今，主张师古而不泥古，遵古而有创新。提倡辨病与辨证相结合，辨证论治与专病专方结合，治疗与预防并重。不以一方一法为限，不拘一家一派之言。曾多次成功处治慢性阻塞性肺疾病、病毒性心肌炎、甲状腺功能亢进症、高热、血证、厥脱、斯蒂尔病、多囊卵巢综合征、不孕不育等疑难危重病例。思变尚新，有较强的科研创新意识，对慢性窦道、溃疡、咳嗽变异性哮喘等疾病有深入的研究，其自创系列医方，疗效显著。

　　主持完成的"龙虎丹外用临床研究""脱敏合剂临床研究""李孔定学术研究"等科研项目，分获四川省人民政府科技进步三等奖1项（排名第一）、四川省中医药及绵阳市政府科技进步奖3项（排名第二）；在国家和省级学术刊物发表学术论文50余篇，获省、市优秀论文奖9篇；主（参）编《养生与保健》《李孔定论医集》《李孔定医学三书》等医书。先后荣获四川省有突出贡献优秀专家、首届四川省名中医、首批四川省卫生厅学术技术带头人、首届四川杰出青年中医、首届绵阳市名中医、首届绵阳市十大名中医、全国学术传承特别贡献奖、绵阳市科技拔尖人才等称号。从医以来，先后被评为"先进科技工作者""先进工作者""优秀党员""优秀带教老师"等。

目录

Contents

学 术 思 想

一、熟谙经典，集萃众长

中医经典理论与中国传统文化一样博大精深，蕴藏科学与智慧，是人类伟大智慧的结晶。以《黄帝内经》《神农本草经》《难经》《伤寒杂病论》及明清温病学专著为代表的中医经典著作，奠定了中医学理论、临床和中药学形成与发展的框架与基石。没有中医经典理论的指导，中医就不可能为中华民族的繁衍和昌盛做出不可磨灭的贡献。对于经典理论和各家学说，不仅要全面学习，掌握要义，还必须读懂、读通、读透，了然于心，要从中吸取精华，奠定扎实的基础。在理论方面上遵经典，下承历代各家流派，冶众长于一炉，不得存门户之见。临证既推崇经方，又不薄时方；既取法古人，又因人、因时、因地、因证变通。不以一方一法为限，不拘一家一派之言。

二、融古通今，思变尚新

治学应尚古而不泥古，遵古而有创新。人类对疾病本质的认识是一个逐渐深入的过程，随着社会和科技的不断发展，对疾病的认识也会越来越深入。中西医本源一致，目的都是预防和治愈疾病，护佑和延长寿命。古代中医学术体系的形成吸纳了当时的多学科思想，在当今中西医并存的时代，现代中医不但能够应用已有的知识，还要不囿成见，勇纳新知，敢于创新。他山之石，可以攻玉。要借鉴现代人类文明的一切成果，充分运用现代科学的先进技术，包括现代医学和生命科学的新成果、自然科学的新技术，只要有用，都要取其所长，为我所用。只有融汇古今，才能博大精深。坚实的现代医学知识是发掘中医药学宝库的重要条件之一，不掌握现代医学知识，不了解现代医学发展的最新动态，就难以认识什么是中医的精华。但我们掌握现代医学知识千万不要被西化，绝对不能自我从属于西医，而是要知己知彼，借鉴现代医学知识来发展中医、提高中医，寻找中医药施治的最佳手段和方法。

例如 1997 年 7 月，曾诊治第三军医大学医生甘某。患者于 1997 年 2 月初开始咳嗽，在本院疑诊为间质性肺炎，经门诊治疗 3 个月、住院治疗 1 个月不见好转。又赴第二军医大学治疗半个月不见好转，后经介绍来诊治。经了解病史，患者既往有高血压病史，1997 年 2 月初开始服用西药卡托普利后开始咳嗽。卡托普利有严重的不良反应，当即嘱患者停药，停药后咳嗽即止。患者由于长期应用抗生素，身体较虚，用补益之剂调理后很快痊愈。患者感激不尽，当时还反问，为什么他们的医生没有考虑到这一点？这本来是自己应该发现的问题，然而却是中医发现并解决了。其实，作为一名中医，不了解这些知识，无论采取什么手段也无法治愈这类咳嗽。掌握新的知识，才能提高自己。

在临床工作中不能仅停留在疾病本身去看问题，还要注意自然环境、社会环境，包括气候、地理、天体运行及工作、生活等外因对病理变化产生的影响。如曾治一背痛良久的患者，经某三甲医院 X 线摄片疑诊为"脊柱炎"，门诊及住院治疗 4 周无效，又经某中医处大剂乌附治疗 1 个月不效，病情久羁，痛苦悲观。细究其生活方式，了解到患者年终应酬频繁，经四诊合参，断为脂浊内蕴、气机郁滞，予清肝利胆、化痰降浊、行气止痛之剂，患者服药 3 剂，其痛若失。在临床上不断发现新的现象，提出新的诊治理念，创造新的方法，才能使中医临床水平得到提高，使中医理论升华，才能实现较高水平的技术跨越。

三、病证结合，用药精练

辨病当与辨证论治相结合，以病辨证，循证施方。临床要先辨病，后辨证，再论治。病是本，证是标，证依附于病。辨病可以把握疾病本质和发展规律，有助于提高辨证的预见性和准确性，可以准确辨别疾病的性质与病位，具有全面性；辨证可以抓住疾病现阶段的具体特点和个体体质状态，具有针对性。以常见病咳嗽为例，咳嗽涵盖了常见的十余种疾病，如果能够明确诊断，其辨证治疗的效果会明显提高。

张耀先生临床诊病辨证，敏锐悟达，明察秋毫，求细求准；遣方用药，严谨周密，轻灵巧便，求精求效。治病不拘成法，每以奇方起重症、愈沉疴。

他时刻站在中医前沿，紧密跟踪现代医学进展，临床善于发挥，不断总结诊治经验，常独出新意。不但能娴熟地运用西医检查技术和现代中药药理知识，还不断猎取新知识，然后以最快的速度应用于临床。其根据创新思路研制的治疗高热、急性上呼吸道感染、低血压、咳嗽变异性哮喘、过敏性疾病、多囊卵巢综合征、顽固性便秘等疑难病症的系列处方，临床应用疗程短、疗效显著，每能出奇制胜，化险为夷。清·徐灵胎云："一病必有一主方，一方必有一主药。"临证除重视辨病与辨证结合外，还提倡辨证论治与专病专方结合。张耀先生总结出治疗心力衰竭、脂肪肝、高脂血症、痛风等的专方，以补充临床单纯辨证用方之不足。

临证应以"准、细、严、精"为原则。

1. 诊断求准 "诊断准确是取得临床疗效的前提。"有了准确的诊断，才有正确辨证论治的基础，才能提高临床疗效。如一顽固性失眠30余年的患者，经多家医院给予安眠镇静类药物，疗效较差，后经仔细检查，发现其是被长期误诊的不典型甲状腺功能亢进症患者，根据这一诊断调整治疗方案，患者很快康复。

2. 辨证求细 辨证的目的就是对疾病做出正确诊断后，找出疾病的病因、病机，辨出疾病的阴阳表里、寒热虚实，病位在何经何脏何腑，从而为治疗立法提供依据。如果辨证不准，则治疗就会缺乏针对性，难以取得最佳疗效。所以临证力求辨证准确，减少失误。

3. 立法求严 中医临证立法，必须建立在准确辨证的基础上，紧扣病机立法，使理、法一致，才能取得最佳疗效。

4. 用药求精 临证处方用药主张精方简药，药少力专，处方以稳健著称。中医治病的目的是"以平为期"，治病应在平和之中见真功，即古人所谓"不战而屈人之兵，善之善者也"。其组方特点是圆融活变，轻灵有度，中正平和，扶正不留邪，攻邪不伤正，温不助火，清不伤阳。注意汤药的口感，善用甘寒药，尽量不用毒烈药物，即使用也是中病即止。如果患者难以下咽而畏惧服药，药物就起不到相应的作用。2008 年汶川大地震时，张耀先生开的防瘟辟邪大锅药，也是以扶正为主，兼芳香辟秽、安神定志，口感很好，北大医院来川支援救灾的专家比喻：喝大锅药就像喝咖啡一样。张耀先生临床用药轻清灵动，不妄施重剂。尤其强调老幼患者和久病体弱之人，本已因病不堪，焉能再胜峻猛之药？亦即古人所云"王道无近功"，切不可贪功冒进，使正气更伤，而致虚虚也。对于病情急迫而邪盛正实之时，又当果敢地投以大剂、重剂以顿挫敌势。对于疑难病症的诊治思路活泼，抓住要害，出奇用药，正所谓"运用之妙，存乎一心"。

四、重视正气，善护脾胃

临证要重视人体的正气，正气为生生之气，有推动、温煦、气化、固摄、防御作用，乃安身立命之本。正气在生理状态下是生命活动的动力，在病理状态下则是机体抗御病邪入侵与传变、祛除病邪和机体自我康复的主力。根据《内经》"阳气者，若天与日，失其所，则折寿而不彰""正气存内，邪不可干""邪之所凑，其气必虚"的理论，当邪正并重，扶正可以祛邪，祛邪可以扶正，是互为因果的。养生当护其正气，防邪入侵；治病当存正抑邪，扶正祛邪。当今时代，除少数患者饮食单一、劳倦伤气外，多数生活优裕者以车代步，饮食膏粱厚味，营养过剩，以酒为浆，以妄为常，娱乐通宵达旦，滥用抗生素，既耗气损阳，又助热损阴。故在处治疾病时尤重扶助正气，固本培元。强调正气存在，生机即在。认为正气亏虚，邪气内陷，耗伤脏真，邪正交争是危急重症的病理规律。

危急重症的本质是正气亏虚，在此基础上有三种变化：一是逆传内陷，大多为邪气乖张，正气极虚或误治使病情急剧恶化形成危急重症；二是火热毒邪耗伤五脏精气而致脏真耗竭，危及生命；三是邪正交争，如因实致虚、因虚致实导致疾病恶化。在处治危急重证时，一般都在祛邪的同时扶助正气，以求增强机体抗邪能力，从而祛邪外出，收效甚佳。对于病因不明、发病机制不明、诊断不明和难以治疗的疑难病，多属虚实夹杂、寒热并兼、痰瘀互结的复杂证候，故其治法上常扶正与祛邪、散寒与清热、祛痰与化瘀同施，常获事半功倍之效。

人体衰老是一个必然的过程，盛极始衰是无法抗拒的自然规律。老年人的生理特点就是正气随年龄增长而逐渐衰退，维持生命活动的各种物质和功能都在全面衰退，五脏功能日益低下（神经、肌肉、代谢及免疫系统方面的生理储备能力衰退），从而使老年人抗病、应激的能力下降，引起不良事件的风险显著增加。正如孙思邈《千金翼方》所云："人年五十以上，阳气日衰，损与日至。"老年病的病理特点是以正虚为主，虚实夹杂，血脉瘀滞，寒热互见，病情错综复杂。越是高龄，越是疾病晚期，这个特点越突出，越不容易恢复新的阴阳平衡。所以，调治老年疾病更应当注意扶正。

脾寄中央，养于"四旁"，是万病丛生之源；脾胃为后天之本，气机升降之枢纽，伤脾损胃则化源不足，贻害无穷；《灵枢·五味》云："故谷不入半日则气衰，一日则气少矣。"临证遣方用药应时时注意顾护脾胃，使之健运不衰，升降不息。

五、情系养生，重视防病

根据"上工治未病""圣人消未起之患，治未病之疾，医之于无事之前，不追求于既逝之后"的论述，医生对于社会的责任不单是针对治疗疾病的小医，更应当做未病先防、健康天下、立足于提高大众整体健康水平的大医。应当具有大医医国的理念，以维护和提高人类的生命质量和健康为己任。认为医者除了能治病，还要懂养生，可以指导大众养生，让大众远离疾病是医者的使命。

在全社会传播健康知识和理念，提倡健康的生活方式，告诉人们不生病、少生病、预防疾病发生的方法，才更符合济世活人的医学理念。为呼唤引导大众更新观念，重视慢性非传染性疾病的预防，张耀先生在繁忙的临床和带教之余，编著了《养生与保健》，2002 年 10 月由四川科学技术出版社出版；并先后在《文明绵阳》《绵阳晚报》《绵阳日报》《绵阳广播电视报》等报刊撰写养生防病科普文章 20 余篇，还在部队、学校、科研和企事业单位举行养生与保健科普知识讲座 40 余场，深受大家欢迎。张耀先生在诊治疾病时，除了应用药物治疗外，还融入健康教育、健康促进、传播预防疾病的知识和技巧，不厌其烦地对患者进行饮食、运动及情绪的调节指导，使患者改变不良生活方式。不仅缩短了治疗时间，还使患者早日恢复健康，又为全民树立正确的健康观和科学生活方式，为维护和提高大众的健康水平做出了贡献。

六、德术兼备，以德统术

一名优秀的医生，除了具有博爱的胸怀，最核心的体现应该是具有优良的专业技能，没有医术，医德只是一种愿望，以德统术，方为良医。张仲景《伤寒论》序中的"怪当今居世之士，曾不留神医药，精研方术……竞逐荣势，企踵权豪，孜孜汲汲，唯名利是务"等言，虽然已经过去2000多年了，但此类现象并未作古。医生这个职业手握生杀大权，必须精通自己的业务，具有精湛的医术；必须具有刻苦钻研的学风和忠于事业的献身精神。能把病看好的医生才是好医生，空有一番热情，没有精湛的医术又能有多少实际意义？医者要珍视生命，坚持为人民服务的宗旨，恪守救死扶伤、治病救人的神圣职责。张耀先生要求弟子要坚守仁爱和责任，坚持医德是魂，医术是根，廉洁行医。做到对患者认真负责，至意深心；对同道互相尊重，互相学习；对自己常思不足，日猎新知。认为治病的疗效不单是用药，人本观念、人文关怀同等重要。要热爱本职工作，做到淡泊名利，以高尚的医德、高超的医术和无私的奉献精神，服务社会，泽惠大众。患者利益至上是医学的道德支柱，张耀先生从医以来，积极向上，乐观豁达，严以律己，宽以待人；善良正直，从不卑躬屈膝，阿谀奉承；奉行廉洁行医的准则，用良知和真诚服务患者，不掺杂一点私利。强调医疗工作关系患者的切身利益，一定要以高度负责的精神对待每一位患者，不得草率从事，要以最低的代价，减轻患者的痛苦，取得最佳的疗效。2005年8月，知名诗人、书法家、时年八十六岁的廖树基先生伴妻就医时即兴吟诵嵌名联赠送张耀先生："仲景张医德；濒湖耀慧泉。"2015年5月15日，77岁的退休教师马大伟经张耀先生短时间治好长达13年的暴咳后赠匾一副，上书藏头诗曰："**张**祖国医学瑰宝，**耀**华佗盖世之术，**医**德高尚，**药**到病除，**通**州景仰，**人**之鸿福！"

2008年4月14日，张耀先生的导师——著名中医专家李孔定先生为其赠言："张耀贤契在中医诊疗、临床研究、带教学术传人诸方面成绩斐然，赠联以志其盛。'**存敬业献身之壮志，踵望齐入虢之良医。**'"

（张一琳）

专病论治

冠心病

冠心病（CAD）是由于冠状动脉粥样硬化造成冠状动脉管腔狭窄或堵塞，引起相应部位心肌缺血或梗死，使心肌供血不足或血液供应中断而引发的一系列病症，属于中医"厥心痛""胸痹""真心痛"等范畴。早在两千多年以前的《黄帝内经》中已有类似冠心病心绞痛症状的描述，并认为"心痛"是因"血脉瘀阻"所致。

一、病因病机

膳食结构不合理，饮食不节，嗜食肥甘厚味，饮酒过度，伤脾聚湿为痰，痰聚日久化为浊毒，阻滞脉络，导致气滞血瘀；情志失调，导致气血瘀滞；痰瘀交阻，导致心之络脉痹阻；运动不足或年老气血阴阳衰微，如气虚推动无力，导致血液瘀滞；痰浊和瘀血既是病理产物，又是致病因素，同属邪毒；痰瘀日久则生热酿毒，浊毒留滞或阻塞脉道，在情绪刺激、剧烈运动、酗酒、过冷过热刺激等因素刺激下导致脉道收缩、痉挛引发胸闷、憋气、胸痛，弥漫性痉挛可致心肌梗死甚至猝死。

现代医学认为，在高同型半胱氨酸血症、高脂血症、高黏血症、高凝血症、高血压（心肌肥厚）、高血糖（对血管、神经产生弥漫性破坏）、高尿酸血症、肥胖（心肌肥厚、心脏负荷加大，心跳加快）、高龄（动脉硬化、瓣膜钙化）、吸烟、饮酒、精神因素、体力活动减少等多种因素作用下，导致血管内膜损伤，血液中的脂质成分如低密度脂蛋白胆固醇、三酰甘油、血小板容易沉积在血管壁，逐渐演变为动脉硬化和斑块，引起血管管腔狭窄、栓塞、钙化，造成心肌供血不足而发生心肌缺血。引发冠心病的动脉粥样硬化斑块有两种类型：一种是稳定斑块（硬斑块），可致心肌缺血、心绞痛等，一般不突发心肌梗死；另一种是不稳定斑块（软斑块），也称易损斑块，容易破裂形成血栓，没有先兆的突发性心绞痛、突发性心肌梗死就是这些易损斑块引发的。前者引发的疾病特点可以形容为"痛而不死"，后者引发的疾病特点则是"死而不痛"。由此可见，易损斑块遇到不良诱因就会破裂，导致血小板聚集，形成血栓，阻塞血管，发生心肌梗死。

新的研究发现，冠状动脉微血管病变导致的心肌缺血是心血管疾病的基础。心脏大血管只占5%，心脏微血管占95%。一般心脏大血管出现病变，微血管也有病变，各占50%。所以，心脏大血管、小血管和微血管均可发生缺血或梗死。大血管堵塞后，微血管会立即工作，大血管无狭窄而微血管仍然会缺血或梗死而致微血管性心绞痛（MVA），临床约60%的女性冠心病患者多为心脏微血管病变。血管内皮和平滑肌功能不全、不适当的交感神经紧张、微血管粥样硬化和炎症等可引发微血管病变。微血管与心肌细胞直接相连，所以高血压最易引起心肌细胞增大，导致心肌增厚，引发微血管病变；糖尿病与肥胖患者最易导致微血管损害与舒缩障碍；行支架安装或检测时，微血管局部脱落的微血栓可当即堵塞微血管引起急性心肌梗死，应高度警惕。

非冠心病、前期冠心病或冠状动脉硬化患者均可出现冠状动脉痉挛，表现为不典型胸闷、憋气、短气、心律失常、心绞痛，大面积痉挛可致心肌梗死甚至猝死。

此外，与冠状动脉微循环障碍症状类似的冠状静脉狭窄也可引发心绞痛，其表现为典型的缺血发作。尽管冠状动脉无显著狭窄，但血流极其缓慢，多由冠状静脉狭窄（或扩张）使冠状动脉血流减少所致。

二、诊断

1. 望诊

面色：面色过度红光满面，表明患者可能性情急躁、容易上火，存在潜在心血管病的风险。

印堂：印堂过红、印堂凹陷、印堂青黑、印堂发黄、印堂有川字（山根）纹，多存在心血管病风险。

耳郭：耳朵局部血管过于充盈、扩张，可见圆圈状、条段样改变，外耳道多毛，常见于心肺功能异常。耳垂出现皱褶——弗兰克征（Frank Syndrome），多为肾虚（雄激素下降）、动脉硬化造成耳垂肌肉组织血液供应减少。

眼睛：角膜老年环，为脂质沉积、动脉硬化所致。

黄素瘤：眼睑、全身皮肤及关节处出现黄素瘤，为血液黏稠、动脉粥样硬化的表现。

2. 临床表现

（1）胸闷、气短、活动时加重。胸部压迫窒息感、闷胀感、紧缩感，以压榨性疼痛最为常见，行走、用力或爬楼时加重，每次持续时间不超过 15 分钟，休息后可自行缓解，或舌下含服硝酸甘油数分钟后缓解。

（2）心前区压榨样、紧缩样疼痛、闷痛超过 20 分钟，含服硝酸甘油无效，并出现面色苍白、手足湿冷、大汗淋漓、脉沉细弱、血压下降、濒死感、腹痛、恶心呕吐、乏力甚至晕厥等症状，排除了胆绞痛、坏死性胰腺炎后基本可以确定是心肌梗死。55% 的心肌梗死有以下先兆症状：①食管中部火辣辣痛。②咽部发堵、辣痛。③左右侧牙、面颊或下颌骨痛（前降支梗死）。④胃脘灼热、烧心、钝痛、闷痛（心肌下壁梗死）。⑤左侧心前区不适，有压榨感、紧缩感，或疼痛，或频发心绞痛。⑥左后背痛。⑦左颈、左肩或左上肢内侧痛（或右侧肩背痛）、左髂窝痛。⑧夜间莫名其妙发生胸闷、胸堵、气短、憋醒或很快缓解的气短、疲劳；突然一身大汗、脸色煞白；浑身不舒服，特别难受，静息时心绞痛。出现上述症状可能在 24～48 小时发生心肌梗死。⑨出现扑克脸是心肌梗死的早期表现。

（3）无痛性心肌梗死：糖尿病合并冠心病患者因自主神经缺血受损，痛觉传导缓慢甚至痛觉丧失，患者发生心肌梗死时根本感觉不到疼痛，可能只出现轻微不适感，这就是"无痛性心肌梗死"，是糖尿病患者死亡的重要原因。由于心脏丧失调节功能，糖尿病合并冠状动脉病变往往累及多级血管，其病变范围广，心肌缺血、损伤和坏死较一般患者严重，心肌梗死并发心源性休克、急性左心衰竭、猝死的发生率大大高于一般心肌梗死的患者。高糖化血红蛋白、高血脂、餐后高血糖与无痛性心肌梗死密切关联。患者出现上腹及胸背部不适、憋闷或沉重感、气短、乏力、失眠、嗓子发紧、呼吸困难、血糖失控、呕吐、心力衰竭、神志不清或意识丧失、血压下降等症状时，要高度警惕，以免错失治疗时机。

（4）微血管性心绞痛（MVA）：表现为胸闷、胸痛持续时间较长，胸闷、胸痛会因工作负荷增加和精神创伤而诱发，也可在静息状态下发生，胸痛程度与心肌缺血变化不一致。可以是一个独立的病变，也可能是附加于阻塞性冠心病或心肌病的合并病变，常合并多种心血管危险因素，严重者预后不良。

（5）急性冠状动脉综合征、肥厚性心肌病、X 综合征可致胸痛。严重主动脉瓣狭窄或关闭不全、风湿性冠脉炎、大动脉炎、梅毒性主动脉炎可致冠脉口狭窄、闭塞而引起心肌梗死、心力衰竭甚至猝死。不伴冠脉阻塞的胸痛可有多种病因，包括非心源性胸痛(如胃-食管反流、颈心综合征、胆心综合征)、心源性非缺血性胸痛（如心包炎）、冠脉痉挛、肋间神经痛、肋软骨炎、心脏神经症，临床应注意鉴别。

3. 检测 心电图、心电图负荷试验、心肌标记物、放射线核素检测、多层螺旋 CT 冠状动脉成像、超声心动图、冠脉造影可明确诊断。心肌核素显像、心脏四维彩超可诊断冠状动脉小血管、微血管病变。冠状静脉窦造影可检测冠状静脉情况。

三、辨证论治

冠心病的形成，痰浊瘀血蕴积是始动因素，痰浊留滞阻塞脉道是本病的关键环节，气虚推动无力又加重痰浊瘀血留滞。通常按以下 3 型论治。

1. 气虚血瘀型

症状：初期表现为胸闷、不舒服、上不来气（善太息），继而出现胸部憋闷或疼痛不适、活动或劳累后加重，或半夜常心慌、憋气、有濒死感。伴见疲乏无力、头晕心慌、气短懒言、入睡困难或早醒，面色淡或晦黯，舌质黯淡或见瘀斑瘀点，舌下静脉曲张，苔薄白，脉弦缓或细涩。

治法：补益心气，活血化瘀。

处方：红参 10g，红景天 15g，沙棘 15g，淫羊藿 15g，葛根 30g，山楂 30g，川芎 30g，丹参 30g，赤芍 20g，薤白 15g，三七粉（冲服）2g，郁金 15g，延胡索 10g。

2. 气滞血瘀型

症状：胸部憋闷刺痛，胸胁胀痛，嗳气频频，唇舌发绀。舌色紫黯，舌边有瘀点瘀斑，舌下脉曲张。脉沉弦或沉涩。

治法：理气宽胸，活血化瘀。

处方：柴胡 15g，赤芍 30g，枳壳 15g，丹参 30g，姜黄 15g，降香 15g，苏木 10g，葛根 30g，山楂 30g，川芎 15g，三七粉（冲服）3g，甘草 3g。

3. 痰浊阻滞型

症状：形体肥胖，胸胁胀闷刺痛，头晕肢体困重，脘痞腹胀，口苦、口干、口臭，大便秘结，溲赤不利。舌质紫黯，舌苔黄腻，脉弦滑数。

治法：化痰降浊，通瘀散结。

处方：法半夏 10g，茯苓 10g，泽泻 15g，薤白 15g，丹参 30g，姜黄 15g，决明子 15g，赤芍 30g，葛根 30g，山楂 30g，川芎 15g，水蛭 5g。肥胖，加荷叶 20g。

附注： 心脉瘀阻与心气不足有关，心气推动心脉运行，心气不足则推动无力，血行不畅，引起心血瘀阻，从而发生"心痛"。人参、沙棘、红景天、淫羊藿补益心气，并有抗心肌缺血、治疗慢性心功能不全的作用。淫羊藿，《神农本草经》谓其"益气力，强志"，有增加冠脉流量、扩张血管的作用。本病由于血小板黏附、聚集，血栓形成，微循环障碍，动脉内膜损伤、增厚，脂质沉积、血管狭窄等病理改变，皆可影响血液正常运行。水蛭活血化瘀。丹参入心包络而破瘀，《名医别录》言其"养血，去心腹痼疾结气"。赤芍清热凉血化瘀，与三七、山楂、川芎共奏活血化瘀止痛之功。降香、苏木、郁金、姜黄行血破滞。上述活血化瘀药具有增加冠脉流量、抑制血小板聚集、抗血栓、改善微循环、降低心率和心肌耗氧量的作用。葛根扩张冠状血管，有 β 受体阻滞作用。薤白通阳豁痰，行气导滞，能抑制动脉粥样硬化和抑制血小板聚集，有钙离子拮抗作用。法半夏、茯苓、泽泻、荷叶、决明子化痰散结，升阳利湿，消脂减肥。现代药理研究显示，泽泻含有三萜类化合物，能影响脂肪分解，使合成胆固醇的原料减少，具有降血脂、防动脉粥样硬化和脂肪肝作用。半夏可阻止或延缓高脂血症的形成，对降低总胆固醇和低密度脂蛋白有显著作用。延胡索辛散温通，有活血行气作用，对全身诸痛止痛效果显著，对冠心病心绞痛也有较好的效果。《雷公炮炙论》云："心痛欲死，速觅延胡。"现代药理研究亦证明，延胡索总碱的镇痛效价为吗啡的 40%，延胡索总碱中又以延胡索乙素镇痛作用最强。上列各方有补益心气、活血化瘀、化痰降浊、理气宽胸散结之功效，且具有增加冠脉流量、抑制血小板聚集、降低心肌耗氧量、保护心肌、调整血压、改善心功能作用。

此外，急性心肌梗死后出现的心源性休克，属于中医"心脱"的范畴，是因瘀血阻滞心之脉络发展到严重程度的外在表现。由于瘀血阻滞，心失所养，使心主血脉、主神志功能不足，进而五脏功能受损、气血运行障碍、阴阳之气不相顺接、气机逆乱，甚则阴阳离决。其临床表现为白（面色苍白）、冷（手足湿冷、出汗）、弱（脉沉细弱无力）、降（血压下降）、昏厥等，治则应以回阳救逆、活血固脱为主，可用四逆汤与血府逐瘀汤化裁加减。用人参大补元气以扶正气之虚极；附子、肉桂、甘草壮元阳以救阳气之亡；川芎、三七、丹参活血化瘀，能使气血通畅。现代药理研究表明，人参可增强心肌抗缺氧能力，附子中的乌头碱有很强的强心作用，活血药有抑制凝血、促进纤溶、抗血小板聚集、抗血栓形成作用。阴阳离决者，酌情选用苏合香、麝香等开窍醒神。通过治疗，在整体上能改善微循环血供，增强心肌营养，尽力减少栓塞造成的坏死面积。

急性心肌梗死后期出现心力衰竭，属于中医"心水"的范畴。多因正气已虚、心失所养、痰瘀闭阻而成。若病情危重或治疗失度，则心阳亏损，水气上凌心肺，导致心水形成。故心水病机属气虚血瘀，阳虚水泛，病位在心，涉及肺、脾、肾。早期表现为心、肺气虚为主或兼阳虚，该阶段虽无水肿，但可有饮停心下的症状，如心悸气短、纳呆、神疲乏力、自汗，舌淡胖有齿痕，脉沉细弱。治疗应补益心气、养心宁神，用保元汤和生脉散化裁。一般用人参、黄芪、肉桂、淫羊藿、炙甘草益气温阳，麦冬、五味子、山萸肉敛阴生津，发展到中期出现阳虚水泛症，表现为心悸气短、肢体水肿、少尿，应温阳利水，用真武汤合五苓散，温补脾肾、利水逐瘀。

在急性心肌梗死恢复期，心律失常也较多见，可见阵发室性期前收缩或房室传导阻滞，由于症状明显，常使患者情绪紧张，影响病情恢复。中医认为心律失常多以本虚为主，病位在心，因虚致病，累及肺、脾、肾，脏腑功能失调，气血运行不畅而致心脉痹阻不畅，遂使心脉失常。如心悸伴气短乏力、胸闷痛、形寒肢冷者属心阳不振，舌多淡胖，苔薄白，脉沉迟或结代。治应温补心阳、安神定悸，可用桂枝甘草龙骨牡蛎汤加减。如出现心悸心痛，痛有定处，面紫唇青，舌质紫黯或有瘀斑瘀点，脉结代者，为心血瘀阻，用血府逐瘀汤化裁。

四、急救处理

出现心绞痛时首先放松心情，采取靠背坐或俯坐的最佳体位（平躺或站立时肌肉收缩会加重心脏负荷），立即含服速效救心丸或复方丹参滴丸，重者舌下含服硝酸甘油 0.5～1mg，心绞痛患者会立即缓解，未缓解者 5 分钟后再含服 1 次，最多不超过 2 次。含服硝酸甘油 5 分钟后未缓解，或有濒死感、出大汗则为心肌梗死，立即针刺或掐压至阳、内关、心俞等穴位，并立即拨打急救电话，不能再服硝酸甘油；无消化道溃疡及出血倾向者，嚼服肠溶阿司匹林 200～300mg。在急性窗口期 3～6 小时（最迟不超过 12 小时）行血栓抽吸术或安支架，以免引起心力衰竭、心肌坏死、休克、猝死。心跳、呼吸骤停者，立即进行心肺复苏。

五、预防与调护

冠心病心肌梗死无论进行血栓抽吸、安装支架还是搭桥，都只是治标不治本，因为安放支架或搭桥的血管还会继续硬化长斑块，还会再次狭窄堵塞。所以调整生活方式，做到合理饮食、适量运动、调适心态才是治本之策。

1. 情绪和血管关系非常密切，紧张、负荷、张力、压力、刺激、惊吓等情绪应激反应使体内交感神经、肾上腺系统激活，导致儿茶酚胺、肾上腺素、皮质醇及升糖激素分泌增多，引起脂质代谢紊乱，促凝物质和收缩血管物质释放而刺激、收缩、损伤血管，使血管痉挛，血压升高，心率加快，心输出量增加，形成血栓或斑块破裂，堵塞血管引起胸痛、心肌梗死，严重者可致心律失常甚至室颤，或爆裂血管而猝死。要避免情绪激动、大喜大悲，保持情绪稳定。每天可进行深呼吸、跳广场舞、听舒缓音乐、赏花等，能降低负荷和压力，拉长反射弧，降低儿茶酚胺和肾上腺素分泌，改善心血管的功能，避免血管痉挛、血压升高引起血管斑块破裂，诱发心肌梗死。

2. 注意调节寒温，避免过冷过热。冬季寒冷会导致血管收缩，并刺激交感神经系统，使肾上腺素、去甲肾上腺素、血管紧张素、醛固酮水平升高，导致心脏兴奋性增加，外周循环阻力增加，引起心率增快、心脏负担加重；冬季寒冷，纤维蛋白原和凝血因子Ⅶ等促血栓物质活性增强，会导致血管内皮损伤，促进血小板活化和血栓形成，引发心肌梗死。气温下降不要冬泳或冷水洗脸，夏季不吃冰冻食物及饮品，以避免血管痉挛、收缩导致血压升高或血管斑块脱落引起心肌梗死。

此外，冬季日照不足，维生素 D 合成较少，维生素 D 影响心肌的收缩功能，调节肾素 – 血管紧张素系统，抑制血管平滑肌细胞增殖和炎症反应。应多晒太阳，增加维生素 D 的合成和储存，减少患高血压、糖尿病、血管病和心力衰竭的风险。夏季注意降温。酷暑难耐，大量出汗会致血容量减少、血液黏稠、血管扩张、血压下降，易致动脉硬化斑块加重或破裂，发生血栓、心肌梗死。

3. 清淡饮食，避免高脂肪、高蛋白、高糖饮食，避免暴饮暴食，应戒烟限酒。

4. 一般人群叶酸缺乏会引起同型半胱氨酸升高，增加心脑血管病发病率，补充含叶酸及镁类食物可以有效保护心脑血管，补充富含谷维素的玉米类食物可解除血管紧张。

5. 控制好血压、血糖、血脂、血黏度及血尿酸。

6. 注意大气环境，避免空气污染。吸入的烟雾、PM2.5 等细颗粒物污染物会从肺泡直接进入血管，损伤血管内皮，激发血管炎症反应，增快心率，升高血压，导致血液高凝状态，明显增加心血管疾病和心肌梗死的风险。研究显示，如果吸入 $10\mu g/mm^3$ 颗粒物，心脏病患者的死亡率会上升 20%。

7. 控制牙周炎。牙周炎患者的牙龈、齿缝寄生有牙龈卟啉单胞菌（厌氧菌），此菌从口腔创面及牙周袋进入血液，损伤血管内皮，使血小板聚集形成血栓，可能导致心肌梗死、脑梗死或感染性心内膜炎。所以要经常洁齿并修复缺牙，常食富含维生素 A 的食物以维持牙龈黏膜的完整性，促进黏膜修复。

8. 坚持运动，避免剧烈运动。体力活动可改善血管内皮功能，调节血管紧张功能，降低交感神经活性，有利于降低血压。运动时肌肉收缩，对血液有挤压作用，可满足全身组织器官供血供氧，长期不动影响血流运行，还使血中水分减少，可致血浆减少 15%～20%，引起血液黏稠度增高，既不利于全身组织的营养与修复，更易产生血栓，诱发或加重心肌梗死。运动康复锻炼能增加心肺工作效率，增强心肌收缩力，修复心肌细胞，增加冠状动脉血流，从而改善患者的心脏功能，促进侧支循环形成，发挥抗心肌缺血效应；运动能改善血管内皮功能，调节血管紧张功能，降低交感神经活性，有利于心血管健康；运动康复锻炼能调节血脂，升高高密度脂蛋白胆固醇浓度，延缓动脉硬化的进展，降低外周血管阻力，防止血压升高；运动能增加胰岛素敏感性，调节血糖，减少血小板聚集，增加纤溶性，减少心肌梗死和脑梗死概率，降低心血管病病死率。

高 血 压

高血压是一种古老的疾病，据考古发现，类似高血压的相关记载至少有 5000 年的历史。2000 多年以前的《黄帝内经》即有类似高血压的记载，但高血压在我国真正成为广泛流行的疾病则始于 20 世纪 80 年代。

高血压是一种"无症状"的疾病，又是一个危险的"无形无声的杀手"。血压变化是心血管疾病的晴雨表。高血压是导致脑卒中、心肌肥厚（心肌纤维化）、心脏扩大、心力衰竭、肾衰竭、脑动脉瘤、主动脉瘤及主动脉夹层血肿等各种心脑血管病的主要病因，也是各类心脑血管病、慢性肾病的常见诱因和症状之一。在老年人中，它常和冠心病相伴而行，为人类致死的重要疾病之一。本病属于中医"眩晕""肝阳头痛"等范畴。

一、病因病机

形成高血压的决定因素是生活行为方式不当，如嗜食肥甘厚味、运动不足、长期紧张焦虑、吸烟、饮酒等。饮食肥甘厚味，过食醇酒、咸味（《黄帝内经》云："故咸者，脉弦也。"），运动不足，劳倦耗损元气，易伤脾胃而使中气不足，脾气不能运化水湿，遂生痰浊，见气虚夹痰上扰而眩晕；情志不舒、精神紧张，引起肝郁化火、肝阳偏亢，血热随气火上升之眩晕；先天不足，后天失养，或因年老体衰，用脑过度而伤阴、伤精，以致阴精受损，则肝肾阴虚而眩晕。

现代医学认为，高血压与以下因素相关。

1. 高血压是一种由遗传多基因和环境多种危险因素交互作用而形成的全身性疾病。

2. 我国学者最新研究发现，中国的高血压 75% 是 H 型高血压，即高血压合并同型半胱氨酸增高。同型半胱氨酸是氨基酸代谢的中间产物，可直接损伤血管内皮、激发血管炎症反应，促进血管硬化和血压升高，还可激活血小板聚集形成血栓，引发中风。高血压合并同型半胱氨酸发生脑卒中的概率是正常人的 12 ~ 28 倍。

3. 摄盐过多或盐敏感，增加交感神经活性，导致动脉弹性异常，加重动脉粥样硬化进展，引起血压波动。

4.肾病多伴有高血压，肾病患者肾素－血管紧张素－醛固酮失衡，血压会随之升高。肾动脉狭窄、肾上腺肿瘤或增生如嗜铬细胞瘤、库欣（Cushing）综合征等可引起继发性高血压。血压升高反过来又损害肾功能，高血压肾小动脉硬化在年轻高血压患者即开始，所以，高血压是肾小动脉硬化的主要致病原因和促进因素。

5.内分泌疾病可以继发高血压。例如垂体生长激素瘤可继发肢端肥大和高血压；促肾上腺皮质激素垂体瘤可继发皮质醇增多症和高血压；部分甲状腺疾病（甲亢或甲减）可伴发高血压等。

6.肥胖特别是内脏肥胖，由于腹腔脂肪释放肾素、血管紧张素、醛固酮，这些激素会使血容量增多，致血管压力及阻力增加、弹性减少而引起高血压。肥胖引起的睡眠呼吸暂停综合征会使患者长期出现低氧血症，血压也会升高。

二、诊断

血液在血管里流动时会对血管壁产生压力，这就是血压，它包括收缩压（心脏在收缩时血液对血管壁的压力）和舒张压（心脏在舒张时血液对血管壁的压力）。

1.正常血压和高血压的划分。世界卫生组织的最新规定是：成年人收缩压 <140mmHg 且舒张压 <90mmHg 为正常血压；收缩压 ≥ 140mmHg 且（或）舒张压 ≥ 90mmHg 为高血压。下肢血压通常比上肢高 20mmHg。

2.一般收缩压每增加 20mmHg，舒张压每增加 10mmHg，血压增高 1 级。

3.儿童血压正常值（13 岁以内）：收缩压 = 年龄 ×2+80mmHg，舒张压 = 收缩压的 1/3 ~ 1/2。一般新生儿 >90/60mmHg、婴幼儿 >100/60mmHg、学龄前儿童 >110/70mmHg、学龄期儿童 >110/80mmHg、

13岁以上少年＞130/90mmHg则为高血压。

4.收缩压≥160mmHg且舒张压＜85mmHg为单纯收缩期高血压。收缩压高易致动脉内膜损伤，促进血栓及动脉硬化形成。50～60岁，舒张压开始下降，反映了动脉的渐进性硬化，心搏无力。但老年人的高收缩压，尤其单纯收缩期高血压是心血管和脑卒中事件及肾功能进行性恶化的主要风险因素。

5.高血压急症或高血压危象

（1）血压：收缩压可达200mmHg以上，舒张压≥130～140mmHg。

（2）眼底：眼底所见有出血、渗出物、视神经乳头水肿。

（3）神经状态：头痛、意识模糊、嗜睡、木僵、视力丧失、癫痫发作、昏迷、局灶体征。

（4）心脏：心尖搏动显著、心脏大，可有充血性心力衰竭。

（5）肾：少尿，尿常规检测可见蛋白、红细胞、颗粒管型。

（6）胃肠：恶心、呕吐。

三、辨证论治

1.肝郁化火、肝阳上亢型

症状：头晕或兼胀痛，易烦躁，少寐多梦或有耳鸣，或兼项强，舌红，苔薄黄，脉弦数。

治法：疏郁平肝，泻热镇阳。

处方：天麻10g，钩藤30g，桑寄生15g，黄芩15g，青葙子10g，罗布麻10g，决明子15g，葛根30g，丹参30g，白芍30g，栀子15g，川牛膝15g。如兼苔腻、口不渴，此为热中夹湿，可加泽泻、车前子以利湿热。

2.阴血亏虚、肝火旺盛型

症状：头晕头痛，时轻时重，或有烦急少寐，或兼头热足凉，下肢酸。舌红，少津少苔，脉弦细。

治法：养血平肝，调和冲任。

处方：黄精 30g，白芍 20g，决明子 15g，夏枯草 15g，山楂 30g，益母草 30g，杜仲 15g，怀牛膝 15g，钩藤 30g，车前子（包）30g，丹参 30g。

3. 肝肾阴虚，阴虚阳亢型

症状：头晕微胀，头痛绵绵，伴见腰膝酸软，或眼花干涩，或口干咽燥。舌黯红，少苔，脉弦或弦细。

治法：滋阴潜阳。

处方：枸杞子 15g，菊花 15g，钩藤 30g，决明子 15g，白芍 30g，黄精 30g，牡丹皮 15g，珍珠母 30g，怀牛膝 15g，生地黄 30g，葛根 30g，杜仲 10g。

4. 气虚夹痰，上扰清窍型

症状：眩晕，头昏不爽，记忆减退，脘闷多寐，或有心胸憋痛，或兼肢端麻木。舌淡苔腻，脉弦缓。

治法：益气化痰，滋肾平肝。

处方：党参 30g，黄芪 30g，法半夏 10g，茯苓 15g，钩藤 30g，葛根 30g，山楂 30g，川芎 30g，莪术 15g，白术 15g，天麻 10g，珍珠母 30g。

附注： 临床对于高血压病应"病""症"结合辨治。对因患者年龄、体质、并发症的不同，而出现的兼症或变证，也应给予相应治疗，方能取得更好疗效。①高血压多兼有耳聋、耳鸣，属实热者为肝胆之火上升，可用柴胡、磁石以解郁潜镇；属阴虚者为阴虚之火上炎，可用生地黄、磁石以滋阴潜降。②兼鼻衄者，多属血热沸腾，选用白茅根、大黄或三七粉以凉血平肝，降逆止衄。③兼神志昏蒙、头晕头痛较甚者属肝火夹痰上扰清窍，可根据病情轻重选用牛黄清心丸、安宫牛黄丸治之。伴有抽搐、动风现象者酌情选加羚羊角粉、玳瑁粉凉肝息风醒神。④兼眼底出血者，多由阴虚肝热而致，宜用生地黄、牡丹皮、三七粉养阴凉血，化瘀止血。⑤兼心悸气短而属心脉失养，可选用南沙参、黄精、麦冬等益气养阴。⑥伴有心绞痛者，多为气血瘀滞不通或夹痰浊阻塞胸阳，可选用瓜蒌、薤白、延胡索、姜黄以宣畅胸阳、理气化瘀而止痛。⑦肾功能受损者，如持续蛋白尿或尿中见有红细胞者，此为肾精不固，精气外泄，可选用芡实、金樱子、山药以补肾固精。⑧黄芪补气升阳，具有降糖、降脂、降压作用，还可改善冠脉供血，提高免疫功能，常用于高血压及其合并症的治疗。黄芪用于舒张压高、脉压小的患者，不仅能降低舒张压，还能增大脉压，并可明显改变患者气短乏力、胸闷的症状。⑨决明子，《中华本草》谓其"清肝益肾，明目利水通便，主治头晕头痛"。药理研究表明，决明子能降低肾素－血管紧张素水平，有明显降压作用。

四、预防与调护

血压与心脑血管事件的危险始终是连续的，独立于其他危险因子。高血压既是心血管病发生的原因，又是心血管病发作的诱因，还是心血管病的表现形式。血压波动是心血管病的晴雨表，血压越高、波动越大，发生心肌梗死、主动脉夹层破裂、心力衰竭、脑卒中等致命性事件和肾病的危险就越大。当血压处于 115/75mmHg 的正常水平时，这些疾病的风险是最低的。血压每升高 20/10mmHg，死于心脏病和脑卒中的危险就会增加一倍。因此，在高血压处于正常偏高时，其危害就已开始。若不采取预防措施，随着年龄增长，动脉硬化状况加剧，高血压越来越难以治疗。所以，重视"高血压前期"，及早采取有益于健康的生活方式，才能有效避免疾病进展。

1.同型半胱氨酸升高的高血压（H型高血压）患者加用叶酸能降低同型半胱氨酸水平，降低心脑血管病的危害。无高血压的人群，同型半胱氨酸也可能升高，健康人群也应注意补充富含叶酸的绿叶蔬菜和水果，以预防心脑血管疾病。绿叶蔬菜如菠菜、芦笋、茴香及香蕉、猕猴桃、黄豆等食品天然叶酸含量高，是 H 型高血压的克星（绿叶蔬菜不宜切碎清洗，不宜高温烹调，宜生吃，以免破坏叶酸）。

2. 钙有扩张血管、排钠、降低胆固醇、保护血管的作用，能延缓收缩压升高。高血压患者日常饮食应摄入钙含量高的豆腐、牛奶、黑芝麻、绿叶蔬菜等食物。

3. 高血压伴低钾者约占 1/10，钾负责肌肉张力，充足的钾能对抗钠，故能平衡血压，降低收缩压。从饮食中补钾不会引起血钾过高，静脉补钾易致血钾过高而致心脏骤停。日常要多吃薯类、黄豆、红小豆、香蕉、柑橘、冬菇、银耳、胡萝卜、绿色蔬菜等含钾量高的食物。

4. 黄豆及其制品中的胆碱能促进脂肪代谢、乳化血脂及斑块、降低胆固醇、保护血管；银杏中的黄酮有抗氧化、促进脂肪代谢、降血脂、增加血管弹性、减轻动脉硬化的作用；榛子、花生、紫菜中的镁元素是心血管疾病的卫士，可保护血管，辅助降压；荞麦面中的烟酸能降低三酰甘油，对抗血管老化；血管壁的构造和血管收缩有赖于弹力蛋白，弹力蛋白减少，血管就会硬化，补充足量的蛋白质可增加弹力蛋白，预防血管硬化，减小脉压。

5. 低盐、低糖、低脂饮食。盐敏感型高血压患者要认真控盐并尽量选择食用低钠盐。

6. 坚持有氧运动。体力活动可改善血管内皮功能，调节血管紧张功能，降低交感神经活性，有利于降低血压。

7. 管控好血糖、血脂、尿酸。

8. 血压达标，选择能逆转心肌肥厚的降压药，能保证脑供血，降低心血管病发生风险。

9. 老年人高血压症状不典型，并发症多，容易诱发心力衰竭、肾衰竭、脑卒中、心肌梗死、脉压增加、血压波动大，容易发生晨峰高血压（易出现单纯收缩期高血压），容易出现假性高血压，临床要平稳控制清晨血压，对于改善血压变异性、减少卒中意义重大。

10. 老年人高血压应注意直立性低血压，因为血压也会老龄化。

11. 老年人血压不能降得太低，血压太低影响大脏器供血。一般65岁左右收缩压维持在140mmHg左右，80岁以上的患者收缩压维持在150mmHg左右为宜。

12. 长期正确使用降压药无效，多为颈部或颅内动脉狭窄，自身升高血压以调节大脑供血的原因。要排除和缓解动脉狭窄，不能轻易增加降压药物。对于肾动脉狭窄所致的难治性高血压（舒张压高），应结合运动、控盐、休息、利尿、支架等综合措施调治。

13. 保持乐观情绪。紧张、焦虑、压力、刺激、惊吓等情绪使体内儿茶酚胺及肾上腺素分泌增多，交感神经兴奋，进而刺激、收缩、损伤血管，使血压升高。

14. 天气寒冷的冬季热量消耗多，饮食增加，易致水钠增加，加上出汗减少，导致血容量增加；进食还会引起交感神经兴奋，使心输出量增加；冬季寒冷会刺激交感神经系统，使肾上腺素、去甲肾上腺素、血管紧张素、醛固酮水平升高，会导致血管内皮损伤，心脏兴奋性增加，外周循环阻力增加，引起心率增快、心脏负担加重和血压波动；为了保持体温，全身小血管收缩，使外周血管阻力增加；这些因素共同导致冬季血压升高，所以，冬季应注意保暖并调节降压药药量。

15. 夏季由于血管扩张，血压自然偏低，应根据情况减少或停用降压药，但由于夏季出汗多，血黏度增高，容易引发高血压性心脏病，应注意补充水分。

高脂血症

血液中的脂肪类物质统称为血脂。血液中的脂类包括中性脂肪（三酰甘油）、胆固醇、磷脂和非游离脂肪酸等，它们在血液中与不同的蛋白质结合，以脂蛋白形式存在。它们是血液中的正常成分，是人体不可缺少的营养素之一，具有重要的生理功能。它们参与细胞、细胞膜和神经纤维的合成，是合成维生素 D、性激素、肾上腺皮质激素的原料，它们促进脂肪消化，有助于血管壁的修复和维持血管壁的完整性。如果血液中胆固醇含量低，血管壁会变得脆弱，可能引起脑出血。胆固醇不但供给机体能量，而且还参与免疫调节，所以，维持血脂的正常水平尤为重要。血液中的脂肪类物质超过一定范围为高脂血症，高脂血症是无形的杀手，因为患者一般无任何症状，一旦出现症状就会产生严重危害。只要血脂升高就会悄无声息地沉积在血管壁上，逐渐形成血管壁粥样硬化、脂肪斑块或纤维斑块及血栓，而且逐渐增多增大，导致动脉管腔狭窄，使血液流速变慢，严重时堵塞血管，引起一系列的与血管和代谢有关的疾病。本病属中医"痰浊""污血"等范畴。

一、病因病机

高脂血症是一个渐进的过程，其发病因素包括外源性和内源性两种。

1. 外源性因素主要是饮食不节，嗜食肥甘厚味，损伤脾胃，脾失健运，水谷精微失于输布，致水湿内生，聚而为浊为痰，发为高脂血症。

2. 内源性因素主要是脏腑功能素虚或失调所致。如脾虚气弱，健运失司，水谷精微不归正化，液从浊化，凝聚成痰，酿成脂膏；肾气虚衰，蒸化失职，则水湿内停、水泛为痰；肺失宣降，水不布散，则气壅为痰；肝气郁结，疏泄失职，则气滞为痰、气滞痰阻血瘀；心气虚衰，血行不畅而成瘀，水湿停聚而生痰，痰瘀互结则壅滞脉道而加重瘀滞；三焦壅滞，气化失司，则气结为痰，发为高脂血症。

本病以脏腑功能素虚，特别是脾失健运为本，气滞、痰浊、血瘀为标。两者互为因果，互相影响。如饮食不节损伤脾胃，脾胃为后天之本，脾伤则五脏六腑均伤。脏腑素虚或损伤，使水液输布、代谢减弱，水湿停聚而生痰浊；又使气机升降失常，气机壅滞，加上痰阻而成瘀。痰浊与瘀血又影响水液代谢，水湿停聚又生痰浊，痰瘀互结，留滞脉络，阻遏气机，浸淫脉道，血运受阻，致使血液流变学发生改变，血液黏稠度增高，血脂增高。这与现代医学认为从饮食中摄入的胆固醇占 30%、体内合成胆固醇占 70% 的机制是吻合的。

现代医学认为，高脂血症与以下因素相关。

1. 体形偏瘦的高脂血症患者，多由先天基因、家族遗传倾向所致。

2. 后天肾病综合征、甲状腺功能亢进或减退、肝胆等疾病所致。

3. 不良生活方式，如饮食不当、运动减少、吸烟酗酒是导致高脂血症的主要因素。

4. 睡眠不足，劳累，长期精神紧张、高负荷、高精神压力之下，导致代谢紊乱，心跳加速，会使胆固醇转换加速。

5. 年龄增长因素，如男性 45 岁以后、女性 55 岁以后，肝与细胞的脂糖代谢能力下降，性激素缺乏或糖皮质激素类药物刺激，血脂亦会逐渐升高。

二、诊断

高脂血症，主要是指血清总胆固醇、血清低密度脂蛋白胆固醇、三酰甘油水平过高和（或）血清高密度脂蛋白胆固醇水平过低。其中，血清低密度脂蛋白胆固醇能更为精确地反映血脂的变化。

1. 单纯三酰甘油高，称为高三酰甘油血症。三酰甘油将低密度脂蛋白胆固醇变得小而密，便于其侵入血管内皮，是形成动脉硬化的帮凶。高三酰甘油由于脂肪、蛋白质变成了甘油脂肪酸，没有足够的蛋白运走，则会形成脂肪肝，进一步可演变为脂肪性肝炎、肝硬化、肝癌。一般空腹三酰甘油 ≥ 1.7mmol/L 时，心血管病的危险因素就会增加，浓度越高，危害越大。三酰甘油 ≥ 2.3mmol/L 时可通过生活方式干预；>3.5mmol/L 时可药物干预；>5.6mmol/L 时，由于血脂运行到胰腺，会堵塞毛细血管和胰管，极易引发急性重症脂源性胰腺炎，应引起高度重视。

2. 三酰甘油不高、胆固醇高，为高胆固醇血症。高危患者总胆固醇应低于 4.1 ~ 4.5mmol/L。

3. 三酰甘油和胆固醇都高，为混合型的高脂血症。

4. 低密度脂蛋白胆固醇是动脉粥样硬化的凶手，是冠心病、脑卒中等心血管疾病的直接病因。极高危人群低密度脂蛋白胆固醇应控制在 1.8 ~ 2.07mmol/L，高危人群低密度脂蛋白胆固醇应控制在 2.59mmol/L 以下，中危人群低密度脂蛋白胆固醇应控制在 3.17mmol/L 以下，低危人群低密度脂蛋白胆固醇应控制在 3.37 ~ 4.14mmol/L。

5. 高密度脂蛋白胆固醇在体内把全身各处过多的低密度脂蛋白胆固醇运回肝，防止低密度脂蛋白胆固醇在血管壁的堆积。

6. 血浆中的磷脂主要由肝和小肠黏膜合成，磷脂是细胞膜的重要组成部分，对脂肪的吸收、转运和储存也有重要作用。

单纯高脂血症可无任何症状，一般表现为头晕、无力、胸闷、胸痛等，个别患者可表现为手掌面、手指缝发黄，下嘴唇内膜、眼睑、手背、肘部、膝盖、脚背会出现胆固醇沉积（小颗粒状凸起）或黄素瘤。本病诊断主要依靠实验室测定血清总胆固醇、三酰甘油、高密度脂蛋白胆固醇、低密度脂蛋白胆固醇。如首次检测发现异常，在判断是否有高脂血症或采取防治措施之前，至少应有两次血液标本检查的记录才能确诊。

三、辨证论治

1. 虚实夹杂型

症状：血脂增高伴见头晕，疲乏无力，脘闷腹胀，腰膝酸软，脉沉细，舌淡红，苔薄白。

治法：健脾补肾降脂，化痰降浊，行气化瘀。

处方：党参30g，苍术15g，茯苓15g，黄精30g，枸杞子10g，荷叶15g，丹参30g，山楂30g，决明子15g，姜黄15g，大黄3g，泽泻15g，甘草3g。

2. 痰瘀阻滞型

症状：血脂高伴见形体肥胖，脘腹痞闷，胸胁刺痛，脉弦细，舌淡红或黯红，苔白或白腻。

治法：祛湿化浊，活血化瘀。

处方：法半夏10g，陈皮10g，茯苓15g，泽泻15g，姜黄15g，荷叶20g，赤芍15g，红花3g，茵陈蒿30g，甘草3g。

附：降脂茶 熟普洱茶、绞股蓝、山楂、枸杞子各1～3g。便秘加决明子，肥胖加荷叶。用85℃以下温开水经常泡服。

附注： 虚实夹杂型用四君子汤、黄精、枸杞子五脏并补，扶正固本，滋养益寿。四君子汤健脾益气利湿；黄精功同参芪而不燥，性同地黄而不腻，益气养阴降脂，可使人耐老不饥，轻身减肥。枸杞子养阴益精，补人体之元气，促使脂浊痰湿排泄。枸杞子还有降脂、降压、抑制脂肪在肝细胞内沉积、促进肝细胞新生的作用。丹参、山楂、姜黄、大黄、荷叶、决明子、泽泻活血行气，利湿化浊，化瘀通脉，具有调节血脂代谢失常的作用。动物实验表明，山楂中的山楂酸、脂肪分解酸不但能降低血脂，减轻脂类在器官的沉积，还有降低血黏度、降压、扩张冠脉、增加心肌血流量、抗心律失常等作用。决明子降血脂、润大便，并可调节低密度脂蛋白代谢。姜黄促进胆汁形成和分泌，使粪便中排泄的胆酸和胆固醇增加，抑制血脂升高，增加保护性脂蛋白作用，抑制脂质过氧化；姜黄素能促进体内花生酸衍生物形成，具有抗炎及抑制血小板聚集、抗血栓形成的作用。泽泻有降血脂、抗脂肪肝、降低低密度脂蛋白胆固醇、提高高密度脂蛋白胆固醇的作用。大黄泻浊排瘀，对胰脂肪酶、胰蛋白酶、胰淀粉酶、胰激肽释放酶具有明显抑制作用，可减少机体对脂肪的吸收。荷叶生物总碱、荷叶黄酮能明显抑制体重增长，并有明显抑制脂肪吸收等降脂作用，其水提物可有效清除羟基自由基和超氧阴离子自由基作用。绞股蓝降脂、降压、降血糖、抗肿瘤。白术、泽泻、决明子祛湿利水化浊。泽泻含泽泻醇及三萜类化合物，能影响脂肪分解，使合成胆固醇的原料减少，抑制脂质吸收和合成，并加速转运、排泄，故有明显降低胆固醇、三酰甘油及升高高密度脂蛋白胆固醇的作用，能预防动脉粥样硬化和脂肪肝形成。茯苓专入脾胃，兼入心肾，色白入肺，上渗脾肺之湿，下伐肝肾之邪。甘草调和诸药，全方共奏健脾补肾降脂、化痰降油、行气化瘀之效。

四、预防与调护

高脂血症是导致动脉硬化的杀手，没有高血脂就没有动脉硬化，没有动脉硬化就没有相应心血管疾病。建立科学合理的生活方式，把胆固醇管住、管好，才能有效保护血管，预防心血管疾病。

1. 合理饮食　饮食要做到总量控制，结构合理。减少胆固醇的摄入，增加膳食纤维和抗氧化食物的摄入。高蛋白、高脂肪、高糖和高饱和脂肪酸饮食可促进胆固醇合成，使血液中胆固醇浓度升高。膳食中的饱和脂肪酸主要来源于动物内脏、脂肪、肉及乳脂中，这些食品中富含胆固醇，所以进食较多的饱和脂肪酸也必然进食较多的动物胆固醇。进食大量的饱和脂肪酸还会促进体内的胆固醇合成。植脂末、植物起酥油、植物氢化油、椰子油和棕榈油也含有较多的饱和脂肪酸及反式脂肪酸，高温烹调油脂会让多不饱和脂肪酸产生反式脂肪酸，其进入体内能升高胆固醇和低密度脂蛋白胆固醇，减少高密度脂蛋白胆固醇，增加血液黏稠度和血栓形成的概率，应尽量不吃。不饱和脂肪酸包括 α-亚油酸、亚麻酸等(橄榄油、菜子油、山茶油、亚麻子油)可以明显降低血液中的低密度脂蛋白胆固醇水平，升高高密度脂蛋白胆固醇水平。但是，凡是油脂类食物包括坚果都富含热量，如进食过多会使体内总热量增加，并使体重增加而致血脂增高。长期摄入过量的蛋白质、糖类亦致热量增加而使血脂增高，低热量饮食则减少胆固醇的合成，富含膳食纤维、植物固醇的食物能减少胆固醇吸收。

尽量不吃高胆固醇食物，如动物脂肪、动物内脏、松花蛋、贝类和无鳞软体类鱼（如鱿鱼、墨鱼、河鳗、鱼子等）、浓肉汤、油炸食品、腌渍食品、火腿、奶油类食品、人造黄油、鸡头、鸭头、虾头、虾酱、蟹黄、鱼头、腔骨里的骨髓等。

多吃富含维生素 C、维生素 E 的绿叶蔬菜、胡萝卜和柑橘类水果、坚果，能防止低密度脂蛋白胆固醇氧化，维生素 C 可以将胆固醇转变为胆汁酸，胆汁酸可以减缓肝胆固醇合成的概率。多吃菌类，各种菌类富含的甾醇（菌类固醇）与胆固醇相似，在体内可占据胆固醇的位置，能减少胆固醇的合成，菇类中的菌多糖及香菇、金针菇中的烟酸、膳食纤维、固醇类（蔬菜中植物固醇含量高）等物质进入体内会被优先吸收，进而减少胆固醇的吸收。富含维生素 E、植物甾醇、木酚素的食物如花生等可以乳化胆固醇。一氧化氮能保护血管内皮，花生与金针菇富含的精氨酸是合成一氧化氮的原料，应适当补充。富含维生素 P 的水果有降低血黏度、降血脂、保护血管的作用。大豆制品特别是豆腐、豆干中的蛋白、豆固醇、异黄酮、卵磷脂、多不饱和脂肪酸、胆碱、维生素 E 是调节血脂的六大能手，能降低低密度脂蛋白胆固醇，升高高密度脂蛋白胆固醇。大豆异黄酮与胆汁在肠道结合，带着胆固醇排出体外，不再进入肝，从而降低低密度脂蛋白胆固醇和三酰甘油，保护高密度胆固醇；大豆异黄酮还有抗氧化作用，防止低密度脂蛋白胆固醇氧化。富含膳食纤维的食物能刺激肝分泌胆汁酸，增加胆固醇的排泄和减少胆固醇的吸收；海带富含可溶性膳食纤维，既可降低低密度脂蛋白胆固醇，还可降低体内代谢废物和体内毒素（包括重金属）。富含牛磺酸的金针菇能乳化血脂，荞麦面中的烟酸能降低三酰甘油，对抗血管硬化。炒大麦茶、米糠含有多种矿物质、微量元素、维生素，具有降脂作用。

乙醇会影响脂肪酸的代谢，引起三酰甘油升高，应限制饮酒。

每日摄入胆固醇应不低于300mg，过度减少胆固醇的摄入使合成胆固醇的原料减少，既可刺激体内合成更多的胆固醇，还会导致生活质量下降，甚至出现营养不良、免疫力和记忆力下降等。

2.红曲米与深海鱼油 该组合可有效降脂。红曲米是唯一含有洛伐他汀的天然食物，具有降低胆固醇、三酰甘油、低密度脂蛋白胆固醇，升高高密度脂蛋白胆固醇的作用，还能缓解便秘。深海鱼油富含EPA和DHA、不饱和脂肪酸，能有效降低胆固醇。

3.坚持运动 坚持有氧运动是提高高密度脂蛋白胆固醇水平的有效手段。运动既能改善血脂，又能产生愉悦感，可提升生命质量。

动脉粥样硬化

动脉与静脉就像一棵树，遍布人体各个部位，为全身运送营养素和氧气。动脉粥样硬化是指动脉管壁变硬、失去弹性和管腔狭窄或扩张的全身性病变。动脉硬化根植于少年，发展于中年，发病于老年。动脉硬化不只是病理性的，随着年龄增长，血管也会逐渐"衰老"，为生理性的血管老化，虽然这是正常的生理进程，但因为持续发展，也会出现病变。

一、病因病机

动脉粥样硬化虽然是一个渐进的过程，但不良生活方式仍然是形成本病的关键因素，如饮食不节，嗜食肥甘厚味，吸烟，饮酒过度，致脾虚胃弱，脾失健运，水谷精微失于输布，不归正化，津液从浊生痰，阻塞脉道。情绪紧张、肝郁气滞使气机不畅，导致痰浊瘀血阻滞。运动不足，气虚推动无力，导致血液瘀滞；痰饮和瘀血既是病理产物，又是致病因素，同属邪毒；痰瘀日久则生热酿毒，浊毒留滞或阻塞脉道而发生血管病变。脉道阻滞，营血瘀阻导致皮肤肌肉筋骨坏死、溃烂而成坏疽。浊邪蕴积是始动因素，痰浊留滞或阻塞脉道是本病关键。

现代医学认为血管内皮损伤是形成动脉粥样硬化的起因，血管内皮损伤后，脂类物质在血管壁沉积，形成动脉硬化及斑块（内皮损伤→斑点→斑条→斑块→山丘）。

生活方式不当、吸烟（包括油烟）、饮酒，以及各种污染导致组织缺氧，是导致动脉内皮损伤的重要原因。昼夜颠倒，打乱血管生物钟，导致血管紧张，血管内皮损伤。香烟中的有害物质导致血液中弹力蛋白酶增多，进而降解血管中膜弹性蛋白，使血管中膜变薄、变硬而失去弹力。过多摄入高糖食物特别是果糖（如果汁、人工甜味剂、人造蜂蜜）会损害血管中膜，引起血管硬化。乙醇直接损伤血管内皮、影响脂肪代谢，导致血管壁增厚，血管斑块形成，血管硬化。过量摄入饱和脂肪酸和熏制、腌制食品易损害血管内皮。高血糖、高尿酸、肥胖、高血压损伤血管内皮，促进动脉硬化和斑块形成。寒冷暴露会激活机体的交感神经－肾上腺素系统，使循环、泌尿系统中肾上腺素和去甲肾上腺素水平显著增加，继而导致血压升高、血小板聚集、血液黏度增高，损伤血管内膜，引起血管病变。

二、诊断

动脉粥样硬化的危害大，但又具有隐匿性，轻中度可能完全没症状，其危害主要有二：一是血管狭窄、堵塞；二是血管扩张（动脉瘤）、破裂。

一般动脉硬化的征兆：爬楼时胸闷胸痛、间歇性跛行、短暂意识丧失、男性晨勃次数减少、脑力体力衰退。脉弦或两手脉搏强弱不一。

1.眼球结膜动脉硬化表现为白睛血丝或靠近角膜处片状出血。眼底视网膜微血管病变分为视网膜静脉阻塞和视网膜动脉阻塞两类，眼底视网膜静脉阻塞和出血致血液回流瘀滞，形成黄斑病变，导致视力下降。眼底视网膜动脉阻塞表现为单眼视力突然下降或失明，视神经缺血表现为视野缺损甚至失明。

2. 内耳终末动脉硬化狭窄导致耳鸣、听力下降、眩晕，内耳终末动脉阻塞则单耳突聋。

3. 颈动脉、锁骨下动脉、脑动脉的硬化、狭窄会导致脑供血不足、脑血管意外。双侧脉搏强弱不一致，有锁骨下动脉狭窄，重者锁骨下动脉闭塞。锁骨下动脉狭窄或闭塞导致供应相应肢体的血液无法正常通过而缺血，会出现上肢发沉，手指麻木发凉，握物无力，晚期出现一侧上肢肌肉萎缩（手臂变细）。由于患侧上肢发生缺血，椎动脉通过交通动脉将大脑中的血液"盗"过来补充患侧上肢的缺血，造成脑缺血，表现为头晕甚至头痛，活动时加重，最终导致脑梗死，危及生命。脑供血不足，会致脑细胞萎缩、血管性痴呆等病。

4. 主动脉硬化易致主动脉壁内血肿、穿透性溃疡、主动脉夹层及胸主动脉瘤等紧急病变。腹主动脉瘤则是藏在腹部的不定时炸弹，表现为腹部搏动性肿块，瘤体增大压迫组织或器官时可出现腹部不适、腹部（脐周）胀痛，波及腹股沟、两胁或腰背部，严重者会出现肠梗阻。B超及CT检查可确诊。

5. 冠状动脉硬化会引起心血管狭窄、心绞痛、心肌梗死。

6. 肾动脉硬化、狭窄会引起突发难治性肾性高血压。肾动脉血栓形成，可引起肾区疼痛、尿闭和发热等。长期肾缺血可致肾萎缩、肾衰竭。

7. 外周动脉硬化引起外周动脉粥样改变和平滑肌增生，导致血管管腔狭窄、闭塞，发生肢体循环障碍，表现为肢体发凉、麻木、疼痛、小腿抽筋和典型的间歇性跛行，动脉完全闭塞可产生坏疽。

8. 腹腔内动脉硬化，尤其是腹腔内肠系膜上动脉和肠系膜下动脉硬化，导致肠管的血液供应减少，体循环的各种栓子在肠壁的血管中也可形成栓塞性病变。胃肠血管缺血的一般表现为消化不良、腹胀、便秘，急性缺血性肠病的主要表现为突发急性腹部剧烈痉挛性绞痛、腹胀和发热，肠壁坏死可引起便血、麻痹性肠梗阻和休克等症状。

9. 男性生殖器动脉硬化可导致阴冷及性功能障碍。

10. 主要检测方法。①颈动脉超声检查、颈部血管加强 CT 与颈部血管磁共振可检测斑块大小、性质与血管狭窄程度。②动脉硬化检测技术（PWV）及踝臂指数可监测血管年龄。③数字减影血管造影，可以明确血管狭窄率。④听诊锁骨下动脉、颈动脉、眼动脉、椎动脉可闻及高调吹风样血管杂音。⑤脑血流图可检测脑缺血状况。⑥收缩期高血压、脉压增宽（舒张压太低，反映心肌供血不足。脉压超过 60mmHg 预示大血管硬化）、双侧血压相差 10mmHg 以上、双下肢血压较双上肢血压低。

三、辨证论治

1. 气虚血瘀型

症状：头晕，犯困，哈欠，心慌气短，倦怠乏力，肢体发凉，麻木，局部皮肤温度下降，舌黯淡，苔薄白，脉弦细涩。

治法：补脾益气，活血通络。

处方：黄芪 60g，当归尾 15g，党参 30g，黄精 30g，白术 15g，茯苓 15g，丹参 30g，姜黄 15g，红花 3g，三七粉（冲服）2g，甘草 3g。

2. 痰瘀阻脉型

症状：头晕乏力，胸胁刺痛，肢体发凉、麻木、酸胀加重，患侧肢体疼痛，间歇性跛行，腹痛，便秘，趾甲增厚、变形，皮肤呈紫黯色。舌质青紫或瘀斑，舌苔白腻，脉沉弦。

治法：化痰降浊，活血化瘀。

处方：法半夏 10g，茯苓 15g，泽泻 15g，薏苡仁 30g，姜黄 15g，赤芍 15g，水蛭 5g，肉桂 4g，葛根 30g，怀牛膝 15g。

3. 肢端动脉闭塞

处方：透骨草 30g，桂枝 15g，红花 10g，鸡血藤 30g，川牛膝 15g，伸筋草 20g。

煎汤泡腿（泡至小腿的 3/4），15 分钟左右，水温不超过 40℃。

附注：气虚血瘀型方用黄芪、黄精、党参、白术、肉桂、牛膝、当归补脾益气，益肾养血促血脉运行以治本。姜黄、赤芍、红花、水蛭活血化瘀，以通血管之滞。现代药理研究表明，赤芍有抑制血小板聚集、抗血栓形成、改善微循环等作用。姜黄素能抑制血脂升高，增加保护性脂蛋白作用，能抑制脂质过氧化作用。三七有改善微循环障碍、扩张血管、增加动脉血流量、抑制血小板聚集、降低血液黏稠度作用。痰瘀阻脉型方用法半夏、泽泻、薏苡仁、茯苓健脾利湿，化痰散结，以绝生痰之源。泽泻泻"沼泽"之水，现代研究表明，泽泻含有三萜类化合物，能影响脂肪分解，使合成胆固醇的原料减少，具有降血脂、防动脉粥样硬化和脂肪肝作用。法半夏可阻止或延缓高脂血症的形成，对降低总胆固醇和低密度脂蛋白胆固醇有显著作用。葛根升阳，能扩张冠状动脉、增加脑血流量、降低脑血管阻力。牛膝补肝肾，通行经脉，引血下行。

四、预防与调护

血管是维持生命的黄金（生死）通道，生活方式不当如饮食不当、性急易怒、吸烟饮酒、肥胖不运动等均会不断地引起血管硬化甚至阻塞。"人与血管同寿"，当心、脑、肾等重要脏器血管梗死的时候，也就到了寿终正寝之时，所以，动脉硬化是人类寿命的第一终结者。血管硬化从少年时期就开始了，一旦出现血管粥样硬化是不可逆的。溶栓、支架、搭桥等手段并非一劳永逸，因为这些手段只解决了一小段血管的问题，相当于给淤泥阻塞的河道清除了淤泥，只能解决燃眉之急。如果患者的生活方式不健康，影响血管的危险因素存在，就会继续对血管壁造成损伤，暂时疏通的血管可以继续硬化长斑块，会再次狭窄并形成血栓，阻塞血管。改变不良生活方式，避除危险因素，才能有效地保护血管，预防生命管网硬化和衰老，成为防止心血管疾病的治本之策。

1.合理饮食，低脂、低盐、低糖。日常饮食应多吃粮食、蔬菜和水果类食物，少吃动物内脏、火锅食品等高胆固醇、高饱和脂肪酸食物，少吃富含果糖的果汁、人造蜂蜜、人工甜味剂。少吃过咸及辛辣刺激食物，不吃熏制及腌制食品。平常应注意补水，防止血液黏稠。同型半胱氨酸是蛋白质代谢产生的中间产物，血液中同型半胱氨酸水平升高直接损伤血管内皮，使细胞过早老化，促进粥样硬化斑块形成。多吃富含叶酸、维生素 B_6 和维生素 B_{12} 的红苋菜、菠菜、芦笋、豆类、苹果、柑橘等食物能加速同型半胱氨酸的代谢而降低高同型半胱氨酸，保护血管内皮，预防血管硬化。富含膳食纤维、β-葡聚糖的燕麦、黑麦、黑芝麻等粗粮、蔬菜能增加肠道益生菌，有利于脂肪、胆固醇的排泄，从而保护血管内皮。大豆、鸡蛋中卵磷脂能把胆固醇溶解到血液中，促进胆固醇排泄，是血管的清道夫，大豆中的胆碱有保护血管内皮的作用。富含花青素的紫芸豆、紫葡萄、蓝莓、紫薯等食物有抗氧化、保护及修复血管内皮作用，能逆转动脉粥样硬化。富含长链多不饱和脂肪酸（DHA、EPA）、单不饱和脂肪酸、甲硫氨酸、赖氨酸、脯氨酸及牛黄氨酸的鱼油、三文鱼、小黄鱼、小银鱼、海参等食物有助于调节血管张力，能抑制血小板聚集，改善血管弹性和顺应性，能促进钠盐排泄，减少血管损伤。一氧化氮能软化血管，促进血管扩张，保护血管内皮细胞，减少脂质沉积及改善纤溶，维持血管弹性。一氧化氮随年龄增长而减少，一氧化氮不足会加速血管衰老，引起血管硬化、狭窄，血压升高。除了血管内皮直接释放一氧化氮外，食用富含精氨酸的食物在氧气的作用下可合成一氧化氮，维护血管健康。血管内皮最易受自由基损伤，富含精氨酸、锌、硒、卵磷脂、谷氨酸的核桃、大豆蛋白、榛子、花生、西柚、橙、苦瓜、大蒜、蓝莓等能清除自由基，保护血管内皮。苦荞中的芸香素可增加血管内皮完整性，保护血管。黑木耳、洋葱、茼蒿、香菇、菠萝等食物具有抑制血小板聚集的作用。西红柿、葡萄、橘子中含有类似阿司匹林的水杨酸抗凝物质，能减少血小板聚集，保护血管。绿茶中的儿茶酚能减少血液中坏胆固醇的含量，增加好胆固醇的含量，增加血管柔韧性、弹性，预防血管硬化。茄子中的维生素 P 可维护血管内皮的完整性，软化血管，使血管充满韧性，维持血管年轻。含钙高的食物有助于脂肪代谢，保护血管内皮。

2. 坚持适度运动。长期不动既影响血流运行，又使血中水分减少，引起血液黏稠度增高，极易产生血栓和血管阻塞。坚持有氧运动可有效改善血管内皮功能，调节血管紧张功能，降低交感神经活性，促进血管健康。

3. 精神乐观，心态平衡。咄咄逼人、争强好胜、急躁冒进、紧张、激动、焦虑、着急、悲伤、兴奋会引起交感神经兴奋，升高儿茶酚胺、肾上腺素水平，进而导致血压升高、心率加快，引起血管内膜损伤，导致血管硬化，过度的情绪变化还可引爆主动脉瘤。保持心情平和舒畅，才能保护血管。

4. 戒除烟酒。吸烟饮酒会直接损伤血管内皮，导致血管失去弹性，引起动脉硬化，戒烟限酒能保护血管。

5. 顺应自然，减少熬夜，勿扰乱血管昼夜生物钟。

6. 已有下肢静脉闭塞、静脉曲张、糖尿病足、皮肤有伤口及溃疡、高龄、严重高血压、冠心病、糖尿病患者及孕妇，禁止泡脚和有创治疗。

7. 低密度脂蛋白胆固醇持续合成和累积，会增加和加重斑块形成，血管就会变得脆弱易破。高血糖损害血管内皮，血糖越高，动脉越硬化。高血压是动脉硬化的主要因素，收缩压升高易损伤血管内皮，促进动脉硬化和血栓形成。血尿酸可直接损伤血管内皮，促进动脉粥样硬化形成，加速其发展。所以尿酸升高是冠心病的独立危险因素，尿酸越高，冠心病越重。系统控制好血脂、血压、血糖、尿酸、体重、血黏度及牙周炎，能有效维护血管健康。

8. 输液、静脉（动脉）穿刺会造成血管壁直接损伤，输液药物由静脉至动脉而损伤动脉内皮，应尽量避免血管穿刺，以免损伤血管。

9. 常晒太阳，阳光能够改变一氧化氮在血液和皮肤中的含量，达到保护血管的作用。寒冷季节注意保暖，避免寒冷引起血管收缩、血管脆性增加而损伤血管。

10. 避免剧烈运动、便秘、大声唱歌、喊山、吊嗓子等增加腹压及胸压的动作，防止硬化的血管爆裂。

11. 50 岁以上人群每年应做颈动脉、锁骨下动脉、肾动脉、下肢动脉、腹主动脉血管超声检测，及早发现血管病变。

慢性脑供血不足

脑供血不足是指人脑某一局部的血液供应不足而引起脑功能障碍，临床上将脑供血不足分为急性和慢性两种。急性脑供血不足（急性脑缺血）是老年人的常见病，临床较为重视。而慢性脑供血不足却很少引起人们的注意。其实慢性脑供血不足是一种常见的缺血性脑血管病，其发病率、致残率远高于出血性脑血管病。慢性脑供血不足可引发脑缺血缺氧，使脑实质发生广泛弥散性病变，使脑的整体功能受损。

一、病因病机

1. 高脂饮食、过度节食、饮水不足、失水过多，天热、蒸桑拿或剧烈运动出大汗，使血中水分不足引起高黏血症。由于血液黏稠度增高，使血液进入微小血管和毛细血管的流量减少或中断，通过能力降低，引起脑和远端组织供血不足。红细胞的功能是把氧气带到全身各处。血液黏稠会导致红细胞变形能力下降、聚集性增高。若红细胞聚集，红细胞的表面积就会明显缩小，其携氧功能就会明显减退。红细胞聚集后就不能通过微小血管，导致脑及远端组织供血障碍。

2. 血压过高或过低，天气炎热，血管扩张，或天气寒冷，血管收缩或梗阻都可减少脑部血流量而影响脑供血。

3. 运动不足导致体内脂质代谢减缓，血液黏稠，血流缓慢。膳食缺钾等因素导致血流动力学障碍，血压降低，心脏搏出量减少致使脑组织供血不足。

4. 大脑 3/4 的血液来自颈动脉，而椎 – 基底动脉主要营养内耳、脑桥、中脑、间脑、小脑、枕叶皮质及颞叶等部位。颈椎寰枢关节和颈椎 5、6 关节错位，刺激椎动脉引起动脉血管腔狭窄或血管痉挛，使通过的血流量减少，易致所供应的脑区发生供血不足。

5. 颈、脑动脉粥样硬化、狭窄引起脑供血不足。糖尿病、贫血、肥胖、吸烟也是慢性脑供血不足的促发因素。

6. 微血栓形成，微血栓即动脉粥样硬化的微小斑块脱落，在血流中形成微栓子，随血流到小动脉而堵塞血管，导致脑局部供血不足。

二、诊断

1. 一般症状为晨起头晕、头痛，晚上清醒。午后或餐后犯困，总感到头昏脑涨，萎靡不振，无精打采，频繁哈欠，流眼泪、老想睡觉。耳鸣、失眠、多梦，反应迟钝，短暂记忆力下降（脑部双侧海马小血管堵塞会立即引起失忆），性格突然改变（与平日反差极大），短暂视物模糊和听力下降（视、听神经和视网膜暂时性缺血缺氧），站立不稳，肢体麻木。稍活动则胸闷、心慌、气短，下蹲或蹲着干活气短。

2. 严重者诱发血栓，导致组织器官缺氧，引发急性脑供血不足（中风）、缺血性心血管病、阿尔茨海默病和慢性肝肾疾病。

三、辨证论治

1. 气阴两虚型

症状：晨起头晕、倦怠乏力、思睡、频繁哈欠、胸闷、心慌、气短，活动时加重，思维及记忆力下降，短暂视物模糊和听力下降，耳鸣、失眠、多梦、烦躁易怒。伴见口苦、口干、大便干燥、小便黄少。脉沉细，舌红少津，苔薄黄。

治法：益气养阴，行气活血。

处方：红参（先煎）5g，麦冬10g，五味子6g，山萸肉30g，熟地黄30g，丹参30g，赤芍15g，姜黄15g，川芎15g，枳实15g，怀牛膝15g，甘草3g。

2. 脾虚痰湿型

症状：头昏脑涨，萎靡不振，无精打采，乏力气短，老打哈欠，困倦嗜睡，注意力不集中，反应迟钝、记忆力下降。体形偏胖，倦怠少动，四肢沉着、肿胀，麻木无力，食欲好，二便正常。脉沉细，舌淡红，苔薄白或滑腻。

治法：健脾益气，化浊通滞。

处方：党参30g，白术15g，茯苓15g，陈皮10g，半夏10g，姜黄15g，薏苡仁30g，泽泻15g，荷叶15g，枳壳15g，红景天15g，石菖蒲6g，甘草3g。

附注：气阴两虚型用生脉饮合两仪膏（人参、熟地黄）益气养阴，配山萸肉敛气固脱，增强脏器血流灌注。现代研究表明，生脉饮含强心苷，与洋地黄作用类似，能增加冠脉流量。麦冬能降低心脏耗氧，增加心肌收缩力，增加大脑供血供氧。枳实行气通滞，有强心作用。川芎（增强心肌收缩）、丹参、赤芍、姜黄、怀牛膝行气活血化瘀，有助于血液循环，降低血液黏稠度，抑制血小板聚集，预防血栓形成。脾为生痰之源，脾无留湿则不生痰。脾虚痰湿型用四君子汤益气补中，健脾养胃。二陈汤加薏苡仁、泽泻、荷叶燥湿除痰，和中降脂。石菖蒲开窍豁痰。痰浊内聚，由于湿阻气机不畅，故以陈皮、枳壳、红景天行气活血，调畅气机。

四、病案举例

某男，17岁，学生，2010年5月10日来诊。

主诉头晕，周身乏力，困倦，嗜睡，每天早上进入教室听课，短时间即可呼呼入睡。食欲好，平时多静少动，学习注意力不集中，效率不高，经常出错。诊见体形肥胖，二便正常，脉沉细，舌淡红，苔薄白。

此为脾虚湿滞，痰浊阻滞，上蒙清窍而致清阳不升之故。

治法：补脾益气，化浊通滞。

处方：党参30g，白术15g，茯苓15g，陈皮10g，法半夏10g，姜黄15g，薏苡仁30g，泽泻15g，荷叶15g，枳壳15g，红景天15g，石菖蒲6g，甘草3g。水煎服，2日1剂。5剂。

嘱患者注意饮食清淡，坚持运动。患者服药5剂后，嗜睡减少，思维清晰，精力恢复正常。原方再服10剂，诸症明显好转。

五、预防与调护

1. 保证睡眠，学习、工作1小时左右要做适当休息，可以在办公室做简单的运动，或者远眺，能缓解因颈椎压迫出现的脑供血不足。

2. 坚持运动，控制体重，增强循环系统特别是心脏泵血功能。

3. 清淡饮食，避免血液黏稠，影响血液运行。高脂肪、高蛋白、高糖食物易致血液黏稠，影响血液运行。精糖食物、纯糖类可以触发血液中胰岛素水平骤然上升和下降，影响脑部供血。

避免饮食过饱，可以降低一天的周期性心脑血管缺血程度。饮食过饱后血液循环首先满足消化系统需要，体内交感神经受到抑制，胃肠副交感神经处于兴奋状态，血管扩张，全身血液集中流注胃肠，以满足消化吸收的需要，而大脑则处于轻度缺血缺氧的状态，导致昏昏沉沉，筋疲力尽。

4.避免蒸桑拿或剧烈运动出大汗，使血中水分不足引起高黏血症。保证足够饮水量，天热汗多要及时补水，避免血液黏稠。睡前喝一杯水，预防夜间血液黏稠。

5.铁元素能将血运送到全身，缺铁会导致血液黏稠度增高引起机体供血不足而致听力下降或脑卒中。缺铁者应注意补充鸭血、鸡血、猪血及红肉等含铁丰富的食物。

糖 尿 病

糖尿病是一种危害极大的慢性疾病，病程日久可严重损害身体各主要器官系统，造成心脏病、脑卒中、神经损伤、肾衰竭、失明、阳痿甚至截肢。由于社会环境的变化和不健康的生活方式影响，目前糖尿病呈井喷式发病。

中医学对糖尿病的认识较早，早在《素问·奇病论篇》中即有"消渴"的论述。在病名上，有"消瘅""肺消""消中""食亦"等称，并用"旱田灌水，日下曝冰"来形容"消"的含义，指出"消渴"是热极内耗的一种疾病。张仲景在《金匮要略》杂病篇中，曾专立"消渴小便不利淋病"篇论治该病，并创立白虎加人参汤及肾气丸等方治之。金元时期刘完素、李东垣、朱丹溪诸家针对该病又以三消分论辨治，至今仍被沿用。

一、病因病机

本病多由于饮食不节，酿成胃热；情志失调，郁火伤阴；热病火燥或劳欲过度伤阴，致肺胃阴津受损所致。早期多由于嗜食肥甘厚味，损伤脾胃，以致运化失职，酿成胃热，消谷耗精。即《素问·奇病论篇》云："脾瘅……此肥美之所发也。此人必数食甘美而多肥也，肥者令人内热，甘者令人中满，故其气上溢，转为消渴。"病久则气阴两虚，阴损及阳，阴阳两虚。气虚、阳虚则血运无力，或阴虚煎熬营血，导致血脉瘀闭。阳气虚损，气化不利则水湿内聚，日久则湿热内蕴，引发各种并发症。

二、诊断

1. 前期症状（2 型糖尿病前期可无任何表现）

（1）经常口干口渴，喜吃甜食（组织细胞缺糖）或重口味，以夜间尤甚，影响睡眠；或口唇干燥，口腔黏膜出现斑点或裂纹；或牙龈出血肿痛、牙齿松动；或顽固性腹泻，经久不愈；或感冒后夜尿多。

（2）反复出现餐前低血糖，如饥饿难忍、心慌、头晕、全身无力或出冷汗等。

（3）脖子增粗、皱纹变深（里白外黑）、黑棘皮病。

（4）餐后犯困或吃饱就饿，疲倦无力，逐渐消瘦。

（5）全身皮肤特别是前阴及肛门出现顽固性、难以缓解的瘙痒、干燥或多汗发红。

（6）血压偏高、体重超重特别是腹型肥胖、血脂及尿酸异常。

（7）微血管病变引起不明原因视力下降、黄斑病变、玻璃体混浊、角膜溃疡、发展较快的白内障；高血糖最易出现高渗血症、视网膜病变、眼底出血、失明。微血管病变后的外周神经病变表现较多，男性出现阳痿，腹胀便秘或非前列腺因素引起排尿困难（自主神经及末梢神经病变）；出现手足麻木、蚁行感、袜套感、踩棉花感等周围神经炎症状；高血糖引起眼外展神经受损会引起看东西重影；菱形舌炎（舌体中央性舌乳头萎缩，局部一块无舌苔覆盖的菱形缺损）。

（8）高糖环境易引发细菌繁殖，表现为反复出现尿路、胆道、肺部感染；新发肺结核，经系统抗痨治疗无效，或病灶反而扩大，或反复患痘（个数多，有脓头）、疖、疮、痈、毛囊炎、皮肤溃疡、全身糖尿病疙瘩，经久不愈；足部等处外伤难以痊愈。

2. 典型症状 "三多一少"，即多饮、多食、多尿和体重减轻。

3. 诊断标准

（1）有糖尿病症状。

（2）任意时间血糖 ≥ 11.1mmol/L，空腹血糖 ≥ 7.0mmol/L。

（3）空腹血糖 >6.1mmol/L、<7mmol/L，餐后 2 小时血糖 ≥ 7.8mmol/L、<10.0mmol/L 为糖耐量受损。

三、辨证论治

1. 实热型

症状：患者多肥胖，起病多有饮食积滞而出现中满等表现，日久变生实热，烦渴多饮，多食易饥，尿频量多，大便干结，口苦烦躁，尿黄色浑。舌红，苔黄厚腻，脉滑数。

治法：清热利湿，清胃泻火。

处方：黄连 10g，葛根 30g，苍术 15g，佩兰 15g，知母 10g，桑白皮 20g，苍术 15g，天花粉 15g，地骨皮 30g，黄芩 15g。

2. 阴虚燥热型

症状：典型的多饮、多尿、多食等不明显，口干舌燥，心悸自汗，腰腿酸软，疲乏无力，大便干结，舌质黯红少津，苔薄黄，脉弦细。多伴视物模糊、眩晕耳鸣、肢体麻木等症。

治法：养阴润燥。

处方：黄精 30g，熟地黄 15g，黄连 10g，葛根 30g，丹参 30g，桑白皮 20g，黄柏 10g，知母 10g，五味子 6g，山萸肉 30g，地骨皮 30g。

3. 阴阳气虚型

症状：怕冷怕热，口干饮水不多，神疲乏力，肢体筋骨酸痛失用，颜面或下肢水肿，食欲减退，大便溏泻或泄泻、便秘交替出现，小便浑浊如膏，面色苍黄晦黯，耳轮干枯，齿摇发脱，阳痿，舌淡黯，苔白而干，脉沉细无力。

治法：温阳益气，养阴活血。

处方：红参（先煎）15g，黄芪30g，淫羊藿15g，山萸肉30g，肉桂5g，葛根30g，枸杞子15g，胡芦巴10g，怀牛膝15g，三七粉（冲服）3g，木瓜15g，丹参30g。便秘加决明子、肉苁蓉、女贞子、大黄；便稀加芡实、山药。

附注：黄连、栀子、知母、黄柏等苦寒清热药对于糖尿病初期"壮火食气"，以郁热为主者适用，且均有降糖作用。其中黄连能明显增加胰岛素敏感性。知母清热泻火、生津润燥，知母中的芒果苷是天然 α -葡萄糖醛苷酶抑制剂，其所含知母多糖、知母多酚、知母皂苷均有降糖作用；知母水提液能改善胰岛素抵抗。淫羊藿、人参有类似磺脲类降糖作用，还可使胰岛细胞功能恢复正常。人参、黄芪、知母、桑白皮、枸杞子、山药多糖有改善胰岛 B 细胞功能，能刺激 B 细胞分泌胰岛素，抑制胰升糖素的分泌，增加胰岛素受体的敏感性，抑制葡萄糖的肠吸收，改善脂肪代谢，提高降糖活性。人参的降糖成分有人参多糖、人参皂苷和人参水提物。其中，人参皂苷对人体神经系统、心血管系统、内分泌系统、免疫系统等具有广泛的生物活性，人参水提物可能通过增强胰岛素受体敏感性而发挥作用，可增加胰岛素与受体的结合。研究显示，人参皂苷 Re 能起到类胰岛素作用，其另一主要成分 Rb1 具有类似胰岛素增敏剂作用，可抑制蛋白非酶糖基化，促进残存胰岛 B 细胞分泌功能，抑制醛糖还原酶作用，可降糖、防治糖尿病肾病和糖尿病神经病变等并发症。黄芪对外源性 TNF-X 所致胰岛素抵抗有明显的预防作用，可能与降低血中拮抗激素水平和增加组织合成有关。酸味药山萸肉、五味子、山楂、乌梅能增加胰岛素效果、增加胰岛素敏感性，达到降糖的目的。糖尿病中后期"气食少火"，肝肾不足，阴阳两虚，宜用山萸肉、肉桂、枸杞子、胡芦巴、淫羊藿等补肾以降糖。生地黄既滋阴生津，改善阴虚口渴症状，又含地黄多聚糖等，能通过对胰岛素及拮抗激素的相互作用而影响肝糖的代谢，使异常和紊乱的糖代谢向正常转化。葛根生津止渴、清热，葛根黄酮类含降糖物质，主要促进胰岛B细胞分泌，增加机体对胰岛素的敏感性，其作用缓慢而持久；葛根既可降糖，又可改善心血管血流量、降血压，可用于糖尿病合并心脑血管病。麦冬含甾体类降糖物质，类似磺脲类降糖药，其还可使胰岛细胞功能恢复正常。薏苡仁多糖能改善实验性2型糖尿病大鼠糖耐量异常，增加其肝糖原和肝葡萄糖激酶活性。西洋参总皂苷有降糖、降压、调节血脂、降低心肌耗氧量的作用，可改善冠状动脉血流量，可用于与胰岛素抵抗相关的疾病。三七可降糖、抑制糖尿病醛糖还原酶活性，改善运动、感觉神经传导过度，有利于神经系统疾病的防治。

四、并发症

糖尿病并发症发生较早，而且毫无知觉，少数在糖尿病前期——糖耐量受损时就已发生，到确诊糖尿病时，多数患者已经产生了不同程度的并发症。其急性并发症可危及生命，而慢性并发症几乎可累及全身所有脏器，特别是肾、眼、神经和心血管。

1.急性并发症

（1）糖尿病酮症酸中毒（DKA）：糖尿病酮症酸中毒是由于体内缺乏胰岛素而引起糖和脂肪的代谢紊乱，以高血糖、高酮血症（血酮≥5mmol/L）、酮尿、代谢性酸中毒为主要表现的急性并发症。

临床表现：该病可分为糖尿病酮症、糖尿病酮症酸中毒、糖尿病酮症酸中毒昏迷三期。初期仅表现为尿酮体阳性、血糖升高，伴见倦怠乏力、食欲减退、恶心呕吐或腹痛、心率快等症。病情继续发展，酮体酸性代谢产物蓄积，引起血pH、二氧化碳结合力（CO_2CP）下降，呈呼吸又深又快、脱水、呼出气体有烂苹果味的周围循环衰竭的糖尿病酮症酸中毒表现。病情继续发展可出现神志改变，轻者烦躁，重者淡漠、迟钝、嗜睡、血压下降甚至昏迷，为糖尿病酮症酸中毒昏迷。糖尿病酮症酸中毒最易伴发肺水肿、脑水肿、高脂血症、低钾、胰腺炎、心肌梗死及多脏器衰竭。

处理原则：及时用生理盐水和糖盐水补液及小剂量滴注胰岛素，纠正电解质紊乱（补钾、补碱）及酸中毒，消除诱因。

（2）高血糖高渗综合征：由于患者本身胰岛素分泌不足，再加上诸如创伤、手术、感染、心肌梗死、脑梗死、消化道出血等应激因素，或摄入、滴入高糖，或饮水不足、发热吐泻引起体内水分丢失导致严重脱水，引起血糖极高和血黏度增高。由于严重高血糖，机体组织细胞尤其是脑细胞严重脱水引起血浆渗透压升高，机体相应的代谢功能下降，血液浓缩，促进血糖、血钠进一步升高而出现神经系统障碍。

临床表现：血糖极高（随机血糖 33mmol/L 以上），血浆渗透压 >350mmol/L。早期表现为多尿、口渴逐渐加重、疲乏、精神不振、头晕、食欲不振。因严重脱水会出现少尿、无尿、眼眶凹陷、皮肤干燥、心率加快、血压下降等，严重者出现烦躁、精神恍惚、反应迟钝、表情淡漠、抽搐、偏瘫、失语、昏迷等中枢神经系统受损的症状。

处理原则：及时补充等渗液（小儿可用 9g 盐兑 1000mL 水饮用，老年人饮白开水）、扩容、纠正高渗症状及小剂量滴注胰岛素，消除诱因。

高血糖、低血糖、酮症酸中毒、非酮症高渗综合征（尿中无酮体）均可出现昏迷，非酮症高渗综合征与脑梗死均可出现偏瘫，监测血糖和尿酮可鉴别诊断。

（3）糖尿病乳酸性酸中毒：各种原因引起组织缺氧，乳酸生成过多，氧化不及时，或肝脏疾病等导致乳酸不能被充分利用，使乳酸在血液中堆积（浓度 >5mmol/L），血 pH<7.35，即可形成乳酸性酸中毒。多见于老年糖尿病患者同时伴有严重的心血管、肺、肾脏病变。

临床表现：轻者仅为恶心、疲乏倦怠、头晕、嗜睡、呼吸加深加快，重者为呕吐腹泻、上腹痛、头痛头晕、全身无力、呼吸急促、血压下降、心跳过速，严重者可出现意识障碍和昏迷。

处理原则：及时补碱、吸氧及小剂量滴注胰岛素，必要时透析治疗。严重肝肾疾病及心肺功能不全者禁用双胍类降糖药。

（4）糖尿病低血糖症：低血糖是糖尿病治疗时常见的急性并发症，一次严重的低血糖会抵消多年的控糖效果。任何年龄发生低血糖，都会造成神经细胞死亡，导致脑组织及认知功能不可逆的永久性损伤，甚至成为植物人。低血糖还会影响心脏功能，诱发心律失常、心绞痛，严重的低血糖极易诱发心肌梗死及腔隙性脑梗死（多为"模拟脑中风"，升高血糖后恢复）。高血糖患者用药过多、进食过少、运动过量、长期不调整药量、过量服用阿司匹林，或肝肾功能不全、过量饮酒，均会导致低血糖。

临床表现：初期表现为饥饿、头晕、心慌、出汗、紧张、软弱无力，体征包括面色苍白、心动过速、四肢冷汗、发凉、颤抖、血压升高等，常发生于血糖下降快、慢性并发症少的患者。

如果血糖过低，超出机体调控范畴，又得不到及时的食物补充，脑组织长时间失去能量供应，会出现中枢神经功能异常表现，如头痛头晕、不安躁动、语言障碍、思维迟钝、意识模糊（障碍）、言行怪异、视力改变、虚弱乏力、定向力或识别力突然丧失，或精神失常；重症患者表现为昏迷、癫痫样抽搐、认知功能障碍，呼吸、血压处于被抑制状态，或致心肌梗死或腔隙性脑梗死，甚至意识丧失、死亡。

处理原则：轻度低血糖应立即休息并服用糖水、水果汁或水果糖、馒头、饼干等，进食5分钟无改善，立即进食更多糖分（监测血糖）。严重低血糖出现意识不清者要争分夺秒地静脉输注高浓度葡萄糖。如果患者已经昏迷，千万不要经口喂食，以免发生呛咳或窒息。

2. 慢性并发症 糖尿病慢性并发症主要包括微血管并发症、大血管并发症、神经病变、感染和肿瘤。糖尿病对心血管的损害占80%以上，血管呈弥漫性损害，越是关键的心脑血管越容易狭窄、堵塞，所以血管病变是对糖尿病人群生命构成威胁的最大因素。一般糖尿病微血管病变早于糖尿病大血管并发症，微血管并发症主要累及肾和视网膜血管，最易形成糖尿病肾病、眼病与血管性痴呆，还会引起脑、心、耳的微血管病变。糖尿病神经病变主要包括周围神经和自主神经病变。

（1）糖尿病性心脏病：高血糖使动脉内膜的细胞受损，使脂质、黏多糖等物质更容易沉积在血管壁，导致血管腔狭窄、硬化，影响血液通行，形成糖尿病性心肌病、冠心病和高血压性心脏病，心脏微血管病变和自主神经功能紊乱所致的心率、心律和心功能失常。糖尿病性心血管病一般早期表现为微血管和自主神经病变，在此基础上逐渐发生心肌病和冠心病。

糖尿病性心血管疾病的临床表现为无力、阵发性呼吸困难、心律失常、心绞痛、静息心动过速与体位性低血压、无痛心梗甚至猝死。多系气虚血瘀证，其病理演变多为"气阴两虚""久病入络""气虚血必瘀""阴虚血必滞"。

治法：益气养阴，活血化瘀。

处方：黄芪30g，南沙参30g，黄精30g，泽泻15g，决明子15g，姜黄15g，山楂30g，川芎15g，三七粉（冲服）3g，丹参30g，赤芍15g，葛根30g。

（2）糖尿病肾病：糖尿病肾病是糖尿病最严重的微血管并发症之一，其主要病理改变是肾小球硬化，肾小动脉玻璃样变，基底膜增厚，肾小球间的系膜区扩增。如果糖尿病患者没有很好地控制血糖，5~10年会不可避免地出现肾损害；一旦出现肾损害而不加以控制，10年左右会导致尿毒症出现。轻者仅可见尿中微量蛋白尿，重者可致肾功能不全、尿毒症。表现为腰腿酸软，胸胁满闷，便结尿黄，脉弦细数。

治法：健脾补肾，利湿降浊，活血化瘀。

处方：太子参 30g，白术 15g，茯苓 15g，金樱子 10g，芡实 30g，莪术 10g，生大黄 5g，丹参 30g，山药 30g，荔枝核 20g。

方中太子参、白术、茯苓、山药、金樱子、芡实健脾补肾利湿；莪术、丹参破气行血；荔枝核行气降糖，大黄清热和血。加减：面、目、四肢水肿加泽泻、泽兰、猪苓；尿频、尿急加石韦、土茯苓；血虚加当归补血汤；肾虚加熟地黄、枸杞子。患者应控制好血糖、血脂、血压和血黏度，适当限制蛋白质摄入量，避免尿路感染。

（3）糖尿病视网膜病变：糖尿病性视网膜病变的主要治法仍以益气养阴为主。早期处于出血期，兼顾清热凉血止血；中期因离经之血多为瘀血，宜加大活血化瘀之力；后期患病日久，正气多虚，应在活血化瘀的基础上加重扶正益气之品。注意慎用破血逐瘀药物，以防破血太过引起再次出血。

治法：扶正益气，活血化瘀。

处方：黄芪 30g，墨旱莲 30g，女贞子 30g，山萸肉 20g，生蒲黄 10g，姜黄 15g，丹参 30g，枸杞子 10g，谷精草 15g，楮实子 15g，苍术 15g。

有渗出者加昆布、海藻；水肿加茯苓、车前子；视野中有黑点，眼底出血，加三七粉、白茅根；玻璃体混浊、眼底纤维增殖明显，加浙贝母、法半夏；肝肾亏虚明显，可加生地黄、熟地黄、金樱子、五味子等；血虚明显，加当归。

（4）糖尿病神经病变：长期高血糖引起体内代谢紊乱、微循环障碍，造成神经缺血、缺氧而致神经病变。血糖控制好，伴发神经病变慢，但不可避免，病程越长，越容易伴发神经病变。

①周围神经病变（半数以上糖尿病患者兼有周围神经病变）

临床表现：人体的周围神经具有运动功能、感觉功能（触觉、痛觉）和营养功能。糖尿病周围神经损害的早期表现为四肢远端蚁行感，戴手套、穿袜样不敏感，手掌、手背、手指、足底、足背、足趾、足跟、小腿前外侧麻木、疼痛、发凉、触觉（感觉）障碍（易引发糖尿病足）。单侧眼睑下垂、眼内侧斜视（一般3个月内恢复），伴有不同程度疼痛。牙周病变、口腔舌头灼热疼痛也可能是周围神经病变。后期出现针刺样、刀割样、过电样（麻酥酥）、撕裂样、火烤样、灼烧样疼痛（特点是双侧从远端至近端，如指趾尖痛后延致手套、袜子覆盖部位，夜间痛甚）。有轻微的触碰就会出现非常明显的疼痛，患者感觉深入骨髓般疼痛，严重影响生活质量，重者可发展为下肢溃疡。

肌营养不良可致神经、肌肉痿软无力，导致指间关节、掌指关节、腕关节不灵，无法完成精细动作，引起抓握功能下降，一只眼大、一只眼小，垂腕、足下垂，足底痛觉减退，浅感觉减退。严重者可能形成营养不良性肌萎缩，如鱼际及掌部肌肉萎缩。

运动神经病变，则可能出现运动障碍如平衡失调，表现为肌无力、走路不稳、似踩海绵样感觉，易跌倒。

感觉神经或交感神经失控可出现多汗、半身出汗或无汗、干燥。

本病多由于气阴两虚，经脉痹阻所致。气虚则血行无力，阴虚则血脉枯涩，二者皆可导致经脉痹阻。

治法：益气养阴，行气化瘀。

处方：黄芪30g，山萸肉30g，桂枝10g，赤芍15g，红花3g，苍术15g，淫羊藿15g，葛根30g，木瓜15g，丹参30g，鸡血藤30g，川牛膝15g。

②自主神经病变：糖尿病患者一旦出现周围神经病变，自主神经病变就开始了，约有10%的糖尿病患者后期伴发自主神经损害。自主神经损害主要影响神经传递功能，会出现危及生命的无痛性心肌梗死（憋闷无痛，多为微血管病变影响心肌收缩）、脑梗死，以及无诱因心动过速（心跳快而固定，每分钟100～130次）、周身痛、胃轻瘫、排尿不畅、腹泻或便秘、直立性低血压（躺下高血压，站立低血压）、勃起功能障碍等。临床应根据具体情况施治。

（5）糖尿病足：糖尿病足是发生在糖尿病患者的由于血管病变引起的缺血或神经病变所导致的足的畸形、溃疡或坏疽，严重者需要截肢。糖尿病足坏疽属中医"消渴""脱疽"等范畴。《灵枢·痈疽》中说："发于足指（趾）名曰脱疽，其状赤黑，死不治。不赤黑，不死不衰，急斩之，不则死矣。"由于此病始于消渴，源于体质素虚、阴阳失调，肝肾阴虚日久，筋骨皮肉失去气血津液的濡养，逐渐干黑而脱疽；或阴虚火旺，火毒湿热灼伤津血，气血运行失常，阻滞下肢脉道，郁阻日久，脉络闭塞，热盛肉腐而成脓，故生坏疽。

治法：扶正固本、解毒活血。

处方：①未溃：四妙勇安汤加黄芪、生地黄；②已溃：阳和汤加丹参、赤芍、红花、鸡血藤、金银花、川牛膝。

外治法：扶正托毒，活血解毒。

处方：黄芪 30g，皂角刺 6g，丹参 30g，当归 15g，鸡血藤 15g，大黄 5g，金银花 15g，黄柏 10g。

将患者创面做常规清洗消毒后，用煎液浸泡 20 分钟（水温不超过38℃），或将略大于创面的无菌纱布浸透药液后湿敷创面，外盖凡士林油纱条包扎，每日 2 次，疗程 7~10 天。

方中黄芪扶正补益气血，皂角刺助正托毒外出；丹参、当归、鸡血藤养血活血、祛瘀生新；大黄、金银花、黄柏清热解毒、祛邪外出。

（6）糖尿病合并感染：糖尿病患者由于机体的防御功能减弱，细菌、病毒容易乘虚而入，最易引起各种感染性疾病。呼吸道的感染常见有急慢性支气管炎、肺炎、肺结核和肺脓肿；泌尿道感染常见有膀胱炎、急慢性肾盂肾炎、肾或肾周围脓肿；皮肤和软组织感染常见有单个或多发性脓肿，蜂窝织炎和糖尿病足感染；消化系统感染以胰腺炎、胆囊炎、胆管炎和肝脓肿多见；神经系统感染有化脓性脑膜炎、结核性脑膜炎和脑脓肿等；眼、耳、鼻喉及口腔的各种感染均可见于糖尿病患者，若不及时发现和积极治疗会逐渐加重，进展为全身性感染，严重者引起败血症或感染性休克而危及生命。

防治糖尿病并发症应标本兼顾，全面考虑，方可取得较高的临床疗效。如黄芪补气升阳、益卫固表、利水消肿、托疮生肌，具有明显的降糖作用，并可显著扩张外周血管及冠状动脉，抗心肌缺血、心律失常，保护心肌，抑制血小板凝集，降低尿蛋白，改善肾功能，抑制病原微生物生长。现代药理研究显示，黄芪多糖、黄芪皂苷甲对免疫系统具有增强及调节作用，可用于糖尿病并发高血压、冠心病、糖尿病肾病、糖尿病皮肤感染。泽泻利水渗湿泄热，降血糖、降血压、降血脂，糖尿病合并高血压、高血脂可选用。三七化瘀止血、活血定痛，有止血而不留瘀、化瘀而不伤正之特点，既双向调节糖代谢，增加机体免疫功能，又降低胆固醇，抗心肌缺血、心律失常，降血压，还有一定的抗菌消炎作用。三七可应用于糖尿病并发高血压、高胆固醇血症、冠心病、脑血管病、脚趾坏疽、皮肤感染。葛根生津止渴、清热，既可降糖，又可改善心脑血管血流量、降血压，可用于糖尿病合并高血压、心脑血管病及口渴多饮的患者。

五、预防与调护

糖尿病发病率与社会经济发展程度密切相关。深入广泛地开展健康教育，引导公众建立健康的生活方式，就能有效预防或延缓其发生，减少患病后的进展和危害。在糖尿病治疗过程中，饮食指导、精神调节、运动锻炼与药物治疗具有同等重要的作用。

1.科学控制饮食，是预防和治疗糖尿病的基础。饮食是能量的来源，能量是架构活力的关键，但要掌握度。长期饮食过量，摄入过多的能量，就会以脂肪的形式堆积在体内导致肥胖，进而因胰岛素抵抗、胰岛素分泌不足引发糖尿病，适当节制饮食，减少总热量的摄入可减轻胰岛 B 细胞的负担，改善胰岛素抵抗。

饮食的最高原则是平衡、全面。2011 年，我国发布的《糖尿病医学营养治疗指南》明确建议了糖尿病患者应摄入的各类营养素。糖尿病患者的饮食原则是主食为主，肉食为辅，零食为助（坚果、水果、粗粮、豆制品、奶制品等）。控制饮食首先要控制进食总热量，做到热量摄入与消耗平衡。因为血糖是否升高并非取决于某种食物，而是取决于摄入量，所以需要根据男女、胖瘦、年龄、运动及血糖情况控制各类食物的摄入总量。

糖类是能量的主要来源，大脑和心脏都需要葡萄糖，糖尿病患者的主食应占总热量的50%～60%，一味不吃主食是错误的。克扣主食、过度节食，机体呈半饥饿状态，会导致升糖激素如皮质醇、肾上腺素、甲状腺素、生长激素、胰升糖素分泌过多，并使降糖激素（胰岛素）分泌减少，血糖就会升高。另外，营养不良，或消耗性疾病或饮酒损害肝细胞，导致糖原不能在肝内储藏，细胞吃不饱，使胰岛细胞受损亦可引发糖尿病。富含膳食纤维的植物性食物如绿叶菜、豆类、土豆、燕麦、荞麦、玉米、魔芋，与蛋白质食物一起食用可使营养慢慢吸收，减少血糖波动，可平衡升糖激素，达到节省胰岛素、改善胰岛素抵抗的作用。煮粥时粗细搭配，加入富含膳食纤维的杂粮、豆类和蔬菜则升糖缓慢。缺钾易致胰岛素抵抗，多吃含钾、镁、硒、维生素高的深绿色蔬菜、蘑菇、木耳、豌豆、土豆、坚果、燕麦及橙黄色水果如香蕉、橘子、柚子等能增加胰岛素敏感性，改善胰岛素抵抗状态。豇豆中的磷脂可激活胰岛素，苦瓜、莴笋（含胰岛素激活剂）、玉米须含有类似胰岛素成分，可经常食用。富含花青素的紫薯、蓝莓、黑枸杞可以增加人体内胰岛素含量，抗氧化，辅助滋养肠道里的瘦菌，对控制血糖、血脂、预防肥胖都有益。糖尿病患者吃水果的时间最好分配在加餐时，注意不能超量，不吃含糖高的甘蔗、荔枝等。

糖尿病患者每日蛋白质摄入量不应超过能量摄入总量的15%（蛋白质具有修复胰岛细胞、避免低血糖发生的保护作用），脂肪摄入量不超过20%。饮食宜选择低热量、低脂肪、低胆固醇、低盐、高维生素、高膳食纤维的食物。长期摄入高脂肪、高蛋白、低糖类食物，会使机体强制分泌胰岛素，进而使胰岛功能受损而发生胰岛素抵抗。动物性食物易干扰胰岛素导致胰岛素不敏感，既是胰岛素抵抗的原因，也是胰岛素抵抗的结果。过高的蛋白质饮食和缺乏运动导致体内产生大量的硫化氢和氨类神经毒化合物，这种神经毒可能会抑制胰岛素分泌。

肠道菌群失调易致胰岛素抵抗。多吃富含菊酚的低聚糖食物如洋姜、茯苓、青果能调节肠道菌群，预防肿瘤和糖尿病。

经常食用木耳、姜黄、洋葱、大蒜、深海鱼、豆制品、银杏叶茶可抑制血小板聚集，预防糖尿病肢端动脉硬化及周围神经病变。

此外，富含锌、硒、铬的食物对胰岛素形成非常重要，应注意补充。钙、镁同补能缓解糖尿病，含镁丰富的食物有坚果、黄豆。番石榴汁、番石榴茶有益于糖尿病。豆豉含抗氧化酶，既美容保健，又辅助降糖。

饮食控制还要合理安排进食时间和进食量，把每天应进食的总量分多餐食用，餐数越多越易调节血糖平衡。长期不吃早餐或晚餐不利于调节血糖平衡，当血糖过低时，机体自身保护会启动升糖指数，导致血糖和胰岛素水平升高，长此以往就会打破胰岛素平衡而引发糖尿病。

2. 坚持有氧运动和抗阻运动是预防和治疗糖尿病的手段。有氧运动和抗阻运动能改善胰岛素抵抗，平衡升糖激素和降糖激素，有益于增强胰岛素与受体结合的敏感性而控制血糖；运动可以增加肌肉的有氧代谢能力，提高人体利用自由脂肪酸作为热能来源的能力，降低血浆三酰甘油水平，改善微循环，增加细胞供氧，增强心血管及呼吸功能，降低血管病变的发生率。

3. 保持乐观情绪。精神压力过重，劳心竭虑，情绪不畅，易致肝失条达，郁而为病。肝郁化热，首犯脾胃，侵胃则为燥热。初为实火，久则成虚，消灼阴津；热积于脾，渐及伤阴，则出现脾阴不足。所以，情志不畅最易形成消渴。现代医学认为，情绪导致应激反应，体内分泌肾上腺素，把全身的糖调动到血液中来，导致血糖升高。保持乐观情绪能保持升糖激素与降糖激素之间的平衡，避免升糖激素升高、降糖激素降低。不良情绪，如处于愤怒、紧张、焦虑、恐惧或受惊吓等应激状态时，导致交感神经兴奋，直接作用于胰岛 B 细胞受体，抑制胰岛素分泌，同时，交感神经还将作用于肾上腺髓质，使肾上腺素分泌增加而升高血糖，间接地促使胰岛素的分泌、释放以降低血糖，长期反复则损坏胰岛功能，降低胰岛素敏感性。患病后应放松心情，以积极、乐观的态度对待生活，对待疾病，这对控制血糖非常重要。

4. 保持正常体重。肥胖会增加胰岛素抵抗。研究显示，体重减10%，患糖尿病的概率就会减少 50%。肥胖引起的睡眠呼吸暂停综合征和密闭的空间会引起身体缺氧，缺氧会引起升糖激素分泌升高，降糖激素分泌减少，增加糖尿病的患病率。

5. 控制牙周炎。牙周炎既是糖尿病的常见并发症之一，也会引起胰岛素抵抗。因为牙周炎患者牙龈及齿缝均存在致命的厌氧菌牙龈卟啉单胞菌，此菌可从口腔创面及牙周袋进入血液。牙龈卟啉单胞菌进入血液后，白细胞在攻击此菌的过程中会释放肿瘤坏死因子，而肿瘤坏死因子的过度表达在胰岛素抵抗中起重要作用。所以，彻底清洁牙齿，常吃含维生素 A 的食物能修复牙龈黏膜，预防牙周炎。

6. 控制好血糖、血压、尿酸、血脂及血黏度才能有效保护血管和神经。血糖一旦增高，血液肯定黏稠，应坚持抗血小板治疗，但大剂量服用阿司匹林易致低血糖，临床应用宜慎重。

中 风

中风具有高发病率、高致死率、高致残率、高复发率的特征。随着人们生活水平的提高，加上生活方式的改变，膳食结构不合理、摄入热量过多、过量饮酒、高盐膳食、缺乏运动、吸烟等因素，导致中风的发病率越来越高，给个人、家庭和社会带来沉重的负担。

中风病名始见于《黄帝内经》，立论于《金匮要略》，后世多有阐发，但各家论述不一，学说纷纭而语义概念更迭，其称谓有大厥、薄厥、偏风、心风、微风、小中风、真中风、卒中风、类中风、仆击、偏枯、偏身不用、中风候、风癔候、风痱、风癔、中风、风痹、卒中、阴中、阳中等。

一、病因病机

本病为本虚标实之证，在本为肝肾不足，气血衰少；在标为风火相煽，痰湿壅盛，气血郁阻。

气虚血瘀或痰湿壅盛，可阻滞脑脉而致缺血性中风。过食肥甘厚味，五志过极，心火暴盛，火盛则迫血妄行，或肝阳暴动，风火相煽，气热郁逆，气血并走于脑可致出血性中风。出血之时，血溢脉外，出血之后离经之血不去，血液停滞则为瘀，瘀血阻脉，气血不能通畅；或肝阳亢盛，肝火内热炼液成痰，或痰湿郁久化热，肝火夹痰夹火，横窜经络，可致混合型中风。

现代医学认为，引发中风的危险因素有以下几点。

1. 遗传因素。

2. 年龄因素。超过 45 岁（我国 11% 的中风患者是 45 岁以下的年轻人），无任何疾病都可能中风，高龄更易中风。

3. 性别因素。男性中风的概率是女性的 4 倍。

4. 生活方式不当。如生活不规律、精神紧张、饮食结构不合理、不运动、吸烟、酗酒导致慢性病引发中风。

5. 高血压患者。血压波动最易引发中风，血压过高或过低，收缩压波动 20mmHg 以上、收缩压高于 180mmHg、舒张压高于 105mmHg、收缩压低于 80mmHg、舒张压低于 60 mmHg、脉压超过 60mmHg 易致中风。

6. 睡眠呼吸暂停综合征、肥胖、高血压、糖尿病、各类心脏病、甲状腺功能亢进症、醉酒、饱食等易致房颤，房颤发作时通过心房的血流缓慢，导致血液凝滞形成心内血栓，血栓进入大脑可引发中风。急性感染性心内膜炎、大动脉炎及梅毒性动脉炎由于细菌侵袭腐蚀心脏瓣膜形成细菌栓子可引起脑梗死、脑出血或麻痹性痴呆。

7. 室内相对湿度低于30%、饮水不足或出汗过多导致血液黏稠增加中风风险。凌晨2～4时血压偏低时及肥胖兼有睡眠呼吸暂停综合征，由于低氧血症，易引起缺血性中风（缺血性中风一半发生在夜间）。

8. 颈部过度牵拉、扭转、挤压或外伤、车祸使颈部动静脉损伤、撕裂形成血栓或动脉夹层引发中风。颈椎横突最易撕裂椎动脉引发中风。

9. 寒冷（气温低于4℃）导致血液纤维蛋白原增加，致血液黏稠、血流缓慢并形成血栓，增加中风风险。寒冷低温引起交感神经兴奋，血管紧张素分泌增高致血管收缩、血压升高、血管内皮损伤，当血压过高时易穿过受损血管内皮，到达血管内壁而形成动脉瘤，或致脑部微动脉瘤破裂。寒冷刺激引起血管弹性下降，血管变硬变脆，血压升高时易破引发中风。

10. 化脓性中耳乳突炎、非特异性中耳乳突炎（中耳内膜水肿）、非特异性肠炎、鼻炎、咽炎、牙周炎（口腔面部的血管有丰富的吻合网，局部炎症容易感染进入颅内，造成静脉血栓）、肿瘤患者等，可激发人体产生血液高凝状态，引发脑动静脉血栓。

11. 骨质疏松引起骨骼变短及动脉硬化，压迫静脉致静脉回流不畅，形成血栓。

12. 血小板计数升高、缺乏叶酸、同型半胱氨酸升高引起血液高凝，高血压合并同型半胱氨酸升高，发生脑卒中的风险是正常人的12～28倍。

13.先天性脑动静脉畸形、先天性血管狭窄（烟雾病）也是形成中风的原因。

二、诊断

中医把中风分为中脏腑（出血性）、中经络（缺血性）两类。张仲景根据中风的症状，推测邪中部位，"邪在于络，肌肤不仁；邪在于经，即重不胜；邪入于腑，即不识人；邪入于脏，舌即难言，口吐涎"，后世医家大多沿用。

现代医学按脑血管损害的性质不同，分为出血性中风和缺血性中风及双重中风三大类。三类中风性质不同，治疗也各异。出血性中风包括脑出血和蛛网膜下腔出血。缺血性中风包括短暂性脑缺血发作、脑血栓形成及脑栓塞、腔隙性脑梗死、脑静脉血栓（狭窄）五类。双重中风是指缺血性中风和出血性中风在一个患者身上同时并存，又叫"混合性中风"。我国的中风病患者约 90% 为缺血性中风，10% 为出血性中风。2/3 的缺血性中风患者会发展为出血性中风。

1.脑出血（大厥）《素问》云："血之与气并走于上，则为大厥，厥则暴死，气复反则生，不反则死。"脑出血主要由于脑血管管壁损伤，厚薄不均，脑血管硬化、狭窄，当血压急剧升高时，引起脑血管及脑血管瘤破裂而出血。由于冬季寒冷，血管痉挛，血压增高较夏季明显，容易发生脑出血。一旦出血，宜平躺侧头，尽量减少再出血，使血肿不再扩大，减少脑组织损伤。脑出血是中风病中最凶险者，病死率和致残率高。其起病急，来势猛，先剧烈头痛或偏头痛，脖子发硬，频频喷射性呕吐，很快出现意识不清、昏睡或鼾声如雷、昏迷、半身不遂，呼吸深大，二便失禁。

2.蛛网膜下腔出血（薄厥）《素问》云："大怒则形气绝，而血菀于上，使人薄厥。"本型系颅内血管破裂后血液流入蛛网膜下腔，弥漫于脑组织表面。常由于颅内动脉瘤、颅内血管畸形、高血压和动脉硬化等，遇血压波动、咳嗽、持续哮喘、气温骤降、情绪激动、暴饮暴食、便秘引起脑动脉瘤或血管破裂。起病急，患者表现为不相称突然剧烈头痛、脖子痛、眼眶痛，颈项僵直（脑膜刺激征阳性），单侧眼睑下垂，恶心、呕吐、饮水呛咳、吞咽困难、四肢麻木等。脑动脉瘤的发生是由于血管硬化、血压升高演变而来，如果出现一侧眼皮睁不开、听力及视力下降、视力缺损、嗅觉不好、平衡失调、眩晕，应警惕脑动脉瘤。

3. 脑梗死（偏风） 多发生在 40 岁以上的中老年人，男性多于女性，多在安静状态下起病，进展较慢。早期可有头颞部、顶部及后脑间歇性疼痛、发紧，逐渐出现半侧肢体失灵，但神志清楚，预后比脑出血好，部分患者会有偏瘫等后遗症。脑梗死形成多由于脑动脉硬化，血管腔变狭窄，血管壁破坏，血压波动。当血流减慢时，血液中有形成分沉积在管壁上，形成血栓，使血流减少或完全闭塞，血供范围内缺血而产生脑梗死。另外，血压波动和血压过低，血液流动慢，会使机体缺血、缺氧，缓慢的血流与血管壁接触时间过长，容易形成小血栓，小血栓聚集就会堵塞血管，形成脑梗死。脑梗死虽较脑出血症状轻，但后遗症多、致残率高、复发率高。在黄金时间 3 小时内恢复血液供应，有可能使功能完全恢复。

4. 脑栓塞（心风） 引起脑栓塞最常见的原因是心房颤动形成凝血血栓，血栓随血流入左心室，进而流向全身动脉，一旦进入大脑，就会堵塞脑血管，形成脑栓塞。高危人群如高龄、肥胖、脂肪心、高血压、冠心病、风心病、动脉硬化狭窄、甲状腺功能亢进症、饱食、糖尿病和心力衰竭者的心房生理病理改变易引起房颤；睡眠呼吸暂停综合征由于心脏缺氧易致房颤；乙醇直接刺激心肌和心房，也可引起房颤。心房颤动引起的脑梗死一般堵塞面积大，易出血。脑栓塞一般起病急，有头痛、呕吐、意识不清，突然偏瘫或言语功能障碍，脉不整齐。栓子多栓塞在大脑动脉浅支，故常致失语及右上肢为主的偏瘫和半身感觉障碍。

另外，有 20%～30% 的成人心脏卵圆孔未完全闭合，静脉血栓易通过未闭合的卵圆孔进入左心（动脉）系统引起急性脑栓塞或心肌梗死。

感染性心内膜炎、大动脉炎、梅毒性动脉炎所致的细菌赘生物引起的脑栓塞，罕见的自身免疫性疾病如抗磷脂抗体综合征患者容易多次发生动静脉血栓性事件，治疗与一般脑栓塞有所差别，临床应注意鉴别。

5. 腔隙性脑梗死及微出血（微风） 腔隙性脑梗死及微出血是中风的新成员，在 CT 问世之前很难确诊，特点是病变多而小。其病理基础是在糖尿病、高血压和动脉硬化的基础上，大脑深部的微小动脉发生狭窄或扩张、闭塞，引起非功能区脑组织发生缺血性或微出血病变（出血灶不超过 1mm），症状轻微是其特点。腔隙性脑梗死及大脑微出血患者有多种表现，轻者仅有头晕沉、情绪改变、认知能力差、注意力不集中、记忆力下降、频繁哈欠、频繁打嗝、白天嗜睡、闷闷不乐、语言减少等表现，重者会出现一侧肢体麻木、无力、手笨拙综合征（难以完成精细动作）、一过性黑矇、复视或局部视野缺损及重影、一过性听力下降、一过性饮水呛咳、眩晕等。正常人 CT 可见腔隙性脑梗死的影像表现，多属于血管间隙影，临床应注意鉴别。中枢性腔隙性脑梗死会引起认知下降、平衡失调（共济失调）、构音障碍等。糖尿病患者最易发生腔隙性脑梗死，一些患者并无症状。一旦发生腔隙性脑梗死，预示 3 个月内可能会发生大的中风，应高度警惕。

6. 短暂性脑缺血发作（小中风） 短暂性脑缺血发作（TIA）即中医所指的小中风，《杂病源流犀烛·中风源流》云："小中风者何？其风之中人，不至脏腑血脉之甚，只及手足者是也。"饮酒、血压波动、寒冷刺激、情绪应激、腹压增加是导致小中风（微血管出血和短暂性脑缺血）的常见因素。小中风的病理基础也是脑血管动脉硬化，仅病变程度较轻，脑组织缺血时间短暂而已。多发生在有动脉硬化、高血压、糖尿病病史的老年人身上，主要表现为一过性头晕或短暂性眩晕，反应慢或短暂认知功能障碍（偶然间忘事）、命名性失语（不认识熟悉的人或物）、语言障碍（或会双语而只能说一种语言）、说话不利索、阅读困难（不明文字的意思）、听不懂别人说话、看东西模糊、计算困难、情绪改变、单侧肢体无力或麻木、平衡功能障碍、步态不稳、脚下垂（上楼梯、过门槛时单侧脚尖不能抬起而绊倒）、关节疼痛（大脑病变引起走路不协调所致的关节损伤）、单侧肢体抖动或震颤、手精细活动损害、手中物品突然落地、搏动性耳鸣、吞咽困难等，持续时间几秒或数分钟，最长不超过 24 小时。但要注意，非致残性短暂性脑缺血发作病情虽轻，却是严重脑梗死和脑出血的预警信号，每一次小中风都会损伤血管、神经细胞和脑组织，所以一旦发现，必须尽快治疗，不可忽视。如不积极治疗，约有 1/3 的患者将在短期内发展为严重脑梗死或脑出血。

小中风与脑肿瘤的临床表现类似，容易混淆。此外，老年人由于脑萎缩或外伤导致与脑膜相连的桥静脉断裂引起慢性脑出血，形成慢性硬膜下血肿，因其出血缓慢，易被忽视，常表现为慢性头痛或头痛伴呕吐，肢体不灵，突然沉默、痴呆，也易与脑肿瘤混淆，临床应注意鉴别（磁共振扫描可确诊）。

7. 双重中风　具有以下特点：①多发生于老年人，60 岁以上者占半数；② 3/4 的患者有糖尿病、高血压及动脉粥样硬化病史，且发病之初均有血压增高的征象；③多数患者在活动状态下发病，安静状态下发病较少；④患者出现偏瘫和意识障碍，但都比较轻微；⑤脑膜刺激征轻微，即有头痛、呕吐、脖子硬等症；⑥脑脊液改变很少见；⑦ CT 和磁共振检查，可见出血病变与梗死病变共存，但直径不超过 2cm。

双重中风的"双重"并没有危险性加倍的意思。总的来说，双重中风的症状较轻，病死率低，预后较好，但由于患者出血和缺血两种中风病变同时存在，所以治疗比较复杂。既不能过多地应用降压止血药，也不能过早地用扩张血管和抗凝溶栓药，而应两者兼顾。需要根据患者的具体情况决定治疗方案，并随时调整治疗方案。

8.静脉性脑梗死　静脉性脑梗死是一种较少见的特殊类型脑血管病，其病变可波及整个大脑。多由于高龄骨质疏松、颈椎变形、椎管狭窄，压迫颈静脉；颈静脉（瓣）先天发育不良、长时间乘车引起颈部肌肉紧张，压迫颈静脉；颅脑损伤、颈部按摩不当导致静脉血管壁损伤，血液高凝或中耳乳突炎、饮酒、劳累等因素引起广泛静脉血栓。颅内静脉窦血栓形成或颅内（颈）静脉狭窄致静脉回流障碍引起颅内血容量增加，颅内压增高，加重血栓形成，引起急性脑静脉血栓而致昏迷、抽搐、脑出血、癫痫、脑水肿、脑疝、意识障碍、肾衰竭等，导致死亡。本病患者越年轻病情越重，变化越快，且极易与其他疾病混淆而误诊。

脑（颈）部静脉狭窄或静脉窦血栓的早期表现有：持续头痛，夜间加重；持续耳鸣甚至脑鸣，夜间更重；视物模糊或眼干涩、胀痛、外凸感（静脉回流障碍引起），眼眶痛；持续头晕、头沉、酸胀、失眠，头部像被大雾笼罩；局限性神经功能缺损、认知障碍；后脑勺和脖子长期不舒服、疼痛，或有落枕感，或颈静脉扩张（静脉回流不畅）；椎静脉扩张压迫交感神经、迷走神经，可伴见胸闷、憋气、心绞痛、恶心、呕吐等。

梗死区 MRI 影像表现为：T_1WI 呈片状低信号或等信号，T_2WI 呈高信号伴肿胀。

附：典型的脑中风预警信号（FAST）

F.面瘫（面部不对称、流口水）/ 口眼㖞斜（突然单侧眼皮耷拉、口唇周围发麻）；龇牙咧嘴、喝水吃饭呛咳、鼓腮两侧不一致、伸舌歪向一侧等。

A.肢体无力：一侧肢体麻木无力（步行失去平衡）、感觉减退（纯感觉障碍）、手笨或握力下降。

S.言语不清：言语表达障碍如失语或口齿不清（构音不良综合征）。

T.迅速求助：言语含糊没笑脸，胳膊不抬奔医院。

三、辨证论治

1.中风先兆期 多为气虚血瘀，痰浊阻滞，脑组织微缺血或微出血病变。

治法：按高血压、高脂血症、动脉粥样硬化相关证型辨证用药，管控血脂、血糖、血压、同型半胱氨酸、尿酸和情绪，预防中风发作。

2.中风急性期 为多因素致病，气血逆乱犯脑。

治法：醒脑开窍，活血化瘀（急性期患者应先酌情选用安宫牛黄丸、苏合香丸鼻饲急救，再鼻饲中药煎剂。由于中风患者多有喉头肌麻痹，不宜灌服任何药物或水，以免引起窒息或吸入性肺炎）。

处方：人参10g，益母草100g，川芎10g，生大黄4g，三七粉（冲服）10g。

浓煎分6次鼻饲，连用7天。

3.中风恢复期 多为气虚血瘀。

治法：调理气血，通经活络。

处方：黄芪120g，当归15g，益母草100g，川芎15g，葛根30g，山楂30g，红花3g，水蛭6g，三七粉（冲服）3g，血竭3g，土鳖虫4g。

口眼㖞斜加全蝎，语言不利加麝香或石菖蒲，大便秘结加大黄，血压偏高加桑寄生、天麻。

方用黄芪、当归益气生血，使气旺而血易行；益母草、葛根、血竭、山楂、川芎、红花、水蛭、土鳖虫、三七深入脉络，直达病所，活血逐瘀通络，搜剔络之邪瘀，清除体内淤积陈垢，溶解血栓，疏通被阻之络道，恢复肢体功能。益母草具有改善血液循环、活血祛瘀的功效。复旦大学药学院朱依谆教授发表于国际脑卒中疾病权威杂志《中风》的研究成果显示，从益母草中提取的有效单体化合物——益母草碱（SCM-198）能减少脑组织坏死，明显减少脑缺血造成的大脑皮质的梗死面积，改善神经功能缺损的症状，治疗脑卒中疗效显著。

四、西医治疗原则

1. 对于高危非致残性短暂性缺血性脑血管病用抗凝治疗。我国的脑梗死患者最易伴发微血管出血，引发脑溢血，临床对于抗凝剂的使用需要根据情况综合评估后确定。

2. 急性缺血性脑梗死宜在 4.5 小时的黄金抢救时间内进行溶栓治疗；发病在 6~8 小时者行血管内安支架及取栓术治疗。

3. 脑出血量 <30mL 者可考虑进行内科治疗，包括降颅压、止血和对症治疗。如果出血量超过 30mL，病情危险者，风险评估后可行外科开颅清除血肿或微创钻颅血肿碎吸术。

4. 静脉性脑梗死的治疗方法主要是抗凝和对症处理，对静脉窦血栓引起静脉压增高的患者，可行介入治疗。

5. 对于感染性心内膜炎、大动脉炎及梅毒性动脉炎所致的脑梗死、脑出血，其治疗方案不同，应注意区别。

五、预防与调护

中风的危害触目惊心，全世界每 6 人中就有一人可能患脑中风，我国每 6 秒就有一个人中风，其中 20% 的中风者会迅速死亡，80% 的中风者会留下终生残疾。治疗中风最好的方法是不得中风，所以调整生活方式，防患于未然，既是预防中风的手段，也是治疗的重要手段。

1. 出现中风先兆症状者，要在正确（最佳）的时间到正确的（有条件）医院，进行正确的治疗，才能避免功能障碍。

2. 中风患者倒地后不要搬动患者，首先应让患者平躺并将头倾斜 45°，避免呕吐物阻塞气道；禁止喂食物、药物及水，以免引起窒息或吸入性肺炎，立即拨打急救电话。出现以下情况应高度警惕脑动脉瘤破裂：突发剧烈头痛（电击样、刀割样、一拱一拱样疼痛）；单眼视力下降或眼睑下垂；短暂脑中风。

3. 坚持管控好血糖、血同型半胱氨酸、血脂、血黏度、血压、尿酸，控制肥胖、冠心病、动脉硬化、左心室肥厚等疾病。

4. 心房颤动是临床最常见的心律失常，是脑卒中的独立危险因素。应避免吸烟、饮酒、喝咖啡及饮浓茶、少动、不健康饮食、抑郁、焦虑等危险因素。房颤具有高致死、高致残、高复发性等特征，可行心脏射频导管消融术治疗或使用抗凝药，不适合射频导管消融术及口服抗凝药者，可行左心耳封堵术。

5. 有氧运动可改善人体对血压的调节，促进侧支循环建立。

6. 合理饮食，营养均衡，避免高盐、高糖、高蛋白、高动物油饮食，避免暴饮暴食。常吃富含抗氧化物质的葡萄、蓝莓、紫米、枸杞子和富含叶酸、钾、镁及黄酮类的绿叶蔬菜、坚果、水果，能氧化脂质，保护血管内皮，预防中风。常吃富含水杨酸的苹果能减少血小板聚集，预防血栓形成。常吃富含白藜芦醇的花生芽能抗脂质氧化，降低血液黏稠度而保护血管。常吃富含金属元素铜的豇豆能修复血管内皮损伤，促进血管胶原蛋白生成，减少高血压对血管的损害。

补水及补铁能降低血液黏稠度，预防中风。冬季干燥，夏季或高温出汗，夜间呼吸和皮肤散失水分较多，易致体内缺水，造成血液黏稠、血流减慢，产生血栓，易引发缺血性中风，应注意补水。老人在晨起和睡前尤应注意补水。高温季节还要注意降温，以减少水分流失。

7. 戒除烟酒。

8. 养成从容性格，避免情绪波动和精神刺激，缓解精神压力。

9. 顺应四时气候变化。夏季注意降温，天热出汗，易致血容量减少、血液黏稠、血管扩张，容易使动脉硬化斑块加重或破裂，引起中风。夏季吃冰冻食物及饮品，由于冷热交替最易引起血管痉挛、收缩，对血管造成损伤，使血管变硬、变脆，引起血压升高而引发生脑血管意外。冬季应注意保暖，避免冷水洗脸。寒冷低温易致血管收缩、痉挛、变脆和内皮损伤，还引起血流缓慢，血压波动，凝血激活，促进血栓形成，引起脑血管阻塞。

10. 避免头部外伤和外源性颈动脉、静脉损伤。搂脖子过紧或压迫颈动脉窦会使血压及心率快速下降，还可导致颈动脉闭塞引起猝死或中风；过度活动颈部引起颈动脉、静脉扭曲或按摩不当造成颈静脉损伤、颈动脉撕裂伤，斑块脱落可引发中风。

11. 避免负重，预防便秘。负重、便秘或蹲位大便容易使腹压升高，引起血压升高、波动，进而导致颅压升高或血管斑块外皮（纤维帽）破裂形成血栓而引发中风。老年人卧位坐起或直立时应借助其他物体缓慢站立，不宜快速起床，不宜突然起立，也不宜长时间站立，排尿时最好用手扶牢固物体，以防血压波动而摔倒。

12. 除静脉溶栓外，勿轻易输液及静脉注射治疗，以免损害血管，引发血管炎；静脉输液，液体中的微粒可堵塞毛细血管，引发微血管血栓。

13. 预防骨质疏松，以防骨骼变化压迫颈（脑）静脉，致静脉回流不良而形成血栓。

14. 女性口服避孕药、妊娠、先兆子痫、体内激素水平变化等都是中风的危险因素，应引起足够的重视。

15. 控制炎症及非特异性炎症，如非特异性中耳乳突炎、非特异性肠炎、鼻窦炎、口腔面部炎症、牙周炎等，可预防血液高凝引发的动静脉血栓。

16. 在控制好血压的前提下，做缺血预适应训练，有利于建立侧支循环，还可刺激产生抗缺血缺氧物质并循环到全身，使大脑耐受缺血缺氧，有效预防大脑微血管病变、预防中风。已中风者通过训练可促进新的神经网络和血管形成，有利于中风后康复。

17. 脑动脉瘤系机体衰退老化、脑动脉磨损所致，控制"三高"及不健康生活方式可防动脉瘤形成、扩大及破裂，预防中风。

18. 中风后的康复治疗应伴随终生，可根据具体情况选择物理训练、言语训练、智力及记忆训练、心理治疗、针灸按摩等方法，恢复部分脑功能。

肥　胖

古语说："腰带越长，寿命越短""一胖百病生"。肥胖是一种复杂、多因素的慢性疾病，世界卫生组织将其列为严重危害人类健康的五大疾病之一。

肥胖不仅是一种独立的疾病，还可以导致多种危害，是多种慢性病的诱因和温床，是多种疾病共同的病理基础。肥胖可导致食欲缺乏、能量调节异常、脂肪因子信号调控失调、内皮功能异常、脂肪组织炎症和全身性炎症；肥胖引起超重和脂肪累积，容易引发骨关节疾病，表现为骨关节疼痛、行动不便；肥胖引起记忆功能及认知功能下降；肥胖者自尊心易受损而引发精神疾病；过度肥胖由于胸腹部脂肪压迫，可导致咳嗽、气促等呼吸困难症状；肥胖降低食管下端括约肌张力，引起腹压增加，导致胃内压增高，诱发胃—食管反流；肥胖可致血脂异常、高血压、冠心病、胰岛素抵抗、糖尿病、胆囊疾病、肾病、甲状腺功能紊乱、睡眠呼吸暂停综合征、多囊卵巢综合征、高尿酸血症、心力衰竭等；男性腹型肥胖还可引起生殖功能和性功能减退，内脏肥胖还会影响睾丸、生殖器发育，引起男性雄激素减少和雌激素增加，妨碍精子生成，影响精子质量和性功能而致不育；肥胖引起激素、生长激素、促生长激素分泌增加，导致易生组织包括肿瘤细胞生长，增加罹患乳腺癌、子宫内膜癌、卵巢癌、前列腺癌、结直肠癌、肾癌、胆囊癌、胰腺癌、肝癌等风险；肥胖能启动人的致癌基因，成为肥胖与癌症"纽带"的因素应是"胰岛素抵抗"的作用，肥胖者大部分人或多或少存在胰岛素抵抗，由于胰岛素抵抗形成高胰岛素血症，而高胰岛素血症可引起细胞增殖、增生，容易引发癌症。

一、病因病机

引起肥胖病的原因虽然与种族基因及代谢特点相关，但主要与生活方式有关，直接因素主要是摄入能量过多和运动过少（饱食与逸居），其中饮食不当、嗜食肥甘厚味引起营养过剩，加之运动不足，使水谷精微运化、代谢失调，膏脂留滞，从而引起肥胖。

1.饮食不当，摄入热量过多 目前，我国居民基本上摆脱了"饥饿时代"，真正进入了"饱食时代"。很多人以美食为人生一大乐事，并以动物性食物为主，餐餐山珍海味、大鱼大肉，饮食无度。有人一餐吃 8～10 个鸡蛋，有人一天吃 1.5～2.5kg 水果、0.5kg 瓜子、0.5～1kg 鲜核桃。人们历来有"以胖为福"的心理，祖辈和父辈爱儿孙就让其多吃和吃好，习惯于用肉类食物表达对儿孙的关爱，以致一部分儿童从小不吃菜，整天肉、鱼、虾、鸡、蛋、骨头汤变着花样吃；有的小孩一天喝 4～5 袋奶或 3～4 天喝 1 罐奶粉，这些娇宠行为导致小胖墩越来越多。一些人怀孕后错误地认为孕妇"一人吃两个人的饭"，所以"填鸭式"进食，天天"营养大餐"伺候。由于过量摄入高热量、高蛋白食物，导致孕妇肥胖和超重，巨大新生儿增多，既造成分娩困难，又容易产下病态儿。以上种种错误饮食行为导致肥胖及与肥胖相关的慢性病呈高发态势，属于新的"病从口入"。

饮食不当导致水谷精微运化、代谢失调而引起津液堆积、精气瘀滞，是形成肥胖的主要因素。食物所化生的水谷精微可滋养脏腑，充养形体，以维持正常的生理活动。摄食过精、过多，超过了自身生理需要量，使脾胃负担加重，日久必然导致脾胃损伤，即《内经》所谓"饮食自倍，肠胃乃伤"。脾胃损伤则脾失健运，脾不升清，阳气不布，代谢减弱，致水谷精微不得布达周身，濡润全身。使液从浊化，凝聚成痰，酿成脂膏，形成肥胖（多表现为全身性肥胖）。此即《素问·奇病论篇》所谓"数食甘美而多肥"。痰浊膏脂内盛，浸淫脉道，使血行不畅而成瘀，气滞血瘀，痰瘀互结，反过来导致脾胃升降失常，气机功能紊乱，又进一步加重脾胃运化功能失常，加重病情。

2. 体质因素 素体阳虚、气虚，特别是脾肾阳虚，脏腑功能减退，运化功能减退，水谷精微代谢失常，水湿、津液堆积，发为肥胖（多表现为中心型肥胖）。如李东垣所谓"脾胃俱虚，则不能食而瘦；或少食而肥"。一般体质阳虚多兼气虚、气郁；阴虚多兼湿热；痰湿内蕴又易兼湿热、血瘀之证。

内脏肥胖是万恶之源，其明显表现是腹型肥胖，与性激素下降、脂肪代谢差密切相关。由于男性雄激素或女性雌激素、黄体酮、雄激素下降，导致脂肪分解蛋白减少而出现肥胖，特别是腹型肥胖。腹型肥胖加重性激素降低，进而导致胰岛素敏感性下降，加重胰岛素抵抗，从而引发代谢综合征及糖尿病等。

3. 运动不足，消耗减少 当今，信息技术发达，交通日趋便利，多数人把更多的时间花在电脑和电视机前，很多人整天足不出户，足不出车，严重运动不足。由于长期运动不足，导致人体脏腑功能低下，正气不足，即《素问·宣明五气篇》所谓"久卧伤气"。人体正气不足，阳气失于振奋，导致精气不布，精微物质不能为脏腑功能活动所利用，郁滞而致痰湿膏脂停积，形成肥胖。

4. 精神因素 肝郁气滞会导致脾胃运化疏泄乏力，升降失司，脂浊痰湿堆积体内而致肥胖。

综上所述，人体阳气虚弱，气化失职，脏腑功能失调，运化疏泄乏力，气机郁滞，升降失司，血行失畅，津液脂浊痰湿堆积体内是本病的主要病机。人体精微和脂膏的运化、转输、排泄有赖于正气充足，气机条达，升降正常，血行畅通。如果正气不足，气机不利，则体内的精微、津液、脂膏不能被正常利用与排泄而堆积、停滞；血行不畅，精微、津液与脂膏传输不力，亦会造成体内脂膏堆积。多余堆积的精微与脂膏化为痰湿脂浊，又反过来影响气机升降，阻滞血脉运行，使痰湿脂浊日积渐多，发为肥胖病，即《太平御览》所谓"谷气胜元气，其人肥而不寿；元气胜谷气，其人瘦而寿"。

二、诊断

1. 分类　2000 多年以前，《黄帝内经》将肥胖分成三类。一种为骨骼肌肉壮实，皮肉紧凑，肌理致密，称为肉人；一种为躯体和四肢肥瘦比例均匀，脂肪多，肉松软，富有弹性，称为脂人；还有一种是"纵腹垂腴"，即腹部腰背明显肥胖，而臀部、四肢却相对瘦小，腰腹围大于臀围，称为膏人。

2. 检测

（1）BMI（体重指数）：BMI= 体重（kg）÷ 身高（m）^{2}。BMI<18.5 为体重过轻，18.5 ~ 24 为正常，24 ~ 28 为超重，28 以上为肥胖，数值越高则肥胖越严重。

（2）WHR（腰臀比值）：WHR= 腰围数值（肚脐上一指或平髂骨上缘）÷ 臀围数值（臀围最大处）。腰臀比值判断内脏肥胖（隐性肥胖，表示脂肪沉积于肝、胰、肠道等内脏周围）更为准确。WHR 男≥ 9，女≥ 0.85，即可判断为内脏肥胖。如果从审美和健康的角度来看，女性的最佳腰臀比值为 0.7 ~ 0.8，男性略高于此值。

（3）WSR（腰身比值）：WSR= 腰围数值（肚脐上一指或平髂骨上缘）÷ 身高数值，>0.5 为异常。人体测量学指标最佳切割点为 0.52。≥ 0.52 的诊断敏感性和特异性最为均衡。腰身比对于评价腹型肥胖和预测心血管疾病风险的灵敏度高于体重指数。所以，腰围超过身高一半就算肥胖（或男性腰围超过 90cm、女性腰围超过 80cm 就是肥胖）。

（4）颈围数字：超重，男 >38cm，女 >34cm；肥胖，男 >39cm，女 >35cm。

（5）儿童肥胖计算方法：①小于 6 个月婴儿体重 = 出生时体重（kg）+ 月龄 × 0.7（kg）；② 7 ~ 12 个月龄婴儿体重 =6 + 月龄 × 0.25（kg）；③ 2 岁到青春前期（16 岁前）体重 = 年龄 × 2+7 或 8（kg）。

超过标准体重 10% ~ 19% 为超重，>20% 为肥胖，20% ~ 29% 轻度肥胖，30% ~ 49% 中度肥胖，>50% 为重度肥胖。体脂超过 15% ~ 20% 亦为肥胖。

（6）中国标准人（参考人）：男性，高 1.7m，重 62kg；女性，高 1.6m，重 52kg。男性正常腰围应 ≤ 85cm，女性正常腰围应 ≤ 80cm。

三、辨证论治

1. 脾虚痰湿型

症状：形体肥胖尤以腹部肥胖为甚，头身重困或水肿，胸闷脘痞，痰多，渴不欲饮，容易犯困，夜里打呼噜，少气懒言，倦怠乏力，口腻，大便溏薄。舌体胖大有齿龈，舌苔白腻，脉弱。

治法：健脾化湿。

处方：红参 6g，白术 15g，茯苓 30g，泽泻 15g，薏苡仁 30g，荷叶 30g，橘红 10g，车前子（包煎）30g，茵陈蒿 30g。

2. 痰热内盛型

症状：形体肥胖肚大，肢体困重或水肿，脘痞腹胀，口苦、口干、口臭，头面冒油，睡眠打呼噜或呼吸暂停，容易犯困或失眠早醒（脑部缺氧），大便秘结或黏稠，溲赤不利，女子带下黄稠，秽浊有味，舌苔白或黄腻，脉滑数。

治法：健脾利湿清热。

处方：苍术 15g，白术 15g，茯苓 30g，黄柏 10g，泽泻 15g，薏苡仁 30g，荷叶 30g，海藻 15g，栀子 10g，姜黄 15g，绞股蓝 15g，石菖蒲 6g，决明子 15g。

3. 肾虚湿滞型

症状：形体肥胖特别是腹型肥胖，头身困重，肢冷畏寒，面浮肢肿，神疲乏力，腰膝酸冷腿软，大便溏薄，小便清长或频数，女子带下清稀，月经不调，男子阳痿遗精，舌胖质淡，边有齿痕，苔白或滑，脉沉弱。

治法：补肾壮阳，利湿化浊。

处方：淫羊藿 8g，黄精 30g，枸杞子 10g，巴戟天 10g，苍术 15g，茯苓 30g，薏苡仁 30g，荷叶 30g，海藻 15g，姜黄 15g，丹参 30g，决明子 15g。

方中红参、党参、白术、茯苓健脾益气利湿，使脾气健旺，气机升降复常，水谷精微得以正常输布、排泄。黄精、枸杞子、巴戟天、淫羊藿补人体之元气，恢复肾的蒸化功能，助脾排泄脂浊痰湿。其中黄精可使人耐老不饥，轻身减肥。丹参、山楂、海藻、苍术、茯苓、薏苡仁、荷叶、姜黄、决明子、栀子、绞股蓝行瘀降浊，清热除湿，活血降脂。荷叶有渗水湿、升阳气的功效，既能提高脾的运化能力，也对湿浊内困导致的脘闷腹胀、纳呆、神疲无力等症有治疗作用，还有消减肥胖、轻身延年的作用。《本草纲目》谓："荷叶服之，令人瘦劣。"现代药理研究表明，荷叶含有抑制脂肪酶（脂肪酶能促进脂肪吸收）的荷叶黄酮、荷叶生物碱等，能抑制脂肪吸收，控制体重增长，其水提物可有效清除羟基自由基和超氧阴离子自由基作用。海藻消积软坚降脂，含有类似肝素钠物质，其所含藻胶酸有一定食欲抑制作用，为减肥降脂佳品。

四、预防与调护

肥胖的危害触目惊心，但肥胖者改变生活习惯极其困难。要想维护健康，降低与肥胖相关的慢性病的发生率，必须积极控制肥胖。正所谓"减肥一斤，健康十年"，减少 10kg 体重，患糖尿病的风险可降低 80%，每周坚持 30 分钟出微汗运动 5 次，患糖尿病的风险可降低 60%。

减肥没有捷径，减肥是一种艰难的、长期的、科学的治疗，不能随心所欲，也不会一蹴而就。要有"一旦肥胖，终身减肥"的思想准备。要想健康减肥，最重要的是改变生活方式，长期保持能量的量出为人，加强运动和体力活动，让自己的生活方式更科学、更合理。如果吃得多、动得少（入大于出），身体就把多余的能量转化为脂肪储存，形成肥胖；减少能量摄入，增加运动消耗，适当入不敷出，脂肪才会减少、体重才会下降。有科学家测算，发明一种有效的治癌药物只能使人类的平均寿命延长 2 年，而如果人们能把体重控制在合适的范围内，则人类的平均寿命可以延长 4 年。所以，减轻体重的意义不亚于抗癌。

1. 健康饮食

（1）俗话说"一口吃不成个胖子"，而胖子却是一口一口吃出来的。所以，减肥首先要从吃开始，控制总热量的摄入，动用和消耗体内积聚的脂肪。成人每日需要的热量（1800～2400kcal）＝人体基础代谢所需要的基础热量＋体力活动所需要的热量＋消化食物所需要的热量。减少热量并非饥饿疗法，而是将热量在原来摄入热量的基础上每日减少 400～500kcal。热量减少要求循序渐进，持之以恒，营养平衡，才能既健康又持久。

（2）采取减少主食的减肥方法是极其错误的，因为肥胖的罪魁祸首不是主食（糖类），而是热量。粮食特别是粗粮和蔬菜等食物属于低热量密度食物，不容易引起能量过剩，不会引起肥胖。粮食、蔬菜等食物进入胃里膨胀后容易产生饱腹感，所以减肥的人必须吃主食。不吃主食不但不减肥，还可能促发糖尿病。因为长期摄入高糖（如饮料、蛋糕、面包、饼干、汤圆、粽子等）、高脂肪（如肥肉、荤油、肉皮、肉汤、干果、全脂奶、油炸油煎食物、沙拉酱、芝麻酱、花生酱、炼乳等）、高蛋白，会使机体强制分泌胰岛素，胰岛功能受损而发生胰岛素抵抗。大脑不能保存葡萄糖，需要通过血液供应，膳食中长期缺乏主食，大脑得不到足够糖分，就会影响大脑功能，出现头晕、心悸、记忆及思考能力下降等问题，甚至导致低血糖昏迷。饮食中糖类减少，蛋白质和脂肪就会增多，既增加热量，引起肥胖，还可能造成血脂增高，导致血管栓塞、冠心病、中风等疾病。脂肪燃烧后的产物是酮体，而酮体累积过多可使血液偏酸，加快骨骼钙质流失，使尿中产生更多结石。主食如荞麦、燕麦、豆制品及大部分蔬菜都是低热量食物。胡萝卜泥能缓慢提升血糖，提前使大脑饱感中枢产生饱腹感，而且糖分低、热量少，适合减肥者餐前食用。魔芋是零淀粉、低胆固醇、低脂肪、高膳食纤维的食物，含有可溶性膳食纤维，进入血液能降低血脂，是减肥的理想食品。还有一类属于负热量食物，如芹菜、黄瓜、柚子等，它们的热量低，吃进这些食物还要耗用身体的一部分热量，有利于减肥。过度节制主食时血液中的钾会由于摄入的食物减少而缺失，钾能维持神经和肌肉的紧张性，低血钾就会出现肌肉无力、心力衰竭、心律失常，如果钾丢失 1/3 就会造成死亡。钾只能通过食物特别是主食补充，所以不吃主食不但不减肥，反而有致命危险。

（3）食物中的钙有助于脂肪代谢，缺钙会导致代谢缓慢，脂肪合成增多。钙在小肠里和脂肪结合，促使脂肪排出。含钙较高的芥蓝、西蓝花和牛奶中的钙和乳清蛋白有助于减肥，酸奶中的益生菌有助于脂肪分解代谢，促进肌肉生成，起到减肥效果。韭菜、洋葱等食物能刺激大脑产生雄激素，牛肉、海鲜等高蛋白食物有利于人体合成雄激素，适量食用有利于缓解腹型肥胖。

（4）盐摄入过多会促发体内包括血管内水的潴留，使血容量增多，导致肥胖和血压升高，脂肪分泌的某些激素可使钠盐增高而加重肥胖。正常人体每日盐的摄入量不应超过 5g，减少盐的摄入能有效控制饮食，能有效保护肾，还能有效预防高血压。

（5）每天食用 1～2g 的 α - 亚麻酸能抑制脂肪在肠道的吸收，排出多余的脂肪而减肥瘦身；餐前半小时用温水调啤酒酵母粉（含金属元素铬、优质膳食纤维）饮用能吸附脂肪，使之从胃肠道排出，能减少胰岛素抵抗，促进胰岛素发挥作用而分解葡萄糖，使之转化为能量，有调脂减肥作用；饮用黄豆浆能增加胆囊收缩素分泌而产生饱腹感，减少30%食量；含有甲壳素的蚕蛹、虾皮、螃蟹壳能吸附脂肪，将之带出体外，有降酯减肥作用。

（6）铜元素对红细胞形成、铁的吸收、结缔组织的形成和对免疫系统的支持有重要作用。铜元素参与并调控脂肪代谢，对于脂肪细胞的分解必不可少，铜元素越多，脂肪分解越多。常食带壳的水产、绿叶菜、蘑菇、坚果和豆类等含铜高的食物有助于减肥。

（7）注意吃饭细节。人的下丘脑有饥饿中枢和饱感中枢，二者平衡才能维持正常体重。饱感中枢一般要20分钟才能形成反应，如果吃饭太快，血糖还未升高，不能对饱感中枢形成刺激，等到饱感中枢有反应之时热量已经摄入过多，就会出现肥胖。所以要注意一些细节：①多嚼，尽量慢吃，每口食物多嚼后吞。②小口吃，不要囫囵吞枣。③只在餐桌旁进食，不能在电视前或厨房里进食。④进餐时习惯用小碗和小盘子。⑤每吃一口，中间放下筷子或刀叉。⑥每次饭前15分钟喝200mL白开水，此即饭前喝汤，苗条健康。

2.坚持运动 研究发现，运动可以削弱肥胖基因的作用，是有效的减肥方式。每天坚持90分钟左右的健步走、游泳等有氧运动，可促进体内脂肪的消耗而达到减肥的效果。高速、剧烈、爆发的超负荷无氧运动没有消耗热量的功效，不利于减肥。

3.保证睡眠 晚22时到早晨6时睡觉，人体会分泌更多的瘦素，有利于减肥。长期睡眠不足会改变体内荷尔蒙分泌，造成白天疲乏无力、懒动而引起肥胖。

高尿酸血症

高尿酸血症是体内嘌呤物质代谢紊乱，导致尿酸合成增加、排出减少而成。血液中尿酸浓度过高时，尿酸会以微小的钠盐结晶（俗称痛风石）形式析出，沉积在血管、关节、软组织、软骨和肾中，引起组织的异物炎性反应。

一、病因病机

本病非一般外邪所致，系由多种原因导致脾失健运之功，升清降浊无权；肾失气化之能，分别清浊失司；进而使浊毒内生，滞留血中，随血行散布而发生一系列病变。所以脾肾清浊代谢失常是病之根本，尿酸浊毒是病变的中间产物，并由此而产生痛风性关节炎、痛风性肾病、痛风性心血管病变（急性痛风会加重高血压、冠心病、心力衰竭，甚至导致心脏骤停）等一系列病理改变。

二、诊断

1. 无症状期　仅有波动性或持续性高尿酸血症。

2. 急慢性痛风性关节炎期　多在午夜或清晨突然出现关节剧痛、呈撕裂样、刀割样，或咬噬样难以忍受，数小时内出现受累关节红、肿、热、痛和功能障碍。

3. 痛风石及慢性关节炎期　耳郭、关节周围及鹰嘴、跟腱、髌骨滑囊处出现痛风石（白色赘生物），关节内大量的痛风石可造成关节骨质破坏、关节周围组织纤维化、继发退行性改变等，表现为持续关节肿痛、压痛、畸形、关节功能障碍。

4. 肾损害　主要表现为痛风性肾病、尿酸性肾石病。痛风性肾病早期仅有间歇性蛋白尿，晚期可出现肾功能不全、肾衰竭。当结石梗阻时导致肾积水、肾盂肾炎、肾积脓或肾周围炎，重者可致急性肾衰竭。

5. 检测 男性和绝经后女性血尿酸 >420μmol/L、绝经前女性 >358μmol/L。尿尿酸 >3.57mmol/L。

三、辨证论治

1. 急性期

症状: 痛风急性发作时, 关节局部和周围红肿热痛, 多数痛风患者初次发作的部位在大脚趾的根部, 疼痛多在凌晨 2～3 时发作 (夜间代谢差、血流慢, 尿酸堆积最多), 其痛剧烈如刀割或撕筋裂骨般疼痛。舌红, 舌苔黄腻或白厚腻, 脉弦滑。

治法: 清热利湿, 解毒化浊。

处方: 苍术 15g, 薏苡仁 30g, 萆薢 15g, 土茯苓 30g, 车前子 (包煎) 100g, 豨莶草 15g, 葛根 30g, 威灵仙 15g, 百合 30g, 大黄 3g, 川牛膝 15g。

2. 缓解期

症状: 缓解期患者除血尿酸升高外, 多伴见疲乏无力等症。血尿酸升高多伴有尿酸盐结晶沉积, 尿酸盐结晶最易在血管少、温度低的耳郭沉积, 故可扪及如沙粒样不痒不痛的痛风石; 关节处由于血管少, 温度低, 关节液黏稠, 活动多, 易产生乳酸等因素, 最易引起尿酸盐沉积, 引发痛风性关节炎而表现为关节疼痛等。

治法: 健脾益肾, 利湿化浊。

处方: 党参 30g, 白术 15g, 土茯苓 30g, 巴戟天 15g, 怀牛膝 15g, 车前子 (包煎) 60g, 苍术 15g, 威灵仙 10g, 萆薢 15g, 甘草 3g。

四、预防与调护

高尿酸血症是仅次于糖尿病的第二大代谢性疾病, 其发病与其他慢性病一样, 是日常饮食不当吃出来的病。早在 2000 多年前, 中医典籍即有痛风病的记载, 并把痛风与肥胖、贪吃和乙醇摄入过量联系起来，明确饮食无度是引起痛风发作的常见诱因，是吃出来的"痛"，并命名为"酒肉病""富贵病""帝王将相病"。高尿酸血症的危害很大，与痛风、血管内皮损害、心脏骤停、高血压、肾障碍等密切相关。一旦确诊为高尿酸血症，就要像控制血压、血脂、血糖一样长期管理，同时要防范高血压、糖尿病、代谢综合征等各种危险因素。

1. 合理饮食，控制体重。既然是吃出来的，本病的预防和控制就与吃什么、怎么吃分不开。体重指数是与高尿酸血症呈正相关的，因此对于肥胖或超重的痛风患者，除了限制嘌呤含量高的食物外，还须控制每日总能量的摄入。可在原每日摄入能量基础上减少 10%~15%，每月体重减少 0.5~1kg，逐渐使体重降至理想范围。但要切忌体重降低过快，否则易引起痛风的急性发作。每日膳食摄入总能量可按每千克标准体重 25kcal 计算，饮食还要适当减少蛋白质与脂肪的供能比例。

（1）尿酸升高与吃进嘌呤有关：嘌呤是一种有机化合物，主要以嘌呤核苷酸的形式存在，在体内扮演重要的生物学角色，参与体内蛋白质及 DNA 合成，在能量供应、代谢调节及组成辅酶等方面起着十分重要的作用。人体的嘌呤有两种来源：一种是从食物中摄取，占体内嘌呤总量的 20% 左右。另一种是体内自身合成的，占体内嘌呤总量的 80% 左右，是核酸代谢过程中的一种中间产物。体内嘌呤含量的多少直接影响着痛风病情发展的程度。从食物中摄入的嘌呤与机体代谢过程产生的嘌呤，在最终分解成尿酸的过程上差别很大。虽然从食物中摄取的嘌呤仅占嘌呤总量的 20%，却很少能被人体所利用，其中绝大部分成为尿酸，这就是从饮食中过多摄取嘌呤与痛风发病率密切相关的重要因素，也是患者通过忌口控制病情的原因所在。另外，各类高嘌呤食物所产生的尿酸多少不同，动物性食物中的腺嘌呤生物利用度高，产生的尿酸多，应重点控制；植物性食物中的鸟嘌呤食物生物利用度低，产生的尿酸少，可适当控制；但动物性高嘌呤食物与植物性高嘌呤食物混合食用会大大增加尿酸的形成，应严格限制。

（2）食物中影响尿酸水平的成分

蛋白质：蛋白质和嘌呤是结合在一起的，蛋白质多了，嘌呤就多。当蛋白质在身体内被分解后，肾就要及时清除那些无用的废弃物质（如尿酸），蛋白质摄入过多，肾会因为过量工作而受损。另一方面，由于被损坏的肾无法及时移除所有的废弃物质（包括尿酸），血液中的尿酸浓度就会升高，在形成结晶体后就会沉积于机体。

脂肪：饮食中摄入的能量大于消耗，就会引起脂肪的储存和堆积，形成肥胖；反之，能量的摄入少于消耗，就会促进体内脂肪的消耗（燃烧脂肪）。脂肪燃烧过程中产生的酮体能够阻碍血尿酸的排泄，使血尿酸水平升高。因此脂肪摄入过多或过少都有可能引起血尿酸水平升高。

糖类：糖类食物可以防止脂肪燃烧分解产生酮体，有利于促进尿酸排泄。蔬菜水果可以增加人体内碱的储量，使体液 pH 呈偏碱性状态，可防止关节和肾尿酸盐结晶的形成。蔬菜和水果中的钾元素可以促进肾排出尿酸，减少尿酸盐的沉积。但要避免大量摄入果糖和草酸含量高的水果，因其在体内分解过程中会产生过量尿酸，导致痛风发作。

维生素：人体中的维生素 B、维生素 C 和维生素 E 缺乏时，容易导致尿酸排泄减少，诱发痛风发作。但大量摄入维生素 B_1 和维生素 B_{12} 会干扰人体尿酸的排泄，使尿酸排泄减少。大剂量维生素 C 会降低秋水仙碱的镇痛效果。维生素 D 可促进泌尿系结石的形成，造成痛风患者肾损伤。维生素 E 在痛风治疗上扮演着重要的角色，维生素 E 缺乏时，细胞核容易被氧化而受损，形成过多的尿酸。

矿物质：矿物质是机体的重要组成物质，机体如果缺乏矿物质，可引起核酸代谢障碍，嘌呤生成增加，诱发痛风发作。

水：体内的尿酸主要是通过尿液排出体外，痛风患者每天的饮水量要大于 2000mL，急性发作期饮水要大于 3000mL，以保证每日排尿量大于 2000mL，才能促进尿酸排泄。此外，剧烈运动汗出过多会使血尿酸增高，诱发关节炎，所以应及时补水。

盐：盐可使体内水分潴留，妨碍尿酸排泄，应严格控制摄入量。

酒：饮酒与高尿酸症和痛风的相关性得到了一致公认，因为乙醇可使血乳酸水平升高，促进尿酸合成，还抑制肾小管尿酸的排泄，导致血尿酸增高。另外，美酒与佳肴形影相伴，很多佳肴富含嘌呤，促进血尿酸水平增高。

（3）烹调减少嘌呤的方法：嘌呤为水溶性物质，在高温下更易溶于水。含嘌呤高的菠菜宜冷水下菜，焯水 2 次，可减少 1/2 的嘌呤。食用鱼、肉类食物时，可先用沸水氽过后再烹饪，能减少这类食物中的嘌呤含量。黄豆属于中嘌呤类食品，但制成豆腐后，嘌呤即大量流失。使用微波炉、蒸、煮、拌等烹调方式，可避免因食用油过量而造成的热量过多，同时也减少维生素的丢失。要注意火锅汤久沸不止、久涮不换会产生很多嘌呤，要尽量少吃。肉类、海鲜类食物所含嘌呤多溶于汤中，其嘌呤浓度远远高于食物本身的含量，所以应尽量不喝肉汤。

2. 坚持运动，增强体质，可有效促进尿酸排泄，缓解病情。剧烈运动会导致乳酸堆积，引起尿酸升高，应避免剧烈及长时间运动。

3. 脚部温度低易形成尿酸盐结晶，痛风性关节炎急性发作时，应采取热敷、热水泡脚的方法，促进尿酸盐结晶溶解，促进血液循环，以利排泄。

4. 服药注意事项：服用小剂量阿司匹林、降压药，以及烟酸肌醇酯、氢氯噻嗪（双氢克尿塞）、呋塞米、氨苯蝶啶、吲达帕胺、青霉素、乙胺丁醇、吡嗪酰胺、左旋多巴、水杨酸盐类等，均可影响血尿酸排泄。胰岛素也可使血尿酸增高，诱发痛风急性发作。

5. 以下疾病易引起继发性痛风，临床应高度警惕。

（1）细胞过量破坏性疾病，如溶血、烧伤、化疗、放疗、过量运动等，均可使体内尿酸生成过多，继发痛风。

（2）细胞增殖过多导致尿酸生成过多，如白血病、淋巴瘤、骨髓瘤、红细胞增多症等继发痛风，还可能引发尿酸盐肾病、肾功能不全。

（3）肾衰竭、酸中毒、酮症酸中毒、铅中毒伴肾脏病变可致肾尿酸排泄减少，引起高尿酸血症。

低 血 压

非同日三次测量血压低于正常值即为低血压，属于中医"眩晕""头痛""胸闷""虚劳""伤暑"等范畴。本病临床较为常见，但报道和记述较少，极易被忽视或误诊。

一、病因病机

1. 过度劳累紧张，或劳心思虑，缺乏运动，久坐久卧伤气，或大病久病之后体虚，心气虚则心脉运行无力，血行迟缓。

2. 素体不健，或恣食生冷厚味，或病中过用苦寒克伐，形成脾虚水湿停聚，血脉充盈而致血行迟缓。现代医学之内分泌体液因素如摄盐过多，或妇女围绝经期内分泌失常，水钠潴留使心脏负荷加重，影响心脏泵血功能多属于此类。

3. 脾虚不运或嗜食肥甘厚味，腻脾碍胃，以致清浊不分，水谷精微化为痰浊，注于脉中，久而成瘀，瘀阻于脉，影响血液运行，发为本病。现代医学之血黏稠度高，增加循环阻力，使心脏搏血量减少或心肌肥厚所致排血量减少多属此型。

4. 夏季炎热，气压偏低，相对氧含量减少。天暑地热，最易灼人正气，气阴随汗而泄。《内经》谓："炅则气泄，壮火之气衰，壮火散气。"清·喻昌谓："夏月人身之阳以汗而外泄，人身之阴以热而内耗，阴阳两俱不足。"加之夜间睡眠质量差或元气素亏或不重调摄，均可形成气阴两虚之证。气虚则血行无力，阴虚则脉不充盈，血行缓慢。现代医学认为，高温使血管及毛细血管扩张。体内相对血容量减少而致血压下降，血流缓慢，严重者可出现短暂性脑缺血（虚脱）。

现代医学认为，维持血压的机制取决于心脏的收缩力及周围血管的阻力。如果心肌有病变或内分泌体液因素致血容量增加，或血黏度增高导致血管阻力增加，或夏季血管扩张等因素，均可导致心脏负荷加重，搏血量减少，使脑等重要器官供血不足而致缺血缺氧，引起相关临床表现。

二、诊断

1. 临床表现　头晕，头痛，胸闷憋气，太息，哈欠，吭咯，面色无华，虚弱无力，心慌气短，短暂思维、记忆、视力、听力障碍，甚至出现晕厥，片刻苏醒。

2. 检测　非同日三次测量血压，收缩压低于 90mmHg，和（或）舒张压低于 60mmHg，或脉压小于 30mmHg。

三、辨证论治

1. 气虚型

症状：血压偏低，并见头晕，心悸气短，神疲体倦，少气懒言，哈欠频频，面色无华，指端发凉，舌淡苔白，脉沉细弱或缓而无力。

治法：益气养心。

处方：黄芪 30g，党参 30g，白术 15g，刺五加 15g，仙鹤草 30g，甘草 6g。

病例　赵某，女，26 岁，居民。1998 年 6 月 15 日初诊。

临床表现：患者闲居无事，多静少动，近 3 年来头晕乏力，气短懒言，神疲体倦，稍劳即胸闷、心悸气短，哈欠，头晕头痛，甚至晕倒，平卧时诸症减轻。诊见面色无华，唇微绀，舌淡苔薄白，脉沉细弱。血压 80/60mmHg。

为气虚血行迟缓所致，用益气养心法治之。

处方：黄芪、党参、山楂、仙鹤草各 30g，白术、刺五加、枳实各

15g，桂枝 8g，甘草 6g。水煎服，每日 1 剂。

患者连服 10 剂，诸症好转，血压升至 95/60mmHg。

按：药用黄芪、党参、白术、刺五加、仙鹤草、甘草补气益肾养心，使气足而能行血；桂枝、枳实通阳行气，增强心肌收缩力。诸药合用，使心气旺盛，血压复常。

2. 脾虚夹湿型

症状：血压偏低，并见头晕头痛，胸闷恶心，脘痞食少，四肢微肿尤以下肢为甚，小便短少，大便溏泄，舌淡或胖，脉濡缓无力。

治法：健脾益气，行气化湿。

处方：党参 30g，白术 15g，刺五加 15g，茯苓 30g，薏苡仁 30g，泽泻 15g，豆蔻 8g，枳实 15g。

病例 郭某，女，40 岁。1998 年 6 月 5 日初诊。

临床表现：患头晕、胸闷、双下肢肿 6 年，且于经期前后加重。查甲状腺功能及心、肝、肾功能均正常，多方治疗无效。来诊时头晕，胸闷气短，脘痞食少，颜面水肿，双下肢轻度凹陷性水肿，尿少便溏，舌淡胖有齿痕，苔薄白，脉缓无力。血压 80/60mmHg。

为脾虚夹湿，气不运血所致。予健脾益气、行气化湿法治之。

处方：党参、茯苓、薏苡仁各 30g，白术、泽泻、枳实、刺五加各 15g，豆蔻 8g。水煎服，每 2 日 1 剂。服药 3 剂，头晕心悸好转，面部及下肢不肿。守方重用刺五加，加淫羊藿，去豆蔻，又服 10 剂，诸症好转，血压升至 100/60mmHg。

药用党参、白术、刺五加健脾益气；茯苓、薏苡仁、泽泻利水渗湿；豆蔻、枳实调畅气机。诸药合用，使脾气健，湿气祛，血压复。

3. 气虚血瘀型

症状：脉压低，血压忽高忽低，血脂偏高，头晕头痛，胸闷刺痛，心慌气短，哈欠，神疲乏力，舌黯，脉弦缓涩。

治法：化痰降浊，益气活血。

处方：黄精 30g，党参 30g，法半夏 10g，茯苓 15g，石菖蒲 6g，川芎 30g，葛根 30g，山楂 30g，赤芍 20g，决明子 20g。

病例 徐某，女，59 岁。1998 年 2 月 14 日初诊。

临床表现：近 3 年来头晕头痛，胸闷时有刺痛，心慌气短，哈欠，疲倦乏力。血压：110/90mmHg。心电图正常。血清胆固醇、三酰甘油及低密度脂蛋白升高。诊见：体稍胖，双下肢活动后轻微水肿，舌黯淡，苔薄黄，舌下系带瘀滞，脉缓涩。

为气虚血瘀所致，化痰降浊、益气活血治之。

处方：黄精、党参、川芎、葛根、赤芍、山楂各 30g，法半夏 10g，茯苓 15g，石菖蒲 6g，决明子 20g。水煎服，每 2 日服 1 剂。并嘱注意清淡饮食，适当活动。

服药 10 剂，头晕头痛明显好转，守方调治 1 个月，诸症好转，血压 123/82mmHg。此后守方常服，3 个月后复查血脂、血压恢复正常。

药用黄精、党参养心益气，法半夏、茯苓、石菖蒲祛痰化浊，川芎、葛根、山楂、赤芍、决明子行气活血，扩冠降脂。诸药合用，痰化浊降，心气旺盛，血压复常。

4. 气阴两虚型

症状：血压或脉压偏低，并见头晕头痛，心悸短气，倦怠乏力，心烦眠差，自汗口干，舌红少津，脉虚或细效无力。

治法：益气养阴。

处方：南沙参 50g，黄精 30g，玉竹 30g，仙鹤草 30g，山萸肉 30g，五味子 6g，刺五加 15g，山楂 20g，炒酸枣仁 15g。

病例 黄某，男，30 岁。1998 年 6 月 10 日初诊。

临床表现：入夏头晕 3 年，复发 15 天。近 3 年来夏季头晕，每于野外劳作时加重，秋凉后好转。现头晕伴轻微头痛，心悸气短，哈欠频频，自汗口干，时吭咯，倦怠乏力，食欲及睡眠不佳。曾被误诊为咽炎、支气管炎等治疗无效。诊见舌红无津少苔，脉细数无力。血压

85/60mmHg。

系气阴两虚，脉不充盈。予益气养阴法治之。

处方：南沙参50g，黄精、玉竹、仙鹤草各30g，五味子6g，炒酸枣仁20g，刺五加、山楂、枳实各15g，甘草5g。水煎服，每2日1剂。连服5剂，诸症明显好转，血压升至90/60mmHg。

药用南沙参、黄精、玉竹、仙鹤草、五味子、山萸肉、刺五加益气养阴，使血脉充盈；配枳实行气升压，山楂开胃进食、强心、增强心肌泵血功能；炒酸枣仁养心安神、生津敛汗。诸药合用使气阴充足，血脉充盈，血压复常。

四、预防与调护

1.勿久卧、久坐，坚持有氧运动，增强体力。

2.平衡膳食，勿过量摄入高脂肪、高蛋白、高糖、高盐食物，注意补充含钾高的食物。

3.夏季注意防暑降温，避免暑热耗气伤阴。

心 肌 炎

心肌炎是由不同病因引起心肌病变的一组疾病。分为感染性、风湿性和变态反应性，以及理化性心肌炎。本病的发病年龄以儿童和青少年多见，且年龄越小病情越重，男性多于女性。半数患者病前1~3周有上呼吸道或消化道感染病史。

一、病因病机

本病多由外感时邪，热入心营所致。多继发于上呼吸道感染（上感）、麻疹、小儿肺炎等病后。早在2000多年以前，《内经》即记载了类似心肌炎的有关内容。如《灵枢·五色》云："大气入于藏府者，必不病而卒死矣……赤色出两颧，大如拇指者，病虽小愈，心卒死。"这里的"大气",指一种很强烈的致病邪气,它能够直接侵入人的脏腑,而不像一般外邪有一个由表及里的过程,这种邪气侵入人体后,很可能在短时间内使人发生猝死。《内经》中说:"赤色为心所主,赤色为热。"即红色与心脏之间存在着经络的联系。这种大气入于脏腑的疾病,类似于现代医学急性心肌炎。本病的基本病机为"外感时邪,热入心营"。

现代医学认为,本病多继发于上呼吸道病毒感染,细菌、真菌、螺旋体、立克次体、原虫及蠕虫感染也可引起心肌炎,但相对少见。非感染性心肌炎包括药物、毒物、放射、结缔组织病、血管炎、巨细胞心肌炎、结节病等。起病急缓不定,少数呈暴发性,导致急性泵衰竭或猝死,病程多有自限性,但也可进展为扩张性心肌病。

二、诊断

1.临床表现　患病前有发热、全身倦怠感和肌肉酸痛感,或恶心、呕吐等消化道症状,随即出现心悸、气短、呼吸困难、心前区不适或隐痛、水肿,甚至晕厥、猝死。根据不同表现,本病大致可分为隐匿(无症状)、猝死、心律失常、心力衰竭、暴发、慢性、后遗症等7型。按病程可分为急性、恢复、慢性、后遗症4期。

2.诊断　心率快,频发期前收缩,或2~4联律,以房室与室性期前收缩及房室传道阻滞为多见。听诊可闻及第三、第四心音或奔马律,或心尖区收缩期吹风样杂音。心电图:心律不齐,电轴左偏,P-R间期缩短,V4、V5、ST段下移。化验:红细胞沉降率加快,C反应蛋白等非特异性炎症指标升高。

三、辨证论治

1.热毒侵心型

症状:发热身痛,鼻塞流涕,咽痒喉痛,咳嗽咯痰或腹痛泄泻,肌痛肢楚，继之心悸、气短、胸闷、心前区不适或隐痛，舌质红，舌苔薄黄或腻，脉细数或结代。

治法：辛凉疏达，清热解毒，滋养心阴。

处方：金银花 10g，连翘 15g，大青叶 15g，丹参 30g，南沙参 30g，麦冬 10g，生地黄 15g，炙甘草 6g。

热入心营者宜清营宁心，去丹参，加白芍、牡丹皮。

2. 阳虚气脱型

症状：起病急骤，气喘心悸，倚息不得卧，口唇青紫，烦躁不安，自汗不止，四肢厥冷，脉微欲绝，舌质淡白。

治则：回阳救逆，益气固脱。

处方：人参 6g，制附子（先煎）6g，山萸肉 50g，炙甘草 10g，生牡蛎 30g，丹参 30g，茯苓 15g。浓煎频服。

本型多见于病毒性心肌炎重型急性期，其起病急、变化快，严重者很快出现心力衰竭、心源性休克，需争分夺秒进行中西医结合救治。

3. 恢复期

病毒性心肌炎日久迁延不愈或病情反复，临床表现兼夹证颇多，病机较为复杂，但总以正虚为主。

治法：扶正为主，兼顾祛邪。

处方：太子参或南沙参 30g，白术 15g，麦冬 10g，黄芪 30g，连翘 30g，丹参 30g，山楂 30g，炙甘草 8g，茯苓 15g，山萸肉 30g。

附注：《内经》所说的"赤色出两颧，大如拇指者"，指赤色仅局限于两颧高骨处，与周围皮肤界限清楚。就像大拇指按在颧骨上的指印，而"指印"外侧不红。这种情况多在危急时出现，是心脏骤停的先兆，而且从出现颧红到发生猝死的间隔时间很短。此外，出现颧红还要与高原红、阳明经证、阳明腑证、气营两燔证、胃热食滞证、肺热证、肝热阴伤证、虚劳证、虚阳上泛证、风心病鉴别。

心力衰竭

心力衰竭（心衰）是各种心血管疾病进展的终末阶段，是心脏各种结构或功能改变所致的心脏收缩和（或）舒张功能减退（心室充盈或射血能力受损）的一种复杂的临床综合征。

心力衰竭常见于冠状动脉粥样硬化性心脏病、先天性心脏病、心脏瓣膜病、风心病、肺心病、高血压、糖尿病、甲状腺功能亢进症、原发性心肌病、肥胖病、酗酒和病毒感染等引起心脏损伤均可进展为心力衰竭。心力衰竭病情凶险，病死率高，如不能正确识别和处理，往往预后不佳。老年人中有 6%～10% 面临心力衰竭的折磨。本病属于中医"心水""心衰""怔忡""心悸""心胀""痰饮""水肿""喘病""虚劳"等范畴。

一、病因病机

既往由链球菌感染的风湿热所致的风湿性心脏病发病率高，现在随着人民生活水平的提高，冠心病的发病率越来越高，常占心力衰竭患者的 70%～80%。

1. 正气虚衰是心力衰竭病的病理基础　心气、心阳亏虚是本病发生的基础。《素问》曰："心主身之血脉""心藏血脉之气也。"心脏是血液循环的枢纽，心气是血液循环的动力。心气充沛，则血脉充盈流畅；心气亏虚，则血液循环障碍，故出现心悸、气短、倦怠乏力、动则尤甚等心气虚、心阴（血）虚的证候。

心主血脉，血液在脉管内运行，赖心气的推动，而心气又有赖于心阳的温煦激发，心阳旺盛则心气充沛，心气充沛则运血正常，并有助于心阳的激发。气虚日久，累及于阳，故出现畏寒肢冷、尿少、肢肿、脉结代等心阳虚的证候。

2. 心血瘀阻、阳虚水停是心力衰竭的病理环节与结果　心气虚久，累及心阳，心阳受损，寒自内生，是心力衰竭致瘀的成因。《素问·调经论篇》云："血气者，喜温而恶寒，寒则泣不能流。"故出现心血瘀阻之证。瘀血在心则表现为心悸、憋气、心痛；瘀血在肝则表现为胁痛，癥瘕、瘀血在胃则表现为腹胀、纳差、呕恶；瘀血在肺则表现为水结气少、喘咳不得卧。其舌多紫黯，舌有瘀斑，脉结代。

心阳不足，不能下助肾火，使肾阳亏虚，气不化津而阳虚水停；瘀血阻滞，亦可致水停。水凌心肺则心悸、喘咳；水泛肌肤则尿少肢肿，舌苔多白滑。

总之，本病心气（阴）虚是病理基础，心阳虚是心气虚的发展，血瘀是心气虚的病理环节，水停是心力衰竭的结果。总病机为心气阳虚，血瘀水停。心气阳虚为本，血瘀水停为标，系本虚标实之证。

现代医学认为，心力衰竭的发病机制有二：一是心肌细胞死亡，即坏死、凋亡、自噬，如急性心肌梗死、重症心肌炎、糖尿病性心肌病、甲状腺功能亢进症及甲状腺功能减退症继发的心肌病。另一个是心脏负荷过重。压力负荷过重，如高血压、主动脉瓣狭窄、肺动脉高压、肺动脉瓣狭窄等左右心室收缩期射血阻力增加的疾病；容量负荷过重，如心脏瓣膜关闭不全，血液反流，以及左右心或动、静脉分流型先天性心血管病。慢性贫血、甲状腺功能亢进症、围生期心肌病也会导致心脏容量负荷增加。

二、诊断

心力衰竭至少分四种类型：一是既往无心力衰竭病史患者发生急性左心衰（如急性心肌梗死或急性重症心肌炎等所致）。二是急性右心衰（如右室心肌梗死或大面积肺栓塞所致）。三是慢性心力衰竭急性失代偿。四是慢性心力衰竭（包括慢性左心衰、慢性右心衰、慢性全心衰）。若根据左心收缩功能来划分，心力衰竭又可分为收缩性心力衰竭和舒张性心力衰竭。

1. 慢性心力衰竭（分慢性左心衰、慢性右心衰、慢性全心衰） 不同程度的劳力性呼吸困难，患者活动能力下降，活动时乏力、头晕、气短，走路喘憋，逐渐加重，嘴唇黯紫，食欲减退，记忆力减退，白天尿少、夜间尿多及肾功能损害症状。心跳加快（增加 10%～20%），夜间阵发性呼吸困难，端坐呼吸，夜间不能平卧或喘憋坐起（血瘀在肺），咳嗽、咯痰、咯血。颈静脉怒张，足踝水肿，肝肿大。

2. 急性心力衰竭（分急性左心衰竭、急性右心衰竭、非心源性急性心衰） 突发严重呼吸困难，强迫坐位，面色灰白，发绀、大汗、烦躁，精疲力竭。同时频繁咳嗽，咯粉红色泡沫痰。极重者可因脑缺氧而致神志模糊。

3. 检测 听诊肺部或肺底部可闻及干湿啰音，心率改变（心率增快、强弱不等或有间歇脉）；心力衰竭标志物及心肌坏死标志物检测、胸部 X 线、心电图、射血分数、超声心动图、放射性核素心室造影或多腔室、心－肺吸氧运动试验及有创血液动力学等检查可评价心力衰竭情况。

三、辨证论治

1. 专方论治

治法：益气温阳，活血化瘀。

处方：山萸肉 60～100g，红参 10g 或南沙参 100g，黄芪或黄精 30g，熟附片（先煎）8g，赤芍或丹参 30g，山楂 30g，桂枝 10g，茯苓 20g，葶苈子 10g，香加皮 4g，枳实 15g，炙甘草 10g。

2. 加减治疗

（1）左心衰竭：最初表现为频繁干咳或胸闷气喘，活动及劳累时加重。有时夜间突然憋醒，呼吸短促，被迫坐起后缓解，常被误诊断为哮喘发作。典型表现为气喘不能平卧，咳嗽吐白色泡沫痰或粉红色痰，听诊两肺有湿啰音，涉及脏腑主要为心肺两脏。西医认为其病理改变为左心衰导致肺瘀血及支气管黏膜水肿，分泌物增多，使呼吸道通气受阻所致。检查可发现左心室增大，舒张早期或中期奔马律，P_2亢进，两肺尤其是肺底部细湿啰音，或有干啰音和哮鸣音。心电图上出现 PTP-Ⅵ阳性是诊断左心衰的主要指标。X 线胸片有肺瘀血征。中医辨证属于血脉瘀阻，肺气怫郁，而致喘咳。治疗在益气活血的同时，加重泻肺利水之葶苈子。咯血或痰中带血者加白茅根 50g；表现为气阴两虚者，见心悸而烦、口干、五心烦热、舌红少苔、脉细数，宜以生脉散加减治疗。

（2）右心衰竭：患者主要以体循环瘀血为主，如颈静脉怒张，肝肿大，下肢水肿，按之没指。由于右心血液回流受阻，使体循环的静脉压升高，导致内脏（肝、肾、胃肠道等）瘀血，轻则有食欲不振、腹胀、恶心、呕吐等症状，重则可致胃肠平滑肌痉挛而有腹痛、腹泻，易误诊为胃肠炎。本证涉及心、肝、脾三脏，颈静脉怒张，肝肿大，属于瘀血之证；而下肢水肿为水湿内停之象。治疗重在温阳益气的基础上用活血利水之剂。可酌情加泽泻、车前子等利水之品，肝肿大显著者加姜黄或莪术。

（3）全心衰竭：全心衰竭为心衰病情危重阶段，多见于心力衰竭的终末期，其临床上除有左右心力衰竭的表现外，患者往往出现手足不温，甚至冷至肘膝。此为心脾肾阳大亏，气失帅职，气不行血则血瘀，阳失温煦则水停。治宜参附汤、真武汤温阳益气为主，佐以活血利水之品。

药用：山萸肉 100g，熟附子（先煎）10g，红参 10g，肉桂 6g，干姜 10g，茯苓（茯苓皮）30g，泽泻 15g，猪苓 30g，山楂 30g，葶苈子 15g，大枣 30g。

（4）收缩功能不全为主的心力衰竭：收缩功能不全为主的心力衰竭常为中医心气虚所致，气虚日久可损及阳，故治疗应重用山萸肉、人参、附子、黄芪等温阳为主，佐以活血利水之品。

人参、附子、黄芪均有正性肌力作用，但与洋地黄类强心苷的作用机制不同，此乃是通过增加心肌细胞内 cAMP 水平或调节心肌细胞内 Ca^{2+} 的浓度，通过以上两种作用来增强心肌收缩功能而发挥作用。附子中的消旋去甲乌头碱（DMC）有较强的正性肌力作用，可增加冠状动脉血流量，降低周围血管阻力及心肌耗氧量，改善心肌能量代谢，促进衰竭心肌 DNA 的合成，增加缺血心肌能源储备，而且有清除氧自由基、抑制脂质过氧化物、保护心肌的作用等。

（5）舒张功能不全为主的心力衰竭：西医对舒张功能不全为主的心力衰竭的治疗与收缩功能不全的心力衰竭有很大的区别，用强心、扩张血管的治疗对舒张功能不全是无效的，特别是正性肌力药物非但无效，反而有害。一般应做超声心动图检查，如为舒张功能不全，则不宜用温阳益气之药。因本证以血瘀为主，多实而少虚。治疗应缓解肺瘀血症状，可于主方中加重茯苓用量，另加泽泻等。增加心室充盈时间可选用具有钙离子拮抗作用的川芎、丹参、赤芍、葶苈子、薤白等。另外，泽泻、法半夏等具有抑制血管紧张素作用，淫羊藿、葛根有拮抗 β-肾上腺受体的作用，以上药物可以预防和逆转左心室肥厚。丹参、肉桂、川芎能改善左室舒张功能，可在辨证的基础上选用。

（6）伴心源性休克者宜急救回阳，养阴益气固脱。

处方：山萸肉 100g，红参（先煎）30g，熟附子（先煎）8g，黄芪50g，干姜 10g，麦冬 30g，五味子 6g，枳实 15g，生龙骨 30g，生牡蛎30g，炙甘草 15g。

方中重用阴阳并补、敛气固脱、增强脏器血流灌注的山萸肉为君，山萸肉味酸，入肝肾，性虽偏温，而实为阴阳并补之药。《长沙药解》谓山萸肉"阴耗而滋阴，同时此味使阴有所育；阳虚而益阳，同于此味使阳有所守"。重用山萸肉治疗心力衰竭见于张锡纯《医学衷中参西录》，他在书中创立的"来复汤"即重用山萸肉。张氏认为："凡人元气虚脱，皆脱在肝。故人虚极者，其肝风必先动，肝风动，即元气虚脱之兆也。"张氏盛赞"萸肉救脱之功，较参术芪更甚。盖萸肉之性，不独补肝也，凡人身阴阳气血将散者皆能敛之""救脱之药，当以萸肉为第一"。参、芪、附、桂，益气温阳为臣。补后天之气无如人参，补先天之气无如附子。人参、黄芪相须为用，补元气、益卫气。赤芍、山楂活血化瘀，通利脉络，改善机体微循环，改善血液流变性，扩张血管，降低动脉压，降低二氧化碳分压，提高氧分压，改善心脏供血供氧。枳实行气通滞，防气机壅塞。肺为水之上源，邪实壅肺，治节失职，水饮泛滥致肿（肢肿甚或胸水、腹水），故用葶苈子泻肺利水，香加皮强心利水，茯苓健脾利水，以减轻心脏负荷；水饮瘀血阻肺，气道不利，故见咳喘不能平卧，方用葶苈子强心逐饮，泻肺定喘，且具强心、减慢心率、增强心输出量、降低肺动脉压等作用，使心肺功能恢复。桂枝温阳通络，兼引药入络。"桂枝得人参，大气周流，气血生而百骸理；人参得桂枝，通行内外，补营阴而益卫阳。"诸药合用，使心气充，阳气复，脉络通，水饮除，心力衰竭自愈。

四、预防与调护

1.慢性心力衰竭患者要坚持进行规律的有氧运动，勿过劳，避免疾走、爬楼、爬山。

2.避免冷水浴，预防感冒以防肺部感染，加重心力衰竭；左心衰时肺呈高湿状态，易长细菌，所以心力衰竭加重肺部感染，肺部感染又加重心力衰竭而致命。

3.避免情绪激动引起心率加快和血压突然升高。

4.戒酒。长期过量饮酒可引起酒精性心肌病，进而引起心力衰竭；有高血压、冠心病病史者必须戒酒。

5.心力衰竭患者应低钠饮食，喝水应量出而入，要经常量体重，两天体重增加 2kg 以上者要特别警惕心力衰竭加重；急性心力衰竭发作应禁食、禁水。

6.有效治疗基础疾病，如甲状腺功能亢进症、糖尿病、呼吸系统病、肥胖病、高血压、冠心病等，是防治心力衰竭的基础。

7.注意输液太快会引起心力衰竭甚至急性心力衰竭；急性心力衰竭患者禁用硝酸甘油、速效救心丸。

心脏性猝死

心脏性猝死又叫心脏骤停，是循环停止的一种临终前状态。一旦心脏停止供血，全身组织特别是脑供血立即中断，患者会突然倒地，意识丧失，可伴抽搐、呼吸微弱或停止，危及生命。

一、病因病机

1.恶劣情绪刺激因素 WHO 统计，80% 以上疾病与情绪相关，而心与情绪关系最为密切。中医在 2000 多年以前就认识到"心主血脉，血养神，心主神志，神伤心"。现代医学发现，心脏不仅仅是一个生物学意义的泵血动力机，它还是一个有着喜怒哀乐的智能器官。中医认为，心血不足的人感情脆弱，情绪易波动，表现为面色不华、唇爪舌淡、头晕乏力、心悸失眠、多梦、惊悸健忘、悲伤欲哭、高兴不起来等。

2.心源性骤停因素 冠心病、心肌病（梗阻肥厚性心肌病）、心肌炎、心脏瓣膜疾病、感染性心内膜炎、二尖瓣脱垂、主动脉狭窄导致快速心律失常。

3.非心源性骤停因素 呼吸停止、电解质和酸碱平衡失调、药物中毒、过敏反应、手术、麻醉意外、电击、雷击等。

二、诊断

重点观察三大体征：呼吸、心跳和瞳孔。

1. 主要诊断依据　突然意识丧失，颈动脉搏动消失，心音消失。

2. 次要诊断依据　呼吸停止，瞳孔散大，皮肤黏膜死灰色或发绀。心电图呈以下三种类型：①心室停搏，②心室颤动，③心脏电机械分离。

三、急救处理

时间就是生命，在发生骤停后的黄金4分钟内进行复苏者可有一半人被救活：而在4~6分钟开始复苏者仅有10%的存活率；超过6分钟者存活率低至4%；10分钟以后的存活率更低（常温下心跳停止10分钟，大脑皮质会发生不可逆损伤）。

1. 自救方法　正常人心跳每分钟60~100次，如果心率太慢，出现黑矇、头晕等症状，为大脑与心脏缺血缺氧的表现，自救方法为立即用力咳嗽以增加胸腔压力，刺激心脏迷走神经－交感神经兴奋以防猝死。

如果心率太快（如心室颤动、血搏不出），表现为心慌、乏力、大汗，眼前发黑、晕厥（脑供血不足）、胸闷、恶心、呕吐等，自救方法为立即平躺以增加回心血量，让兴奋的交感神经平复以防猝死。

猝死前如果出现胸痛、胸闷或出冷汗等心绞痛、心肌梗死表现者，可视情况含服硝酸甘油；但如果出现心律缓慢、心慌、视物不清、眼前发黑、头晕等心搏量降低、血压下降等表现，则禁用硝酸甘油，否则会致心脏及外周血管扩张，致血压更低而加速死亡。

肥胖、高血压（50%心肌肥厚）、主动脉瓣膜病变引起心肌肥厚，影响心脏的功能，使其不能舒张、收缩，导致恶性心律失常猝死者，禁用硝酸甘油，应在室性心动过速发作30秒内在胸骨下1/2，距胸骨20cm处猛击一拳，把混乱的电流消除，必要时可捶第二拳、第三拳后进行心肺复苏。

2. 公众及家人急救　公众及家人遇到患者突然倒地首先要跟患者

对话，请他睁开眼睛，判断患者是否有反应、精神意识；如果患者没有意识，应继续观察10秒，看患者胸腔有无起伏，颈动脉是否搏动，判断患者是否还有呼吸；如果没有呼吸，立即呼叫120；施行胸外按压和人工呼吸，进行心肺复苏，一般每30次按压后行2次人工呼吸，应用体外自动除颤器（AED）除颤，直到医务人员到达。

3.中医急救 ①刺激督脉至阳穴（胸$_7$位置，两肩胛骨下端平行线中点，可用硬币刺激）可振奋心阳；揉内关穴以改善心功能，保护心肌细胞，缓解胸闷、心慌、气短。②药物：生脉注射液100mL加入5%葡萄糖注射液250mL静脉滴注，参附注射液10mL小壶注入，每半小时重复1次，至血压复常。属于胸痹心痛者，予速效救心丸6~10粒舌下含化。

四、预防与调护

1. 避寒保暖。致命的寒冷刺激口鼻黏膜会激活交感神经，引起心率加快，增加心肌耗氧，造成心肌缺血，冬季从室内到寒冷的室外要注意保暖，应戴口罩、佩戴围巾，避免寒冷对口鼻黏膜和头颈部血管的刺激。

2. 调畅情志，避免恶劣的情绪刺激。暴怒、紧张、焦虑等恶劣的情绪刺激容易引起心血管（特别是）微血管痉挛，激发恶性心律失常，引起猝死。

3. 避免便秘或增加腹压的活动引起外周血管压力及血压增高，增加心肌耗氧，引发心力衰竭、心律失常、脑出血、主动脉夹层破裂等而致猝死。

4. 排尿后副交感神经兴奋会引起血压降低、心率减慢而发生晕厥、猝死，排尿时应高度警惕。

5. 清晨6时是交感神经活跃期，最易出现血压升高、心率增快及清晨血液黏稠等因素而诱发心肌梗死、脑梗死，引起猝死，要注意清晨起床不能太猛，还要注意饮水。

6. 控制体重，避免睡眠呼吸暂停综合征导致心脑缺氧、交感神经兴奋而引起心率加快，引发猝死。

7. 避免剧烈运动、过劳、吸烟、饮酒、饮浓茶或咖啡引起交感神经兴奋，激发恶性心律失常而引起猝死。

8. 有效控制肥胖、糖尿病、冠心病、高血压、遗传性心律失常等基础疾病，室性快速心律失常患者应使用置入式心脏复律除颤器。

9. 合理饮食，控制高热量、高脂肪、高蛋白食物，补充营养心肌的辅酶 Q_{10}，常食番茄红素、$\Omega-3$ 脂肪酸等有益于心血管的食物。

休 克

休克是生与死的间生态，属于中医"厥证""脱病"的范畴。

一、病因病机

休克系机体感邪，如温毒疫疠之气，或内伤七情、饮食劳倦、大吐、大泻、大失血、中毒、过敏，或创伤剧痛等致病因素，致邪毒内陷或内伤脏气或亡津失血所致的气机逆乱，正气耗脱，阴阳之气骤然不相顺接的危重症。

二、诊断

1. 有诱发休克的病因如创伤、出血、中毒、过敏等，及心源性休克。

2. 意识异常，表现为烦躁、淡漠、昏迷。

3. 脉速超过 100 次 / 分，或脉微欲绝，或不能摸到脉搏。

4. 四肢湿冷，胸骨部位皮肤指压征阳性（压后再充盈时间 >2 秒），皮肤花纹、黏膜苍白或发绀，尿量 <30mL/h 或尿闭。

5. 收缩压 <80mmHg。

6. 脉压 <20mmHg。

7. 原有高血压者，收缩压较原水平下降 30% 以上。

三、急救处理

在西医急救处理的基础上针刺人中、涌泉，十宣放血。

四、辨证论治

1. 热厥型（为毒邪内陷，燔灼热厥，多见于感染性休克）

症状：高热谵语，或见体温骤降，唇干烦渴，小便短赤，大便燥结，四肢逆冷。舌质红绛，舌苔黄燥，脉象弦细数无力［细菌释放的内毒素引起组织损伤，加重休克及引发多器官功能障碍综合征（AODS），应用抗生素后细菌内毒素释放会更多］。

治法：清热解毒，生津救脱。

处方（人参白虎汤加味）：红参 30g，石膏 30g，知母 15g，金银花 15g，连翘 30g，蒲公英 30g，大青叶 15g，甘草 10g。浓煎兑服安宫牛黄丸。

本方既可协同抗生素发挥抗菌作用，又可抗内毒素，达到菌毒并治。

2. 寒厥型（为心肾衰微，阳虚寒厥，多见于久病重病、全身功能极度衰竭所致休克）

症状：面色苍白，畏寒肢冷，唇甲青紫，冷汗不止，神志萎靡，体温不升，尿量减少。舌淡润，脉象细微欲绝。

治法：温阳散寒，益气救逆。

处方（四逆汤加味）：附子 10g，干姜 10g，炙甘草 10g，丹参 30g，当归 10g，肉桂 5g，生黄芪 30g，熟地黄 30g，白术 15g，红参（另煎频服）30g。

3. 气脱型（为心脾逆乱，神陷气脱，多见于创伤性、过敏性休克）

症状：烦躁不安，面色苍白，口唇发绀，胸闷气憋，汗出口张，四肢逆冷。舌淡苔白，脉微欲绝。

治法：益气固脱，升阳救逆。

处方（独参汤加味）：人参 30g，黄芪 100g，枳实 30g，炙甘草 30g。

4. 气阴两亡型（为暴然出血，津液大耗，气阴两亡，多见于脱水性、出血性、高排低阻型休克）

症状：头晕眼花，神志恍惚，唇面苍白，手足震颤，汗出肢冷，口干思饮，心悸气微，尿量减少。舌黯淡无津，脉象细数或虚大无力。

治法：益气救阴，复脉固脱。

处方（生脉散加味）：红参 60g，山萸肉 120g，五味子 8g，麦冬 30g，生甘草 10g。急煎频服。

本方红参大补元气，复脉固脱，益气摄血；山萸肉敛气固脱，增强脏器血流灌注。《医学衷中参西录》言其"大能收敛元气，振作精神，固涩滑脱。收涩之中兼具条畅之性……敛正气而不敛邪气"。二者配伍，补敛固脱，用于治疗神气涣散，元气欲脱者。

5. 亡阳型（为心肾元气大伤，阴损亡阳，多见于心源性、创伤性、低排高阻型休克）

症状：神情淡漠，畏寒身凉，四肢厥冷，冷汗淋漓，呼吸微弱。舌淡润，脉微欲绝。

治法：益气敛阴，回阳固脱。

处方（参附汤）：红参 30～50g，附子（先煎）30～60g。浓煎频服，直至缓解。

方中红参甘温，大补元气；附子大辛大热，温壮元阳。二药相配，共奏回阳固脱之功。《删补名医方论》言："补后天之气，无如人参；补先天之气，无如附子，此参附汤之所由立也……二药相须，用之得当，则能瞬息化气于乌有之乡，顷刻生阳于命门之内。"

流行性感冒

　　流行性感冒是由流感病毒引起的严重危害人类健康的急性呼吸道传染病，属于中医疫病中的"时行感冒""温疫"等范畴，其特点为突然暴发，常可迅速蔓延，起病急骤，病情较重，并发症发生率较高。本病主要通过飞沫经呼吸道传播，也可通过口腔、鼻腔、眼睛等处黏膜直接或间接接触传播，接触患者的呼吸道分泌物、体液和被病毒污染的物品亦可能引起感染。

一、病因病机

　　流行性感冒病毒有别于"六淫"之邪，乃疫疠之气，即吴又可在《温疫论》中指出："温疫之为病，非风、非寒、非暑、非湿，乃天地间别有一种异气所感。"并不是"非其时有其气"，乃"感天地之异气……此气之来，无论老少强弱，触之者即病"。由于流行性感冒流行有一定的时间规律，临床症状基本类似，故仅从气候因素和地域特异性无法推断流行性感冒的病因病机。

　　从本病的临床表现看，多由疫疠之邪从口鼻而入，引起以肺系为主的系列病变，具有传变快、变化多的特点。初起，疫邪充斥表里，卫气同病，病在上焦，以肺卫为主，有发热、恶寒、喷嚏、流涕、咳嗽、咽喉疼痛、头痛、身痛乏力等；若夹湿邪，可伴有纳差、腹泻、呕吐、肌肉痛。病情进一步发展，邪气深入气分，可出现高热、咳喘等肺经热毒炽盛证，甚者可逆传心包，出现内闭外脱之危重症；或因热邪消耗气阴，肺化源绝，呼吸急促、窘迫而致患者死亡。邪气还可深入营血分，闭窍动血。

二、诊断

　　本病的潜伏期一般 1～7 天，多为 1～3 天。

1.初期表现 发热恶寒、咽痛、流涕、鼻塞、咳嗽、咯痰、头痛、全身酸痛、乏力。部分病例出现呕吐和（或）腹泻。少数病例仅有轻微的上呼吸道症状，无发热。体征主要包括咽部充血和扁桃体肿大。

2.重症病例 持续高热 >3 天；剧烈咳嗽，咳脓痰、血痰，或胸痛；呼吸频率快，呼吸困难，口唇发绀；神志改变，如反应迟钝、嗜睡、躁动、惊厥等；严重呕吐、腹泻，出现脱水表现；影像学检查有肺炎征象；肌酸激酶（CK）、肌酸激酶同工酶（CK–MB）等心肌酶水平迅速增高；原有基础疾病明显加重。

3.危重病例 容易伴发呼吸衰竭、感染中毒性休克、多脏器功能不全，以及其他需进行监护治疗的严重临床情况。

三、辨证论治

1.风热犯卫型

症状：低热或不发热，咽痛、咽痒，干咳少痰，头痛或全身肌肉关节酸痛。舌边尖红，苔薄微黄，脉浮或滑数。

治法：解表透邪。

处方：金银花 15g，连翘 15g，薄荷（后下）10g，白芷 10g，荆芥 10g，大青叶 15g，牛蒡子 15g，桔梗 10g，芦根 15g，葛根 30g，生甘草 5g。

加减：夹湿者多兼倦怠乏力、纳差、恶心呕吐或腹痛、腹泻，舌淡苔白腻、脉濡数等，可酌加藿香、佩兰、薏苡仁、苍术等。

2.热毒袭肺型

症状：发热或高热，咳嗽咯黄痰，咽痛咽痒，口渴喜饮，目赤。舌质红，苔黄或腻，脉滑数。

治法：清肺解毒。

处方：炙麻黄 8g，黄芩 15g，杏仁 10g，青黛（包煎）30g，前胡 15g，桑白皮 10g，蝉蜕 8g，桔梗 15g，柴胡 15g，青蒿 15g，生甘草 10g。

加减：口渴喜饮者，则以清里热为主，可选用辛寒、甘寒之品，如生石膏等；便秘加大黄3g以泻代清；舌红、苔黄，若热势鸱张，面红目赤，烦躁不安，体温超过39℃时，加青蒿30g以苦寒清热，芳香令热更易透达。

3. 热毒壅肺型

症状：高热，咳嗽咯痰、痰黄，喘促气短；或心悸，躁扰不安，口唇紫黯。舌质红，苔黄或黄腻，脉滑数。

治法：清热泻肺，解毒散瘀。

处方：炙麻黄8g，黄芩10g，杏仁10g，生石膏（先煎）30g，鱼腥草30g，葶苈子10g，青黛（包煎）10g，牡丹皮10g，青蒿30g，桔梗15g，薏苡仁30g，甘草10g。

加减：持续高热、神昏谵语加安宫牛黄丸；抽搐加羚羊角，腹胀便结加大黄、玄明粉等。

4. 毒壅气营型

症状：高热不退、咳嗽或咯血、口干欲饮、胸闷憋气、喘促气短、烦躁不安，甚者神昏谵语，舌质红绛，苔黄，脉细数。

治法：清气凉营，泻火解毒。

处方：金银花15g，连翘30g，青黛（包煎）15g，生地黄30g，栀子10g，生石膏30g，麦冬15g，桔梗15g，生甘草6g，水牛角30g，青蒿30g，赤芍15g。

加减：便秘加大黄；高热肢体抽搐加羚羊角粉、安宫牛黄丸、醒脑静等。

附注：①恶寒与发热是外感热病尤其是流感的主要症状，有时恶寒愈甚而体温愈高，而体温愈高愈须得汗退热。此时不宜使用麻黄、桂枝、细辛等辛温药强发其汗，这类温性药物对于已出现咽痛、体温正在上升等内热征象的患者，会助长火热，导致体温攀升，面红目赤，而汗反不能外达，或汗出而病不愈。②流感初起以发热、无汗、恶寒重、肌肉酸痛、头痛等表寒证为主者，可酌情选用荆芥、防风、苏叶、羌活等辛温解表药物；恶寒轻，发热重，但无汗或汗出不畅者，酌情选用金银花、葛根、薄荷等辛凉清解的药物。不宜过用苦寒清热药物，以免凉遏冰伏，热毒内陷。舌苔腻者，酌情选用藿香、佩兰、苍术、香薷等芳香化湿、清暑解表药。流感多系太阳、少阳、阳明三阳合病（卫气同病），宜佐用柴胡、黄芩和解少阳枢机，以利透邪外出。

四、预防与调护

1. 保持健康的生活方式，保证均衡的营养、充足的睡眠、适度的锻炼，避免紧张、焦虑和恐惧等情绪，使正气充足，抵御疾病。

2. 注意个人卫生，勤洗手，注意饮食卫生，避免接触疫源，室内注意通风，在流感流行时尽量少去公共场所，在气候反常、大灾大荒、流感流行时尤其要注意防范，避免疫邪从口鼻而入。

慢性阻塞性肺疾病急性加重期辨治

慢性阻塞性肺疾病（简称"慢阻肺"）是临床常见病和多发病，其自然病程较长，肺脏的病变持续整个病程。属于中医"咳嗽""喘病""哮证""肺胀"等范畴。慢性阻塞性肺疾病急性加重期，指的是患者出现超越日常状况的持续恶化，并需改变基础慢阻肺的常规用药者。用中医药辅以西药治疗慢性阻塞性肺疾病急性加重期能缩短病程，减轻并发症，减少激素用量，减少机械通气发生率。

一、病因病机

现代医学认为，慢性阻塞性肺疾病的急性加重最常见的原因是呼吸道感染及空气污染。治疗以氧疗、抗感染、维持内环境稳定、调节酸碱平衡、纠正电解质紊乱为主，常采取机械通气，常用药物如支气管扩张药、糖皮质激素等。

慢性阻塞性肺疾病急性加重期，多由久咳、久喘等反复发作，致使肺、脾、心、肾等脏虚损，出现咳嗽及痰量增加、脓性痰增加、呼吸困难加重等症状。

本病的形成是由多种病因所致的综合病变。肺为娇脏，易感外邪，这与现代医学认为肺是人体最容易受到各种炎症反应因子打击的器官之观点不谋而合。外邪入肺，则宣肃失司，喘咳由生；久而肺虚，则又易感外邪，致喘咳迁延反复加重。肺虚及脾则传输失职，致痰饮内生，停聚于肺，影响肺之敛降。肺虚及肾，既使气不下纳而致气逆于肺，出现呼多吸少，又使蒸化功能失职，导致水饮内停。肺虚及心，则无力推动血脉运行而致脉络瘀阻，气道阻滞。本病初期因病致虚，久则因虚而产生痰饮、瘀血等病理产物壅塞于肺，使肺之宣肃功能进一步失司，加重喘咳，更损肺气，故继则因虚致病。

本病病位在肺，涉及心、脾、肾。病理演变初由外邪侵袭，继则脏气虚衰，痰瘀水饮随虚而生。水饮瘀血皆为阴邪，其性属寒，但久宿于肺，则可化热。故本病多虚实寒热错杂之证。

二、诊断

慢性阻塞性肺疾病急性加重期，是指慢阻肺病理生理发展过程中，慢性炎症持续存在并且呈进行性发展，患者出现超越日常状况的持续恶化，并需改变基础慢阻肺的常规用药者。通常在疾病过程中患者会出现下列三个症状之一：①咳嗽及痰量增加；②脓性痰增加；③呼吸困难加重。换言之，慢阻肺常见症状中任何一种症状加重都可以认为是慢性阻塞性肺疾病的急性加重。

三、辨证论治

1. 扶正为本，贯穿始终　本病以正虚为本，邪多由虚而生，且邪实必兼正虚。这与现代医学关于呼吸道感染是慢性阻塞性肺疾病急性加重的主要因素，而免疫功能异常是引起反复呼吸道感染的关键之观点相符。

治法：益气养阴，健脾益肺，宣肺逐饮，清肺化痰平喘。本病治疗重点在于补益肺、脾、心、肾以达到"扶正兼以祛邪""扶正防邪"的作用。中医药在非特异性免疫调节方面优势明显，许多中药具有双向调节免疫功能作用。

基本处方：南沙参 60g 或红参 10g，山萸肉 50g，五味子 8g，刺五加 15g，黄精 30g，葶苈子 15g，大枣 30g，炙麻黄 8g，黄芩 15g，前胡 15g，桔梗 15g，甘草 8g。

方中南沙参或红参益气养阴，健脾益肺；山萸肉、五味子入肺、心、肾，有补肾固脱、益气生津、宁心安神、收敛元气、振作精神之功；刺五加归脾、心、肾经，补肾益气安神，活血通络；黄精，《本草从新》谓其"入心、脾、肺、肾四经"，具有气血阴阳并补之功。现代药理研究表明，南沙参具有祛痰的作用；山萸肉有抗休克、抑制炎症反应作用，还能抑制金黄色葡萄球菌生长；五味子对呼吸中枢有直接兴奋作用。葶苈大枣泻肺汤泻肺逐饮平喘，主治肺中有痰，胸膈不利，咳逆上气，喘鸣迫塞，支饮胸满等，《千金方衍义》谓："葶苈子破水泻肺，大枣护脾通津，乃泻肺而不伤脾之法，保全母气以为向后复长肺叶之根本。"炙麻黄宣肺平喘，现代药理研究具有镇咳、平喘、祛痰、抗过敏及免疫调节作用；黄芩清热泻火，燥湿解毒，主治肺热咳嗽，现代药理研究具有抗菌、抗真菌、抗病毒作用；前胡疏散风热，降气化痰，主治痰黄黏稠、胸膈满闷，现代药理研究有较好的祛痰作用；桔梗宣肺祛痰，主治咳嗽痰多、肺痈吐脓，现代药理研究有镇咳、祛痰、抗炎等作用。

2. 辨证加减用药

（1）风寒袭肺，肺气壅塞不得宣通者，其证咳嗽声重，胸闷气急；寒邪郁肺，气不布津，凝聚为痰，故咳痰稀薄色白；风寒外束肌表，故兼有恶寒发热无汗、舌红苔薄白、脉浮或浮紧等表证。一般在基本方中加杏仁、紫苏子等疏风散寒，宣肺止咳。

（2）痰热壅肺，肺失和降者，其证咳嗽、咯脓痰；邪热伤络者可见痰中带血，痰热壅滞肺气，瘀阻肺络，则见胸闷胸痛；热毒扰心则心悸烦躁，热邪伤津可见口燥咽干。其舌红、苔黄、脉滑数。一般在基本方中加大青叶、冬瓜子、鱼腥草、桔梗，清肺化痰。

（3）燥热伤肺者，其证干咳、无痰或少痰，痰黏而成丝，不易咳出，兼有口鼻干燥，大便干结，舌红少津，苔少或无苔，脉细弦或数。基本方去南沙参，加北沙参、百合、桑白皮、浙贝母。

（4）痰瘀互结者，由于咳喘日久，痰郁于肺，蕴而化热，故痰稠色黄，咯之不易；心肺血脉瘀阻故胸闷气喘；痰热内盛故舌黯淡，苔黄腻，脉滑数。基本方合苇茎汤清热化痰，活血化瘀。

四、病案举例

患者：丁某，男，70岁，2007年10月29日初诊。

主诉：反复咳嗽、气喘30余年，胸闷气促20年，心悸3年，双下肢肿1个月，嗜睡1天入院。症见嗜睡，面色晦黯，呼吸急促，乏力胸闷气喘，不能平卧，痰稠色黄，咯之不利。小便短少，大便偏干，排出无力。舌黯红，苔黄厚，脉虚无力。既往吸烟40余年。

查体：体温37.8℃，脉搏120次/分钟，呼吸30次/分钟，血压150/90mmHg。神志不清，呼之不应，三凹征明显，唇绀，颈静脉怒张，桶状胸，双肺呼吸音低，双下肺可闻及中量湿啰音及少许干啰音。心界向右扩大，心音低钝，心率120次/分钟，律齐，剑下心尖搏动明显，肺动脉瓣区第二心音亢进。腹软，肝肋下2cm可扪及，全腹无压痛、反跳痛，肌紧张。双下肢轻度凹陷性水肿。神经系统生理反射存在，病理反射未引出。

实验室检查：血常规示白细胞14.5×10^9/L，中性粒细胞百分比88%。胸片示双肺纹理增多增粗，右下肺渗出灶。痰培养示肺炎链球菌。心电图示窦性心动过速，电轴右偏，右心室肥大。血生化，谷草转氨酶251U/L，谷丙转氨酶95U/L，尿素氮8.1mmol/L，肌酐101μmol/L，血糖9.7mmol/L。血气分析，pH 7.25，血氧分压36.2mmHg，血二氧化碳分压73.8mmHg，碳酸氢根离子30mmol/L。

西医诊断：慢性阻塞性肺疾病急性加重期，慢性肺源性心脏病，Ⅱ型呼吸衰竭，右心功能不全。

中医诊断：肺胀病。

辨证：正气虚衰，痰热蕴肺。

治法：益气养阴，清热化痰，活血化瘀。

药用：红参10g，山萸肉30g，葶苈子10g，大枣30g，炙麻黄6g，黄芩15g，前胡15g，桔梗15g，薏苡仁30g，冬瓜子30g，桃仁10g，石菖蒲6g，炙甘草8g。3剂，水煎药液鼻饲，每日3～4次，每次100～150mL。

西药用头孢类抗生素、支气管扩张药，无创机械通气治疗。

二诊：患者服药3天后神志转清，咳嗽气紧有所好转，能咳出大量黄色黏痰，守方再服5剂。

三诊：患者已成功脱机，感咳嗽气紧明显缓解，呼吸平稳，双肺呼吸音低，未闻及干湿啰音。复查胸片，右下肺渗出灶已明显吸收，肝肾功能和血糖恢复正常。原方去葶苈子、炙麻黄、黄芩、冬瓜子、桃仁、石菖蒲，加刺五加、枸杞子，再服7剂。

1个月后患者偶咳嗽，无咳痰，能下床活动，继续以扶正方调理善后。

慢性肺源性心脏病

慢性肺源性心脏病是因咳嗽、哮喘等病日久不愈，正气虚损，出现明显的慢阻肺体征和以咳嗽、咯痰、气短乏力（呼吸困难）、心悸、水肿、发绀、发热、出血、昏迷、喘脱等为特征的慢性渐进性、难愈性疾病。

一、病因病机

多由咳喘痰饮迁延失治，或反复吸入烟雾、粉尘及其他刺激气管和肺部的物质所致，其中吸烟是本病的主因。由于肺脏长期遭受多种外邪侵袭，使肺气渐虚，痰浊潴留，致肺的宣肃功能失常而咳嗽、气喘。咳喘日久则肺气受损，肺虚日久，子盗母气，肺脾两虚，病势深入，耗伤肾气，最终导致肺脾心肾俱虚，出现心悸、胸闷、唇青发紫等症。由于正气亏虚，导致水津代谢失常，痰饮内蕴；正气亏虚，无力推动血行，则痰阻血脉；痰瘀互结，阻遏气机，导致肺气郁闭，气体交换受阻，清气不能输送濡养全身，浊气难以排除而滞于胸中，渐成本病。

二、辨证论治

慢性肺源性心脏病缓解期以"本虚"为主，重在固本，以调补肺脾心肾为主，兼顾祛邪；急性加重期多为"标实"，重在治肺，以治痰、治瘀、治热为主，兼顾扶正。

1. 阳气虚弱型

症状：气短，动则尤甚，纳呆，倦怠乏力，畏寒久咳，痰多呈清稀泡沫状，面白、口唇青紫，四肢欠温，重者不能平卧。舌淡，苔薄白或白滑。

治法：补益阳气，温化寒痰。

处方：红参 10g，黄芪 30g，淫羊藿 10g，白术 15g，茯苓 15g，刺五加 15g，前胡 15g，丹参 30g，蛤蚧（冲服）1 对，紫苏子 15g，葶苈子 10g，甘草 6g。

2. 气阴两虚型

症状：气短喘息，动则尤甚，久咳痰少且黏稠难咯，面颊微红，口干欲饮。舌质红，舌苔少或无苔少津，脉沉细微数。

治法：益气养阴，润肺止咳。

处方：南沙参30g，黄精30g，五味子6g，山萸肉15g，枸杞子15g，刺五加15g，黄芩15g，紫苏子15g，蛤蚧（冲服）1对，丹参30g，葶苈子10g，甘草6g。

3. 寒饮停肺型

症状：咳嗽、气急喘促，胸闷气憋，动则尤甚，喉中痰声辘辘，咯痰色白清稀量多，面色晦滞，口不渴或喜温饮，舌质淡，苔白滑或白腻，脉浮紧或弦紧。

治法：益气温肺，化饮平喘。

处方：党参30g，白术15g，炙麻黄6g，化橘红10g，五味子6g，干姜10g，法半夏10g，桂枝8g，前胡15g，紫苏子15g，葶苈子10g，甘草6g。

4. 痰热瘀肺型

症状：咳嗽喘促气短，气逆痰壅，痰稠色黄，不易咯出，胸部烦热憋闷作痛，唇甲青紫，面黯，目睛胀突，口干欲饮。舌黯红，苔浊，脉弦滑。

治法：益气清肺，化痰祛瘀。

处方：南沙参30g，炙麻黄6g，黄芩15g，连翘15g，鱼腥草30g，芦根30g，郁金15g，桃仁10g，薏苡仁30g，冬瓜仁30g，法半夏10g，葶苈子10g，甘草6g。

5. 痰热蒙窍型

症状：咳逆喘促气短，喉间痰鸣，痰稠或稀，头晕闷重，嗜睡蒙眬，神志恍惚，躁烦不安，撮空理线，表情淡漠，嗜睡，昏迷，舌质黯红，苔白腻或黄腻，脉细滑数。为痰浊上犯，蒙闭清窍，元神失用，神志不清（本型系西医肺性脑病，由于呼吸衰竭出现缺氧，CO_2 潴留而致精神障碍）。

治法：补肺清热，涤痰开窍。

处方：病情危急，先用至宝丹或安宫牛黄丸 1 粒，温开水化服。待患者神志清醒后用涤痰汤加减治疗。

南沙参 50g，刺五加 15g，法半夏 10g，茯苓 15g，胆南星 8g，陈皮 10g，枳实 15g，石菖蒲 8g，连翘 30g，甘草 6g。

6. 阳虚水泛型

症状：喘促气急，不得平卧，动则喘促更甚，痰涎上壅，心悸气短，烦躁不安，尿少肢肿，形寒肢冷，腹胀，颜面灰白，口唇青紫。舌体胖，边有齿印，苔白，脉沉滑数。

治法：益气温阳利水。

处方：红参 10g，刺五加 15g，白术 15g，茯苓 30g，制附片 8g，葶苈子 15g，前胡 15g，紫苏子 15g，枳实 10g，椒目 10g，白茅根 30g。

7. 喘脱型

症状：喘促，张口抬肩，端坐呼吸，心悸，气不得续，面色苍白，额汗如珠或冷汗自出，神志不清，四肢厥逆，脉微欲绝或参差不齐。

治法：扶阳固脱，镇纳肾气。注意改善低氧血症、电解质紊乱和酸碱平衡。

处方：参附龙牡汤加减。红参 10g，附片（先煎）10g，煅龙骨 30g，煅牡蛎 30g，五味子 6g，沉香 5g，山萸肉 60g，葶苈子 10g，大枣 30g，刺五加 15g，炙甘草 10g。

附注： 现代研究表明，红参、南沙参、刺五加、五味子、黄精等益气健脾、补肾益肺药物能增强机体非特异性免疫功能；能改善血液循环，提高耐缺氧能力；能改善营养状况，可促进细胞对葡萄糖的摄取作用，抑制氧自由基产生，阻断自由基对核基、蛋白质的影响，促进细胞对糖的利用和蛋白质合成，从而改善慢性肺病患者整体营养状况，以提高机体抗病能力。健脾益气中药及连翘、甘草还有抑制炎症细胞和炎症介质，降低气道高反应性作用；血瘀既是本虚痰阻的病理产物，又是加重正虚、水停、痰阻的重要原因，在上述处方中加入丹参、赤芍、桃仁、红花类活血化瘀药物可改善机体微循环，改善血液流变性，扩张肺血管，降低肺动脉压，降低血二氧化碳分压，提高氧分压，改善心脏供血供氧，改善心肺功能；五味子上敛肺气，下滋肾阴，又可止咳平喘。枳实、郁金行气解郁，祛瘀通络；前胡、紫苏子、黄芩、法半夏清肺化痰平喘。沉香行气止痛，温肾纳气。《本草思辨录》云："肾中阳虚之人，水上泛而为痰涎，火上升而为喘逆。沉香质坚，色黑而沉，故能举在上之水与火，悉摄而返之于肾。"葶苈子、大枣、刺五加强心逐饮，泻肺定喘，减慢心率，增加心输出量，降低肺动脉压。

三、预防与调护

肺呼吸功能一旦受损就难以治愈，因此呼吸功能锻炼对于肺病患者的康复非常重要。

1. 腹式呼吸

锻炼原理：练腹式呼吸是缓解呼吸困难的第一手段。腹式呼吸锻炼能增加膈肌力量，提高膈肌与腹肌在呼吸运动中的协调性，减轻呼吸困难。由于肺功能受损后，患者呼吸会以胸式呼吸为主。由于腹式呼吸不好，腹肌无力把气往上压，表现为说话有气无力，呼吸表浅而短促，既不能保证有效的肺通气效果，又易导致呼吸肌疲劳。

锻炼方法：取坐位（坐位吸气量最大，站位亦可），将一只手放在腹部，一只手放在胸部，全身放松，平静呼吸。呼吸时使腹部活动，而保持胸部不动。吸气时鼓腹，呼气时收腹，每日训练 2 次，每次 10~15 分钟。

2. 缩唇呼吸

锻炼原理：肺气肿是肺部气体呼不出去，支气管哮喘是外界空气吸不进来。流体力学的原理是快速气流会使两张纸合拢，所以气管狭窄时，越用力呼吸，气管越狭窄。缩唇呼吸主要为呼气时将嘴唇缩紧以增加呼气时的阻力，这种阻力可传递到支气管，让支气管保持一定的张力，使气道内压力增高，有利于肺部气体的排出，可有效呼出肺部残余气体。

锻炼方法：取坐位或站位，先缩唇，腹内收，胸前倾。缩唇式吸气，吹笛样呼气。缩唇时收拢嘴唇呈鱼嘴状，缩唇程度以能接受为宜。然后由口徐徐呼气。吸气时间短一些（数1、2、3吸入），呼气时间长一些（数1、2、3、4、5呼出）。每日锻炼两次，每次10~20分钟，每分钟7~8次。

3.全身性锻炼

锻炼原理：肌肉是呼吸的一部分，肌肉是内呼吸，肺是外呼吸。力量（爆发力）和耐力取决于心肺功能。肺病患者练呼吸以改善外呼吸，锻炼肌肉以改善内呼吸。

锻炼方法：坚持力所能及的全身运动能增强肌肉的收缩能力，有利于呼吸功能。

4.辅助咳痰

方法：坐位稍前倾，一次吸气，一次咳嗽。深吸一口气，憋气1秒咳出，有利于痰排出。吸气时鼓腹，手压腹部，下压时咳嗽，或拴一腰带或人工辅助咳痰。注意不能拍背协助咳痰，因为拍背会把痰震松，痰震松后如果无力咳出，会使痰掉得更深而加重肺部感染。

肺性脑病

肺性脑病属于内科危急重症之一，是由于慢性肺胸疾患发展到严重阶段呼吸衰竭时，导致机体严重缺O_2，伴有CO_2潴留所引起的一系列中枢神经精神综合征。其发生率为40%~50%，病死率为30%左右。

肺性脑病在中医古籍中无专门论述，但"喘病""痰饮""肺胀""闭证""痉病""脱病"等均有类似本病的症状。本病复杂多变，治疗颇为棘手。本病的形成过程是由于邪实与本虚交互作用，病变由肺、脾、肝、肾累及心、脑。在吸氧、改善通气、抗感染、纠正酸碱平衡失调及电解质紊乱的基础上，辅以中医药治疗肺性脑病，疗效明显提高。

一、病因病机

1.内伤久咳、支饮、哮喘、肺痿、肺痨等肺系慢性疾患，迁延失治，痰浊潴留，日久导致肺虚，肺虚则卫外不固，外感六淫反复侵袭，致使病情反复加重。肺虚久病不愈，影响于脾，或自身饮食失调导致脾失健运，精微不布，水湿内停，酿湿为痰。"脾为生痰之源，肺为贮痰之器"，脾虚痰饮内伏，上渍于肺，痰邪作祟，蒙蔽清窍，阴阳不系，神无所主。

2.痰湿内盛，日久郁遏化热，邪热熏肺，耗气伤津，痰热互结，壅阻气道，实邪肆虐，上扰清窍，蒙蔽心神，或平素嗜酒太多，恣啖辛热炙煿厚味，酿痰化热，痰迷心窍，神志逆乱。

3.肺病日久，伴见忧郁恼怒，肝阴暗耗或年老体衰，烦劳过度，气血亏损，真阴耗散，肝阳暴张，阳化风动，气火循经上逆，上蒙元神。或肝阳素旺，横逆犯脾，内生痰浊，肝脉布胁肋，上注于肺，肝风夹杂痰热化火，风火相煽，横窜经络，蒙蔽清窍，形成上实下虚、肝风内动的急危症候。

4.肺病日久累及于肾，肾虚不能制水，水湿停聚而成痰饮，痰浊壅盛又阻塞气道，气还肺间，使肺不能吸清呼浊，痰蒙神窍。其后期由于元气耗散，阳气欲脱，再加之痰瘀火热，蕴结不散，可见脏腑衰败、阴竭阳脱的危候。

二、辨证论治

1. 痰湿阻肺、痰浊闭窍型

症状：初期头胀头痛，烦躁不安，咳吐痰涎，继而神志蒙眬，神昏谵语，呼吸急促，喉中痰鸣，昼轻夜重。多伴见脘痞腹胀，食少便溏，舌淡，苔白腻，脉滑。

治法：宣肺健脾渗湿，化浊涤痰开窍。

处方：六君子汤合涤痰汤加减。红参10g，白术15g，茯苓15g，陈皮10g，法半夏10g，枳实15g，远志10g，石菖蒲6g，郁金15g，丹参30g，甘草3g。

方用红参补心肺脾之气，顾护心神；白术、茯苓健脾渗湿，陈皮、枳实通肺脾之气，丹参化瘀，法半夏燥湿化痰，石菖蒲、郁金行气化痰解郁、开窍醒神。

2. 痰热壅肺、上扰心神型

症状：咳喘痰多，黏稠色黄，头痛不寐，烦躁不安，循衣摸床，神昏谵语，意识蒙眬，喘促气粗，面红目赤，或发热，大便秘结，小便短赤，舌紫绛，苔黄厚，脉滑数。

治法：清热泻火宁心，化瘀涤痰开窍。

处方：清金化痰汤加减。瓜蒌仁10g，黄芩15g，鱼腥草30g，连翘15g，茯神15g，远志10g，石菖蒲8g，郁金15g，天竺黄5g。

方用黄芩、鱼腥草、连翘、瓜蒌仁清热化痰，茯神宁心，痰热清而心神宁；远志、石菖蒲、郁金、天竺黄化痰开窍。

3. 肝肾阴虚、痰热动风型

症状：咳喘痰黄，面部肌束颤动或四肢颤抖，胸闷不舒，神志恍惚，昏迷抽搐，谵妄躁动，舌紫红少津，苔黄，脉弦滑数。

治法：滋水涵木，平肝潜阳，化痰开窍。

处方：镇肝熄风汤加减。牛膝20g，黄精30g，白芍30g，天冬

15g，玄参15g，龙骨30g，牡蛎30g，钩藤30g，石菖蒲6g，郁金15g。

另用解毒豁痰开窍的安宫牛黄丸1粒，每日1~3次，开水化后频饮或鼻饲。

本方用牛膝引血下行，折其亢阳，且能滋养肝肾。龙骨、牡蛎、钩藤平肝潜阳息风。黄精、白芍、天冬、玄参补阴配阳，其中黄精"性同参芪而不燥，功同地黄而不腻"，几味共用，使阴足则能制阳，为治本之法。再加石菖蒲、郁金化痰开窍。诸药合用，滋水涵木，平肝潜阳，化痰开窍，标本同治。

4.肾气亏虚、元阳欲绝型

症状：气息微弱，或呼吸不规则，或叹气样呼吸，昏迷，不省人事，或大汗淋漓，四肢厥冷，脉微欲绝。系心肾阳虚，肺气欲竭。

治法：扶阳固脱，镇纳肾气。

处方：参附龙牡汤加减。红参10g，附子10g，龙骨30g，牡蛎30g，沉香（冲服）4g，刺五加15g，石菖蒲6g，葶苈子10g，麝香（冲服）0.2g。兼阴脱者合生脉散，急煎频饮或鼻饲。

本方益气回阳，救逆固脱。加麝香、石菖蒲开窍化痰，沉香"能举在上之水与火，悉摄而返之于肾"（《本草思辨录》），葶苈子、刺五加强心逐饮。合奏泻肺定喘，减慢心率，增加心输出量，降低肺动脉压之功。

三、病案举例

例1 赵某，男，65岁。

病史：因反复咳嗽咯痰12年，胸闷气紧5年，心悸2年加重，伴昏迷2小时入院。诊见呼吸急促，喉中痰鸣，神志不清，胡言乱语，腹部胀满，大便干结，已五日未解。舌紫绛，苔黄厚，脉滑数。

血常规：WBC 16.0×10^9/L，W-LCR 0.889。X线胸片示：慢性支气管炎、肺气肿、肺动脉高压，右下肺见大量渗出灶。心电图示：

窦性心动过速，电轴右偏，右室高电压。血气分析：pH 7.3，$PaCO_2$ 60mmHg，HCO_3^- 31mmol/L，PaO_2 40mmHg。

西医诊断：慢性支气管炎急发、肺气肿、肺心病、肺性脑病。

中医诊断：喘病、闭证。

基础治疗：吸氧、抗感染。

治法：豁痰开窍催醒。

处方：瓜蒌仁10g，黄芩15g，鱼腥草30g，连翘15g，茯神15g，远志10g，石菖蒲6g，郁金15g，天竺黄5g，桑白皮15g。水煎服，每日服3～5次，每次60mL。另用大承气汤煎汤保留灌肠，以泻热通便。

服药2剂后，患者神志转清，对答切题，自行咳出大量黄稠脓痰，大便通畅。

例2 刘某，女，70岁。

病史：因反复咳嗽咯痰20年，胸闷气紧10年，心悸胁痛3年加重，伴抽搐2小时入院。患者神志不清，胡言乱语，喘促气粗，面红，目赤，四肢颤抖，小便失禁。舌紫绛，苔黄厚，脉滑数。

血常规：WBC 20×10^9/L，W-LCR 0.890。X线胸片示：慢性支气管炎、肺气肿、肺动脉高压，右下肺见大量渗出灶。心电图示：窦性心动过速，电轴右偏，右室高电压。血气分析：pH 7.25，$PaCO_2$ 65mmHg，HCO_3^- 31mmol/L，PaO_2 44mmHg。电解质：Na^+ 126mmol/L，Cl^- 96mmol/L，K^+ 3.1mmol/L。

西医诊断：慢性支气管炎急发、肺气肿、肺心病、肺性脑病。

中医诊断：喘病、痉病。

基础治疗：吸氧、抗感染。

治法：滋水涵木，平肝潜阳，豁痰开窍。

处方：牛膝20g，黄精30g，白芍30g，天冬15g，玄参15g，龙骨30g，牡蛎30g，钩藤30g，石菖蒲6g，郁金15g。水煎鼻饲，每日3～6次，每次100mL左右。另用解毒豁痰开窍的安宫牛黄丸1粒，开水化后鼻饲，每日 2 次。

患者于用药后的第二天神志转清，呼吸较平稳，无肢体抽搐。

按：肺性脑病为肺病后期之严重阶段，其病理转变多为由虚生实，因实致危，由虚致危的复杂变化。其基本病机是肺脾心肾俱虚，痰浊蒙蔽清窍。其始病多在肺，肺气虚弱，卫外不固，痰浊阻肺，形成夙根，在此基础上，遇寒暖失调、外感六淫侵袭，则可诱发；肺虚日久，累及脾、肾、心、肝，导致肺之宣降、脾之运化、肾之摄纳、心之行血、肝之体用等功能失调或低下。本病属本虚标实之证，在病程的不同阶段，由于证候的演变错综复杂，变证蜂起，临床需认真观察分析，治疗当扶正与祛邪兼顾，方不致误。

近年来的"内因论"认为，肺性脑病的发生不只是病原微生物侵袭导致的气道黏膜受损，黏液过度分泌，痰栓形成，阻塞气道，影响通气与换气功能，导致体内严重缺氧和二氧化碳潴留，更重要的则是机体所产生的损伤性免疫反应。因而，对肺性脑病的治疗已不再只是单纯强调杀灭或抑制病原微生物，保持呼吸道通畅，更重要的是调节机体的免疫反应。在这方面，中药可能发挥更有效的作用，与抗生素合用，可明显提高临床疗效。

小儿手足口病

小儿手足口病常见于 5 岁以下儿童，因主要表现为发热和手、足、口腔部位的皮疹而得名。属于中医"温病""湿温""时疫"等范畴。

一、病因病机

形成本病的原因多为内有脾胃湿热蕴伏，复从口鼻外感时邪疫毒，内引伏蕴之湿热所致。本病病位在肺、脾，涉及心、肝、脑窍，病情轻重有天壤之别。受病浅，正气强者，症状轻微，稍作治疗，即可痊愈；受邪重，正气弱者，症状危笃。少数病例病势暴猛，变证迭起，易邪毒逆传心包，内陷厥阴，而出现壮热、神昏、抽搐等危象。

现代医学认为，引起手足口病的肠道病毒有 20 多种，但主要由肠道病毒柯萨奇病毒 A16、新型肠道病毒 71 型引发。

二、诊断

1. 普通型临床表现 初期有轻度上呼吸道感染（上感）症状，约半数患者有发热，多在 38℃ 左右；口腔黏膜疹出现较早，开始为粟米样斑丘疹或水疱，周围有红晕，舌、两颊部、唇齿侧也常发生；手、足等远端部位出现或平或凸的斑丘疹或疱疹，尤以拇指多见，皮疹在 5 天左右由红变黯，然后消退。典型患者皮疹在手、足、口、臀 4 个部位同时出现，也可能出现在其中的一个或几个部位。疱疹呈圆形或椭圆形扁平凸起，如黄豆大小，内有少量浑浊液休，一般 5～10 天消失。皮疹的特点是不痛、不痒、不结痂、不留痕。

2. 重症病例临床表现 只要患者出现了神经系统受累表现（严重脑炎）或呼吸循环功能不全（并发心肌炎、肺水肿等）即为重症病例。重症病例的预警指标主要有：3 岁以下儿童；持续高热不退；精神差、呕吐、易惊、肢体抖动、无力；呼吸、心率增快；出冷汗、末梢循环不良；外周血白细胞明显增高；高血压、高血糖。

三、辨证论治

1. 疫毒外侵，邪犯肺卫
症状：低热、微恶风寒、咽痛，烦躁、倦怠、纳差；口痛、口臭、流涎、拒食，口腔内可见充血性小疱疹或溃疡，位于舌、颊黏膜及硬腭等处最多，手、足、臀部等出现斑丘疹、疱疹；少数伴有鼻塞流涕、咳嗽等症。小便黄少，大便不畅。舌质淡红，苔薄白或薄黄微腻，脉浮数或指纹紫滞。

时疫外邪，从口鼻而入，内引伏蕴之湿热，邪正交争，发于肌表，故表现为肺卫症状，但邪毒尚未太甚，故仅低热；邪毒循经，熏蒸口舌，则发口腔疱疹，口痛、拒食、流涎，邪热外泄于体表、四肢，则发手足疱疹；舌淡红，苔微腻，脉浮数，为毒邪郁于肺卫、夹湿之表证。

治法：辛凉透表，清热化湿。

处方：金银花10g，连翘10g，牛蒡子8g，大青叶10g，苍术10g，藿香10g，薏苡仁10g，生甘草3g。水煎，分6次服用。

外用蜂胶口腔喷剂喷涂口腔，用炉甘石洗剂外涂四肢皮肤疱疹，每日2~3次。

2. 湿热毒邪，蕴结气分

症状：发热重，精神倦怠，手掌、足底、指趾、臀部发红色丘疹、疱疹；口腔黏膜及上腭疱疹破溃，形成溃疡，糜烂灼痛，流涎，吞咽疼痛，或伴恶心、口臭，小便黄赤，大便干结。舌淡红，苔白腻或黄腻，脉滑数。

素有脾胃湿热蕴伏，复加时疫毒邪入侵，两者互加，湿热毒气熏蒸胶结，留恋气分不解，高热烦渴，溺黄便结。湿热毒邪上炎于口，出现口腔疱疹；外发肌肤、四肢，出现手掌、足底、指趾、臀部疱疹。舌红苔黄腻，脉滑数为湿热充斥之状。若毒热内盛，气营两燔，则患儿发热重而四肢、臀部疱疹分布稠密，根盘红晕显著。

治法：清热利湿，泻火解毒。

处方：金银花10g，连翘10g，青黛（包煎）10g，青蒿10g，紫草6g，藿香10g，薏苡仁10g，牡丹皮6g，赤芍8g，通草5g，茵陈蒿10g，生甘草3g。水煎，分6次服用。

本方以金银花、连翘清热解毒；青黛、紫草、牡丹皮、赤芍清热凉血、抗病毒；通草、茵陈蒿、藿香、薏苡仁利湿；生甘草配金银花、青蒿、连翘加强清热解毒作用。诸药相配，组成清热解毒利湿基本方。

加减：高热加羚羊角粉冲服；便秘加酒大黄；咽喉痛剧加玄参。

外用蜂胶口腔喷剂喷涂口腔，用炉甘石洗剂外涂四肢皮肤疱疹，每日 2~3 次。

3. 湿热阻络，蒙蔽清窍

症状：壮热持续，嗜睡或烦躁，易激惹，头痛，呕吐，肢体无力，或出现肢体痿软、抖动，甚则神昏、抽搐等，舌红，苔黄厚腻，脉细滑数。

治法：清热利湿通窍。

处方：黄芩 10g，生石膏 15g，青蒿 10g，栀子 5g，地龙 8g，石菖蒲 3g，郁金 6g，羚羊角粉（冲服）1g。水煎，分 3~4 次服用，或鼻饲，或肛门滴注。

加减：若伴呼吸急促、面色苍白、发绀、心悸、咯白色或粉红色血性泡沫样痰，加用参附汤、参麦汤等鼻饲或肛门滴注。

4. 毒迫营血，内陷心肝

症状：发热入夜尤甚，夜不能寐，烦躁不安，疹以红色丘疹为多，灌浆疱疹少，舌红绛，苔少或剥脱，脉细数。甚则发热起伏，热势朝轻暮重，尤以夜间为甚，神志模糊，两目上视，反复抽搐，手足拘急，口噤项强，胸腹灼热，四肢厥冷，二便失禁，或见衄血，唇舌干燥，舌质红绛少津，脉沉细数。

温疫毒邪伤津烁阴，阴津不足则疱疹灌浆者少。营阴受灼，故入夜发热尤甚，烦躁不安，夜不能寐。舌红绛、苔少或剥脱、脉细数为热烁营阴所致。由于暑为阳邪，其性峻烈，极易化火、生风生痰，传变迅速，故本病起病即见气分证候，或可径入营血，出现气营两燔、热陷心营的证候，"夏暑发自阳明"就是基于此病机。

治法：清热解毒，凉营护阴。

处方：清瘟败毒饮加减。生地黄 10g，石膏 15g，知母 8g，玄参 10g，牡丹皮 5g，栀子 5g，淡竹叶 6g，紫草 5g，连翘 10g，水牛角粉 10g，僵蚕 8g，西洋参 10g。

加减：①热闭心包，高热昏迷谵语，加郁金、安宫牛黄丸或紫雪丹。②热极动风、反复抽搐者，加地龙、钩藤、僵蚕、至宝丹。③阳明腑实热结、腹胀便秘者，加生大黄（后下）、玄明粉（兑服）。④邪毒炽盛，内闭清窍，内陷心肝，耗劫津气，伤及少阴肾阳，真元欲竭，出现肾阳虚衰的内闭外脱证候，如面白肢厥、呼吸微弱、精神萎靡，用独参汤送服至宝丹。⑤如肢厥汗出，大汗淋漓，面色苍白而青，口唇发紫，呼吸浅促，额汗不温，四肢厥冷，虚烦不安，舌苔白滑，脉微欲绝，为心阳虚衰，急予参附龙牡救逆汤加山萸肉、炙甘草浓煎频服。遇危重症，神志昏迷或口噤不开，不能吞服者，可试用鼻饲管注入，或将汤药煎好后直肠灌肠，或肛门滴注保留。此期病情重笃，宜争分夺秒，应中西医结合救治。

5. 恢复期

症状：热退或微热。疱疹逐渐消退，胃纳欠佳，疲倦，口干但不甚渴，便干，舌红，苔少，脉细数。

为湿热疫毒之邪已退，渐渐趋向康复，但尚余微热。余邪未尽，口干、便干为津伤，舌红、苔少、脉细数为肺胃阴伤之象。

治法：补益肺胃，养阴清热。

处方：北沙参10g，白术10g，茯苓10g，山药10g，炒麦芽10g，蒲公英10g，墨旱莲10g，甘草3g。水煎，日服3～4次。

四、预防与调护

手足口病主要通过空气飞沫传播，接触患者唾液、疱疹液、粪便，接触被病毒污染的水源及生活用品，经口感染。这种病毒对紫外线及干燥敏感，氧化剂、甲醛、碘酒也能使其灭活。被污染的日用品及食具等应消毒，患儿粪便及排泄物用3%漂白粉液浸泡，衣物暴晒，室内通风换气。做好环境、食品卫生和个人卫生；饭前便后要洗手，预防病从口入。家长带患病小孩去医院就诊时应戴口罩，严防交叉感染。

慢性肾衰竭

慢性肾衰竭是多种疾病的终末表现，所有严重疾病（脏器衰竭）、复杂疾病的终末期均会累及肾，即《景岳全书》所谓"五脏之伤，穷必及肾"。人体含水在75%左右，肾每天过滤血浆180L左右，排尿1.8L左右，肾是人体的黄金水道。肾脏有病，影响范围不仅是泌尿系统，也会累及循环系统，对身体危害很大。本病没有明确单一的病因，没有主导病机，一旦发病，即呈不可逆和进行性，其治愈的目的始终难以达到，属于世界性难治病。

一、病因病机

本病是由于先天不足或多种致病因素所致的因病致虚，久虚不复，造成脾肾等多个脏腑功能减退，以致气血阴阳亏虚，三焦气化失司引起。脾失健运，肾失开阖，浊邪壅塞三焦，正气不得升降，呈本虚标实之候。本虚是指脏腑虚损，特别是脾肾衰败；标实指脏腑虚损，气化功能障碍，浊邪内留。其病程长，病机庞杂，表现错综，治疗棘手。

本病虽与脾肾等多个脏腑相关，但肾失开阖是本病的关键环节。不论感受何邪，凡损伤于肾，肾的气化、固摄功能失常，导致肾关开阖失度，水谷精微下泄，则出现水肿或蛋白尿。《素问·上古天真论篇》曰："肾者主水，受五脏六腑之精而藏之。"肾关开阖，是肾主水藏精、留精泄浊的重要环节。肾为胃之关，司职开阖。其含义是肾为脾的散精（水谷精微）、津液（水液）的代谢把关，即肾关开阖具有泄浊升清、固精藏精作用。肾关开阖的过程是：气化则开，固摄则阖；开则泄浊，阖则留精；开中有阖，阖中有开；泄浊中有固精，固精中有泄浊。肾关这种有机协调、有序不停的开阖，体现了肾对津液代谢的自动调节功能，谓之开阖有度。

肾关开阖有度，开则将体内多余的水液和代谢产物化为尿液排出体外，阖则将机体所需津液及水谷精微留于体内再用。肾关的开阖，主要由肾的气化和固摄作用协调有度来完成。在病理情况下，如肾的气化不利，肾关开少不能泄浊，不能将代谢产物及多余水液化为尿液排出体外，则尿闭、尿少、小便不利，津液与代谢产物滞聚为痰、为湿、为瘀、为浊，蓄积为毒、为害，危害机体、损伤肾；反之，若肾的固摄功能不足，肾关阖少不能留精，则不能将机体所需津液及精微留于体内，便出现尿频、遗尿、多尿、尿血、蛋白尿等。肾关开阖失度，还可出现开多阖少、开少阖多等多种表现，但都可造成尿量多少和尿液成分的改变。

二、诊断

当肾有病受损时，仍承担人体的基本生理功能。哪怕肾功能已丧失50%，总肾功能仍然可维持在正常范围内，因此患者会自觉一切正常。只有当肾损伤日渐加重，代偿能力不堪重负而全线崩溃时，患者才会逐渐出现临床症状。此时的影响范围不仅是泌尿系统，也会累及循环系统，对身体危害很大。

1. 精神萎靡、疲乏无力是肾功能损害的先兆症状，面色发黄、发白或发黑是肾功能损害的外在表现。

2. 恶心呕吐、不思饮食是肾功能损害的主要症状。

3. 眼睑及面部（早上明显）、会阴部、下肢水肿（下午明显），早轻晚重；久病卧床者腰部水肿。

4. 少尿无尿（正常尿量每次约150mL，每天4~8次），或尿量增多（特别是夜间尿量增多）。尿路梗阻、膀胱癌也可能尿少，应注意鉴别。

5. 蛋白尿或血尿。尿液浑浊如淘米水，或尿中小泡沫多且久不消散，是蛋白尿的表现（粗大易散泡沫不是蛋白尿）。尿液颜色呈浓茶色、洗肉水色、酱油色是血尿的表现（镜检见红细胞不正常）。

注意终末血尿或尿有血块不是肾问题，多是膀胱问题；全程血尿跟肾有关；镜检红细胞不正常是肾损害的特征。

6.后期可出现全身皮肤顽固性瘙痒，且夜间加重（尿素从皮肤溢出所致），咳嗽且易误诊为肺炎（毒素影响肺间质），肌肉痉挛（抽筋），反应迟钝，骨质疏松（易骨折），少数患者可见腰痛（肾区），肾损害重者嘴里和皮肤可闻及尿骚味。

7.心肾综合征。心与肾相互影响，心肌梗死可发生急性肾损害，慢性肾损害肯定累及循环系统，肾功能不全增加心肌梗死、心力衰竭、心血管病死率；至少一半以上肾功能不全患者血压升高，肾衰竭患者90%以上血压高；临床80%的电解质紊乱、90%的尿酸高（尿酸在组织沉积，导致细胞损伤）、100%的贫血均与肾功能损害相关。

三、辨证论治

1.脾肾气虚型

症状：气短乏力、面色白黄、声低、形寒畏冷、恶心、腹胀纳差、腰酸腿软、口淡不渴、大便溏泄、夜尿多。舌淡有齿龈、脉沉细。

治法：补肾健脾，化湿和胃。

处方：黄芪 30g，红参 10g，白术 15g，茯苓 30g，山药 30g，藿香 15g，砂仁 8g，薏苡仁 30g，蒲公英 30g，陈皮 10g，枸杞子 10g，甘草 3g。

加减：兼血瘀者加当归、丹参，气滞者加枳壳，湿浊化热加大黄，尿血加墨旱莲，尿中有蛋白加芡实、金樱子。

2.脾肾阳虚型

症状：疲倦乏力，心悸气促，精神萎靡，颜面少华或面青黑唇紫，眼睑或颜面水肿，视物蒙眬，腰酸怯冷，溲清跗肿，恶心呕吐，不思饮食，便秘，尿少或口中有尿臭味。苔薄舌胖、脉沉弱。

治法：温补脾肾，降浊排毒。

处方：红参 10g，黄芪 30g，白术 15g，茯苓 30g，巴戟天 15g，淫羊藿 8g，干姜 10g，枸杞子 10g，大黄 5g，薏苡仁 30g，积雪草 15g，丹参 30g。

加减法：肾阳衰败加附片、山萸肉，真阴亏损加熟地黄、冬虫夏草，血瘀加莪术，呕吐加砂仁，肿甚加白茅根。

以上方用红参、黄芪、冬虫夏草、白术、茯苓、熟地黄、山萸肉扶正固本，促进肾小管间质修复，改善免疫功能。黄芪能促进蛋白合成，减少蛋白排出，增加网状内皮系统功能。黄芪与红参能改善肾血循环，提高肾小球滤过率，提高酚红排泄率，降低血中 NPN，调节机体平衡。冬虫夏草可明显降低血清尿素氮、肌酐水平，抑制肾小球的代偿性肥大，改善肾功能，降白蛋白。大黄、薏苡仁清热利湿，泻浊排毒，改善肾功能；大黄有攻下泄毒导滞作用，能抑制肠道内尿素合成，能使一部分氮质从肠道排出体外，能抑制肾小球和系膜细胞的增生，降低残余肾的高代谢异常，调节免疫功能，能纠正脂质代谢紊乱，还有活血化瘀作用，改善微循环及肾衰患者的高凝、高黏状态，有利胆、利尿等功效，有助于防止肾组织的进一步损伤，延缓肾衰竭的进展。积雪草能减少 24 小时尿蛋白排出，降低血脂，提高肌酐清除率，防止肾小球硬化。丹参活血化瘀，抗纤维化，能通过改善毛细血管内外渗透压差而改善血流动力，降低血压，从而改善肾素－血管紧张素－醛固酮系统，并可通过 C-myc 蛋白高水平表达而诱导细胞凋亡。用莪术能抑制肾结缔组织增生，增加血流量，可降低肾小球透明变性及硬化率、蛋白沉积百分率，并可持续减少尿蛋白排出，从而改善肾功能。

3. 保留灌肠（结肠透析）

处方：大黄（后下）30g，煅牡蛎（先煎）50g，蒲公英 30g，白茅根 30g，仙鹤草 30g。

水煎取汁 200mL，装入盐水瓶冷至 30～40℃。滴前令患者排空大便，然后取侧卧位，垫高臀部6~10cm，接一次性输液管，去掉下端针头部分，接上导尿管，涂以液状石蜡，排空空气，缓慢插入肛门25cm左右，用胶布固定，滴入药液。嘱患者静卧30~60分钟再解便，每日1~2次。

本方用大黄荡涤肠胃，通腑泻浊，活血止血，使肠内湿浊水毒排出增加，配蒲公英清热解毒，利湿通淋，且兼缓泻之功，牡蛎吸附毒素，抗酸止血。现代药理研究表明，大黄有泻下、止血、抗菌、降压、利尿之功，能明显促进肠道氮质清除；蒲公英抗菌消炎，促进肠蠕动；牡蛎有收敛和促进凝血作用，且含多种钙盐，使药液形成高渗状态而有利于透析。

注意事项：①药量：成人每次100~200mL，速度50~100滴/分，以减轻药液对肠壁的刺激，增加停留时间。②灌肠后以每日腹泻3~4次为宜，忌油腻辛辣。③7天为一疗程，休息2天后可进行下一疗程。④晚期尿毒症严重贫血、高血压有出血倾向、梗阻性尿毒症及有肠道感染者均非本法所宜。

四、预防与调护

肾任劳任怨，默默地扮演着人体清道夫的角色，过滤并排泄人体代谢所产生的废物，维持调节水电解质和酸碱平衡，还分泌激素，调节血压。肾功能损害一旦发生，就难以恢复。所以，保肾、护肾、避免肾损伤极其重要。

1. 饮食护肾。①随着年龄增长，肾功能逐渐下降，患者的饮食也要逐渐调整。一般60岁左右患者热能按每日每千克体重30~35kcal计算；80岁按正常人热能的80%计算。注意患者的饮食热能的60%~65%应该来自于主食。此外，暴饮暴食会引起急性肾衰竭，要注意饮食不宜过饱。②由于肾的排泄功能减退，易出现血钾升高，使心脏功能受影响，严重者会导致心脏骤停。故应慎食高钾食物，如香蕉、酱油、味精、土豆、玉兰片、榨菜、冬菜、萝卜干、菇类、木耳、银耳、海带、紫菜、黑枣、火腿、干贝、虾米、低钠盐等。还要少吃辛辣刺激食物，如辣椒、胡椒、咖喱、花椒、茴香、大料、香椿、香菜等。忌食动物内脏、海鲜、啤酒、菇类、菠菜、芹菜、炖汤、未熟豆浆及豆角、卤煮火烧等高嘌呤食物，忌高草酸及皂角素含量高的食物。在正常情况下，钙和磷都要进入骨内，肾功能下降导致磷增多，限制了钙进入骨内而导致骨质流失，引起肾性骨病，故应限制、碳酸饮料、油炸食品等，以及含磷高的花生等食品摄入。③保持低盐饮食。盐控制好了，血压就会下降，蛋白尿就会减少，肾功能就会恢复。④控制蛋白质摄入是预防肾病和慢性肾病饮食治疗的关键。人体缺乏蛋白质，就会出现营养不良、衰老、免疫力低下，还会引起血肌酐升高和内分泌代谢紊乱等。但蛋白质摄入过多或盲目服用高蛋白营养品，也会增加肾的负担，把肾"累"病，使尿素氮升高，导致肾功能下降。肾病患者每天蛋白质摄入应动物蛋白与植物蛋白搭配，一般肾病综合征患者蛋白质控制在每日每千克体重 0.8～1g，肾功能 3 期患者蛋白质摄入的总量为每日每千克体重 0.5～0.6g，4～5 期每日每千克体重 0.3～0.5g，尽量以含蛋白质少的食物补足身体所需热量。如果已是终末期肾病患者，则应严格限制蛋白质摄入。⑤炖汤，特别是火锅汤中富含嘌呤、破碎的蛋白质和油脂，影响肾功能，应避免摄入。⑥氟摄入过量会引起肾功能损害。日常饮食可摄入约 2mg 氟，应减少食用含氟高的菠菜（老叶含氟最高）、莴笋、茶叶、虾皮。幼儿及老年人应避免使用含氟牙膏，以免误吞。秋葵富含硒和锌，是对抗氟元素、护肾的黄金搭档，其中所含的膳食纤维也有降低胆固醇、保护肾的作用。⑦避免食用野蘑菇、鱼胆，以免引起急性肾衰竭。⑧避免食用致敏食物。

2. 饮水护肾。每天正常宜饮水 1500～1700mL。饮水过少会使尿液浓稠，影响肾功能，而饮水过多又会加重肾及心脏负担。腹泻、呕吐的脱水患者要补充糖盐水；出大汗会引起急性肾小管坏死，要避免出大汗的运动；高热患者退热要适度，急速退热、蒸桑拿等会引起出大汗，影响肾功能。

3. 慎食各类损害肾功能的药品和保健品　①含有非那西汀的解热镇痛药，如复方阿司匹林、百服宁、布洛芬、头痛粉、扑热息痛片等可引发急性肾衰竭，临床宜慎用；必须服用解热镇痛药时要注意多饮水，以防肾损害。②含马兜铃酸的中草药，如马兜铃、天仙藤、关木通、广防己、寻骨风、青木香及其中药制剂，易引起肾衰竭，临床宜慎用。

4. 避免使用含有苯二胺的染发剂，此类染发剂通过毛发进入血循环直接损害肾，染发剂所致皮肤过敏的同时存在过敏性间质性肾炎，会引起肾间质纤维化甚至肾衰竭。

5. 血管造影及安装支架患者应高度警惕急性肾功能损害。

6. 剧烈运动或过度疲劳导致肌肉溶解会引起急性肾衰竭（表现为尿血），所以要劳逸适度，尽量避免过度疲劳或长跑等剧烈运动，高强度运动应及时充分补足水分，以免肾损伤。

7. 避免憋尿。长期憋尿会使尿液反流，引起肾损伤。

8. 重症感染或用药不当会引起急性肾衰竭，要避免各种感染。

9. 高血压、糖尿病、高尿酸血症、肥胖病最易伴发肾损害，肾损害又加重上述疾病。所以，控制好基础疾病，就能减轻肾损害。

10. 年龄越大，肾功能越差，用药越要慎重。临床用药需根据年龄和肾功能情况调节药量，老年人必须减量用药，肾病患者勿注射流感疫苗（易致免疫失调）。

11. 关于豆制品。新研究表明：大豆蛋白质属于优质蛋白质，其所含必需氨基酸（EAA）量大且种类齐全，并和人体所需氨基酸模式十分接近，可降低肾衰竭患者的尿蛋白排泄率、肾小球滤过率、肾血浆流量及白蛋白清除率，其对肾功能的保护优于动物蛋白质。豆浆钙高磷低，适合肾病患者服用。另外，继发高脂血症是慢性肾衰竭的常见并发症之一，任何类型的慢性肾脏疾病患者几乎都有脂质代谢紊乱。脂质具有"肾毒性"，可以通过系膜细胞增殖影响前列腺素合成、直接损伤肾小球毛细血管等途径导致进行性肾损伤，表现为肾功能进行性恶化。大豆异黄酮有抗氧化、降血脂、纠正血脂代谢异常的功能，因而可减缓肾结构的硬化过程，从而保护肾功能。但豆制品所含植物蛋白也是蛋白质，对于肾病患者不能过量食用，一般透析患者食用植物蛋白质不超过蛋白质总量的1/3。非必需氨基酸含量高的植物蛋白，如蘑菇、木耳、花生、瓜子等系植物粗蛋白，人体对其利用率低，进食后产生的废物多，肌酐、尿素氮升高，会加重肾负担，一般应尽量少吃或不吃。

再生障碍性贫血

再生障碍性贫血（CAA）是一组由化学、物理、生物因素及不明原因引起的造血干细胞受损，造血微环境损伤，免疫功能异常，从而导致造血组织减少，造血功能衰竭，外周全血细胞减少为特征的造血系统疾病。再生障碍性贫血常起病缓慢，病程较长，以贫血为主要表现，常用白细胞减少和由此而引起的感染症，以及血小板减少和由此而引起的出血倾向。根据临床表现，属于中医"虚劳""血虚"等范畴。

一、病因病机

劳必虚，虚极必成劳，而致虚之因极为复杂。一为体质因素。如父母体虚、胎中失养、孕育不足都会造成秉赋薄弱，肾精亏损，骨髓空虚，体质不强。二是生活因素。包括饮食、起居、情志、劳倦等失调，均可导致形神过耗，损及五脏。"五脏之伤，穷必及肾"。肾精亏损，精微不能封藏固摄在肾，肾精不充，不能化生阴血，日久渐成虚劳。三是其他疾病引发。大病暴疾，邪气太盛，脏气损伤，病后正气虚弱，日久难复，加之失于调治，或久病伤精耗气，气血之源枯竭，或瘀血内结，新血不生，皆可导致精气耗伤，日久渐成虚劳。上述三因皆可导致肾精亏损，不能滋生血液，致血枯髓空，引发再障。

肾虚是再生障碍性贫血的关键。肾为先天之本，内寄元阴元阳，人体五脏六腑之阴都由肾阴来滋生，五脏六腑之阳都由肾阳来温养。若肾中元气不足，无力推动和激发各脏腑组织的生理功能，则脾失健运，肺失宣发和布散，肝失疏泄，心气不能推动血行则无法化生血液。肾功能的强弱直接影响机体的生理功能和骨髓的虚实。精血同源，精足则血旺，精亏则血少。若肾功能健旺，虽有血虚，但肾精尚可转化，血液可以再生；若肾精亏损，精血无法转化，则可出现精血俱亏，从而引发再生障碍性贫血。

二、辨证论治

1. 阴阳两虚型

症状：面色无华，口唇淡白，爪甲无泽，形寒肢冷，腰膝酸软。舌淡苔白，边有齿印，脉沉细。

治法：补肾填精，生髓益血。

处方：熟地黄 30g，山萸肉 15g，枸杞子 15g，鹿茸粉（冲服）3g，红参 10g，淫羊藿 15g，黄芪 30g，当归 15g，鸡血藤 15g，墨旱莲 30g，麦芽 30g，甘草 3g。

2. 肾虚血瘀型

症状：面色无华，口唇淡白，爪甲无泽，腰膝酸软，可见出血倾向，且反复不止，迁延不愈，舌黯淡，或有紫斑，脉细涩。

治法：补肾填精，化瘀止血。

处方：熟地黄 30g，山萸肉 15g，补骨脂 15g，墨旱莲 30g，黄芪 30g，巴戟天 15g，大黄炭 10g，鸡血藤 15g，茜草 15g，山楂 30g，甘草 3g。

3. 肾虚毒蕴型

症状：面色无华，口唇淡白，爪甲无泽，腰膝酸软，伴发热口渴，或出血倾向，舌淡红，苔白或黄，脉数。

治法：补肾生髓，清热解毒。

处方：熟地黄 30g，山萸肉 30g，墨旱莲 30g，白茅根 50g，水牛角粉 30g，牡丹皮 10g，黑栀子 10g，白花蛇舌草 15g，紫草 10g，天花粉 15g，炒麦芽 30g，甘草 3g。

以上各型处方均以补肾填精、生髓益血为主。熟地黄甘、微温，归肝、肾经，能滋阴养血、补精益髓。现代药理研究表明，地黄能刺激造血，促进血虚实验动物模型的骨髓造血细胞 BFU-E、CFU-E 的增殖，并具有提高免疫功能的作用。山萸肉酸、微温，归肝、肾经，能补益肝肾、收敛固涩，对巨噬细胞的吞噬功能有促进作用，对环磷酰胺及放疗引起的小鼠白细胞下降有明显的升高作用，并具有免疫调节作用。枸杞子甘、平，归肝、肾、肺经，能滋补肝肾；枸杞多糖可提高小鼠骨髓 BFU-E、CFU-E 水平，升高网织红细胞，并具有免疫调节作用。鹿茸、淫羊藿、补骨脂、巴戟天补肾壮阳、强筋壮骨、益精生髓，有增加红细胞、血红蛋白及网织红细胞作用。人参甘、微温，归脾、肺经，能大补元气、补脾益肺；人参皂苷对小鼠骨髓多能干细胞具有明显促进作用。黄芪、当归补气生血。墨旱莲滋补肝肾，防止出血。鸡血藤苦甘、温，归肝经，能行血补血，有升高红细胞、血红蛋白和白细胞的作用。共奏补肾填精、生髓益血之功，且能明显改善慢性再生障碍性贫血患者的临床症状，升高外周血象，提高骨髓增生程度。临床还可根据不同情况辅以化瘀止血、清热解毒凉血、健脾养胃之品。

胃－食管反流病

胃－食管反流病（GERD）是由于食管下括约肌压力下降和贲门括约肌松弛，不能阻止胃内容物反流入食管及呼吸道病变，属于中医"吞酸""呕吐""反胃""胸痛"等范畴。

一、病因病机

《灵枢·四时气》记载："善呕，呕有苦，长太息，心中憺憺，恐人将捕之，邪在胆，逆在胃，胆液泄则口苦，胃气逆则呕苦，故曰呕胆。"胃－食管反流病的病位主要在胃及食管，涉及肝、胆、脾。肝胆属木，主疏泄；脾胃属土，主升降。人的消化功能离不开脾、胃、肝、胆。"脾宜升则健，胃宜降则和"，升降相因则气化氤氲，生化气血津液，灌输脏腑经络，四肢百骸。木能疏土，胆汁之疏泄有助于脾胃的消化、运输。在病理情况下，肝气旺则木横逆克土，肝气虚则木不疏土而壅滞，肝血虚则脾胃失养，肝火盛则灼烁胃阴。邪侵胆则逆在胃，令胃气上逆，胆热则液泄，使人口苦呕逆，胆气虚则胆失疏泄致胆胃不和。脾失健运则胃气呆滞，脾不升清则胃不熟谷。脾阴不足则胃阴亦亏，胃气壅滞土壅而木郁，胃失和降则浊阴留滞，变生诸症。

二、诊断

1. 典型表现有反酸、烧心、嗳气、反食、胸骨后疼痛等不适症状。

2. 长期反流可导致食管和食管以外的组织（黏膜）充血病变，诱发食管炎、消化道出血、咳嗽、哮喘、慢性阻塞性肺疾病、肺纤维化、肺毁损、咽喉炎（异物感）、声带炎、鼻炎、中耳炎、心悸（房颤）、胸闷胸痛、背痛、牙齿侵蚀、食管溃疡、巴雷特食管（Barrett esophagus）以至食管与喉部癌变。

3. 胃－食管反流的胃内容物一旦突破反流屏障，经咽向喉、气管喷洒刺激，可引起喉部快速防御反应，导致喉气道痉挛、声门反射性关闭而窒息。

三、辨证论治

1. 肝郁胃热型 本型多由于患者情志不畅，恼怒伤肝，木失条达，疏泄无权，横逆犯胃，胃气不调，失于和降而致。即《素问·至真要大论篇》所谓："少阳之胜，热客于胃，烦心心痛，目赤欲呕，呕酸善饥。"肝胆气机郁滞，肝失疏泄，是关键因素，郁而化火伤胃是后果。郁热为本病的主要病机。现代医学多属于食管下段括约肌压力、食管屏障压蠕动传导速度降低，食管下段括约肌松弛时间延长所致。

症状：由于郁热内结，则见胸骨后烧心，胸胁或剑突下烦热串胀疼痛；肝郁气滞、横克脾土、气逆于上，则出现泛酸，嗳气，口苦或干，或胸脘痞闷，嘈杂呃逆。多伴有心烦易怒或咽中不适、作痒，大便干燥，或小便短赤。妇人可兼乳胀，月事不调。舌质红，苔薄黄，脉弦或弦细数。

治法：疏肝清热，和胃降逆。

处方：旋覆花（包煎）10g，代赭石（包煎）30g，大腹皮15g，枳实15g，栀子10g，蒲公英30g，黄连5g，吴茱萸6g，煅瓦楞30g，海螵蛸10g，白术15g，甘草3g。

方用旋覆花、代赭石、大腹皮、枳实重镇降气，疏利气机，使胃气下行；栀子、蒲公英、黄连苦降清肝解决"热"，吴茱萸辛开解决"郁"，兼防苦寒药凝滞；煅瓦楞、海螵蛸抑酸；配白术、甘草健脾养胃生肌；枳实、白术还有增加胃动力之效。

2. 肝郁脾虚型　由于患者素体虚弱，忧思伤脾，致脾胃虚弱，中气不足，清气不升，浊气不降。或恼怒伤肝，失于疏泄，肝木乘脾，引动胃气上逆。《医宗必读》说："大抵气血亏损，复因悲思忧愁，则脾胃受伤……气则上而不下。"多属食管下段括约肌松弛时间延长，收缩波最大持续时间缩短，蠕动传导速度降低所致。

症状：本型反酸、烧心症状多不典型，其表现为胃脘及两胁胀满或隐痛，嗳气频频，口淡，不思饮食，恶心呕苦或呕清水，大便稀溏，面色少华，倦怠乏力。舌质淡，舌苔薄白或腻，脉沉弦细缓。

治法：疏肝健脾，和胃降逆。

处方：党参30g，白术15g，茯苓15g，炒麦芽30g，槟榔15g，旋覆花（包煎）10g，紫苏梗 15g，枳实 15g，海螵蛸 10g，蒲公英 30g，白及 15g，甘草 3g。

药用党参、白术、茯苓、甘草、炒麦芽健脾；槟榔、旋覆花、紫苏梗、枳实疏肝和胃降逆；海螵蛸制酸，蒲公英清热，白及生肌修复胃黏膜。诸药合用，使逆乱的气机得以平降和顺，破损的食管黏膜得以修复而症状消除。

3. 胆胃湿热型 多由于患者偏嗜食肥甘及辛辣、烟酒，导致胆胃积湿生热，湿热阻滞，气机郁滞而致胃气上逆。

症状：胸骨后及胃脘胀闷疼痛，灼热，反酸，嗳气频作，口苦口干，恶心或呕吐，或呕苦水，吐后觉舒。舌质偏红，苔薄黄或黄腻，脉弦数。

治法：清热利胆，和胃降逆。

处方：栀子 10g，黄连 5g，黄芩 15g，茵陈蒿 30g，蒲公英 30g，柴胡 15g，枳实 15g，郁金 15g，瓦楞子 30g，海螵蛸 10g，白术 15g，甘草 3g。

药用栀子、黄连、黄芩、茵陈蒿、蒲公英清热燥湿；柴胡、枳实、郁金行气降气，解郁止痛，《本草汇言》云："郁金能散郁滞，顺逆气，上达高巅，善行下焦，为心肺肝胃，气血火痰郁遏不行者最验……此药能降气，气降则火降。"配瓦楞子、海螵蛸和胃制酸；白术、甘草和胃健脾。诸药合用，使湿去热清，逆上之气下降而愈。

4. 脾虚痰湿型 本型患者多由于素体阳虚，饮食不节，过食肥甘，脾失健运，水湿化痰，阻滞于胃，胃气上逆而致。

症状：本型患者体形多偏肥胖，并以腹型肥胖为主，症状表现为咽部不适，吞咽不利，胸胁痞满，胸中窒闷，呕恶，泛吐食物、清涎或酸水，伴见心悸头晕，身体沉困，大便溏泻不爽。舌质淡，舌苔薄白或白（或黄）腻。脉濡滑。

治法：温中健脾，降逆和胃化痰。

处方：红参 5g，白术 15g，干姜 10g，法半夏 10g，茯苓 15g，藿香 15g，枳实 15g，旋覆花（包煎）10g，橘皮 10g，瓦楞子 30g，甘草 3g。

方用理中汤合二陈汤加减治疗。药用红参、白术、干姜、甘草温中健脾；法半夏、陈皮、茯苓、藿香和胃化痰，治胃反不受食；加枳实、旋覆花，配橘皮理气降逆，气顺则痰消，体现了治痰先治气的原则；配瓦楞子和胃制酸。共奏温中健脾、祛湿化痰、降逆和胃之效。现代药理研究表明，理中汤有显著促进实验性胃溃疡愈合的作用，并对实验性胃溃疡的发生有保护作用。实验表明，理中汤能降低胃液中游离盐酸浓度，从而减轻对黏膜的侵蚀和减少胃蛋白酶激活，对溃疡发生起到了保护作用；理中汤还能促进醋酸型胃溃疡愈合，说明它能够促使黏膜细胞的再生修复。二陈汤中半夏可显著抑制小鼠的胃液分泌，降低胃液酸度，能抑制应激性胃溃疡的发生。

四、病案举例

温某，男，29 岁。2011 年 4 月 28 日初诊。

主诉：胸胁及胃脘部灼热、吐酸水 3 个月。

现症：胸胁及胃脘部痞闷灼热，窜胀疼痛，时时泛吐酸水。伴见心烦易怒，咽中作痒不适，嗳气频频，口苦口干，大便干燥。舌质红，苔薄黄，脉弦细数。既往饮酒 8 年。

胃镜检查结论：食管黏膜充血并有小隆起，胃黏膜充血、糜烂。

西医诊断：胃食管反流病、反流性食管炎、糜烂性胃炎。

辨证：肝郁胃热。

治法：疏肝清热，和胃降逆。

处方：旋覆花（包煎）10g，代赭石（包煎）10g，大腹皮 15g，枳实 15g，白术 15g，栀子 10g，蒲公英 30g，黄连 3g，吴茱萸 5g，煅瓦楞 30g，海螵蛸 10g，白及 15g，甘草 3g。

每剂水煎 3 次，取汁 1200mL，分 6 次服，每日服 3 次。连服 5 剂。

二诊（2011 年 5 月 9 日）：服上方 5 剂后诸症明显好转，仍觉胸闷烦热，胃脘部轻微疼痛，轻微嗳气，泛酸。仍觉口干，大便干燥。舌质红，苔少，脉弦细数。原方去代赭石、大腹皮，加槟榔 15g，北沙参 15g，再服 5 剂。

三诊（2011 年 5 月 20 日）：胸胁及胃脘部灼热、疼痛痊愈，仍感胃脘部痞闷不适，轻微泛酸，觉倦怠乏力，食欲不佳。舌淡红，苔薄黄，脉弦细。为郁热渐退而现脾虚气滞之证。拟疏肝健脾法加减。

处方：党参 30g，白术 15g，陈皮 10g，白及 15g，海螵蛸 10g，蒲公英 30g，旋覆花（包煎）10g，槟榔 15g，紫苏梗 15g，枳壳 15g，甘草 3g。连服 5～10 剂。

2011 年 7 月 6 日随访，患者连服上方 10 剂，诸症痊愈。

五、预防与调护

胃 - 食管反流病和高血压、糖尿病一样，是严重影响患者生活质量的慢性疾病。本病的特点是"一高三低"，即发病率高、认知率低、就诊率低、治疗率低。胃 - 食管反流病的发病是由于饮食不当，吸烟、饮酒、生活不规律和精神压力等因素，导致食管下括约肌张力下降和控制胃内容物上溢的贲门括约肌松弛造成的，而括约肌松弛尚缺乏有效的治疗药物，目前对胃 - 食管反流病的治疗只能改善症状，提高生活质量，难以根治。所以，预防与调护就显得尤为重要。

1. 合理饮食。按时进食，缓慢进食，避免饱食，睡前 3 小时或晚 8 时以后避免进食；注意多吃粮食和蔬菜，尽量少吃柑橘类水果、番茄、洋葱、蒜等酸性、辛辣刺激性食物；尽量不吃高脂、高糖和油炸食品；少吃巧克力、口香糖、咖啡、浓茶、碳酸饮料和甜饮料。

2. 良好的心态是"保胃"的关键。胃 - 食管反流病与精神压力大相关，患者应放松心情，减轻压力，缓解愁闷以避免胃气上逆。

3. 减轻体重，避免肥胖。正常情况下，食管下括约肌压力高于胃内压力。肥胖特别是腹型肥胖会引起腹内压力增加，导致胃内压增高，一旦突破食管的抗反流能力就会诱发胃－食管反流；另一方面，肥胖可造成食管下括约肌功能异常，由于食管下端及邻近组织中脂肪沉积过多，降低了食管下端括约肌的压力，使得胃内食物易向食管方面反流。所以减肥能有效避免胃内压增高引起反流。

4. 睡眠时床头垫高 15~20cm，能减轻夜间胃液反流；改变不良睡姿，尽量左侧卧位，勿将两上臂上举或枕于头下睡觉，以避免膈肌抬高引起胃内压力增高。

5. 便秘易致腹腔压力增高而加重胃液反流，应保持大便通畅，改善便秘，定时排便；尽量避免负重、过度弯腰、穿紧身衣裤、束腰、高声歌唱等增加腹内压力的活动。

6. 忌酒戒烟。饮酒导致食管蠕动收缩波的频率下降，降低食管清除酸性物质的能力，刺激胃酸分泌，引起贲门括约肌松弛。吸烟会导致食管黏膜屏障作用失守，降低食管下段括约肌压力，减少食管黏膜血流量，抑制前列腺素的合成，降低机体抵抗力，使炎症难以恢复。

7. 常做腹式呼吸可锻炼腹部及贲门括约肌，有利于缓解胃－食管反流。

8. 避免使用 α 受体阻滞药、硝酸甘油、钙拮抗药、茶碱、抗炎止痛药、阿托品、颠茄片、山莨菪碱（654-2）、薄荷等药物。

胃－食管反流性咳嗽

胃－食管反流病，不仅仅是胃和食管的疾病，胃内容物长期反流除引起食管病变外，食管以外的鼻、咽、喉、气道等组织（黏膜）受到酸性物质的慢性刺激和损害，也容易引起咳嗽、哮喘等呼吸系统并发症。此即《黄帝内经》所谓"五脏六腑皆令人咳，非独肺也"。

一、病因病机

脾胃位于中焦，为人体气机升降的枢纽，胃气不降，不仅导致中焦不和，影响六腑的通降，甚则影响全身的气机升降。胃气不下降，反而上逆，日久则导致肺失清肃，影响肺气肃降，气道挛急，发为咳喘。

影响胃气不降的主要原因有三：一是情志不畅，恼怒伤肝，木失条达，疏泄无权，郁而化火伤胃，导致胃失和降，胃气上逆于喉间，进而影响肺的宣发肃降功能。二是饮食不节，过食辛辣及肥甘厚味，使痰湿蕴蒸，既化生痰火，上迫肺金，又使胃肠积热，胃气不降，影响肺的敛降。三是脾胃虚弱，健运失司，水湿内生。"脾为生痰之源，肺为贮痰之器。"水湿化痰，阻滞于胃，导致胃气上逆。水湿之邪既使清气不升，浊阴不降，影响肺气肃降；又使水湿留结，聚结成痰，上注肺窍，壅塞气道，痰气相搏，而发咳喘，即《内经》所谓"聚于胃，关于肺"。

现代医学研究发现，呼吸道黏膜对酸性反流物无抵御能力，一旦接触就会引起呼吸道平滑肌强烈痉挛，并大量形成分泌物，导致咳嗽、呼吸困难或哮喘样发作，严重者可引起致命的喉痉挛窒息。

二、辨证论治

1. 肝郁胃热型

症状：频发阵咳气喘，吐白色或黄色痰，或干咳无痰，卧位时加重，兼见咽部异物感，吞咽困难，嗳气频频，脘腹胀满，泛酸、烧心或反食。或咳呕苦水，烦躁易怒，五心发热，口干口苦，舌质红，舌苔薄黄或苔少而干，脉弦数或细数。

治法：清肝调气，降逆止咳。

处方：炙麻黄6g，黄芩15g，法半夏10g，栀子10g，浙贝母10g，降香 10g, 橘红 10g, 旋覆花（包煎）10g, 枳实 15g, 白术 15g, 竹茹 6g, 甘草 3g。

方用麻黄宣肺降气平喘；栀子、黄芩、竹茹、浙贝母清热泻火，降逆化痰止咳；旋覆花、枳实、橘红、法半夏、降香疏利气机，降气豁痰，使胃气下行。其中橘红理气健胃，和中止呕，竹茹清胃热止呕逆，两药合用，既能降逆止呕，又能清泄胃热；配白术、甘草健脾养胃，枳实、白术还有增加胃动力之效。本方宣、清、降三法合用，共奏清热化痰、降逆止咳之功。使肝肺宣畅，痰热内除，则咳喘自平。

2. 胃肠积热型

症状：咳嗽气喘吐痰，左侧卧位时加重，每次躺下时喉咙如有物梗阻，常常引起剧烈暴咳。兼见吞咽困难，脘腹胀满，嗳气，咽部异物感，恶心反胃，泛酸或反食，剑下或胸骨后烧灼或压榨样疼痛（非心源性胸痛），口干，咽燥，舌质红，苔黄厚或腻，脉弦滑。

治法：清热化痰，降逆止咳。

处方：炙麻黄 8g, 黄芩 15g, 法半夏 10g, 旋覆花（包煎）10g, 橘红 10g, 栀子 10g, 黄连 4g, 全瓜蒌 10g, 浙贝母 10g, 海螵蛸 10g, 桑白皮 15g, 甘草 3g。

方用麻黄、桑白皮宣肺降气平喘；栀子、黄连、瓜蒌、浙贝母清热泻火，降逆化痰止咳；瓜蒌配旋覆花、橘红、法半夏化痰降浊宽胸；海螵蛸和胃制酸。诸药合用，使热清浊降，逆上之气下降而咳喘自愈。

3. 脾虚痰湿型

症状：咳嗽，喘息气逆，吐清稀痰涎，餐后及卧位时加重。伴见倦怠乏力，身体沉困，不思饮食，咽部不适，吞咽不利，胸胁痞满，胸中窒闷，呕恶，泛吐食物、清涎或酸水，大便溏泻不爽。舌质淡红，舌苔薄白或白滑，脉沉细。

治法：健脾利湿，降气豁痰止咳。

处方：六君子汤加味。党参 30g, 白术 15g, 茯苓 15g, 法半夏

10g，橘红 10g，炙麻黄 8g，干姜 10g，前胡 15g，旋覆花（包煎）10g，海螵蛸 10g，紫苏子 15g，甘草 3g。

脾胃虚弱，若单纯降气豁痰，不顾护脾胃，诸症不但不除，反而会加重，故以四君子汤健脾益胃，以治脾胃虚弱，更以干姜协助四君子汤温中健脾和中；麻黄、前胡、紫苏子宣肺降气平喘；旋覆花、法半夏、橘红降逆豁痰，止咳平喘；海螵蛸和胃制酸。诸药合用，使中焦健运，痰浊涤除，则清升浊降，而咳逆自愈。

三、病案举例

例 1 秦某，男，34 岁，住址：绵阳市涪城区。2012 年 4 月 18 日初诊。

主诉：咳嗽气喘 1 个月余。

现病史：患者 1 个月前出现咽部不适，继而咳嗽、气急，在附近诊所治疗不见好转。咳嗽、咯痰加重，伴见喉痒气急。某医院诊为"急性支气管炎？支气管哮喘？"服西药、输液治疗 1 周未愈。又改服中药数剂，咳嗽、气急仍不见好转，反而加重。自诉咳嗽呈呛咳、气喘，每于夜间躺下睡觉时喉咙发痒，如有物梗阻，随即剧烈呛咳、气喘，吐白色黏稠痰涎，有时吐出酸苦水或食物，马上坐起后缓解。时时嗳气、咽痒，觉脘腹胀满，剑突下有烧灼感，口干，咽燥，大便干结。平素嗜酒，嗜食辛辣及油腻食物。诊见患者体形丰满（身高 172cm，体重 80kg），腹型肥胖。舌质红，舌苔黄厚腻，脉弦滑。

辨证：为痰湿蕴结，化生痰火，上迫肺金而发咳嗽、气喘。

治法：清热化痰，降逆止咳。

处方：炙麻黄 8g，黄芩 15g，法半夏 10g，旋覆花（包煎）10g，全瓜蒌 10g，浙贝母 10g，栀子 10g，生大黄 4g，枳实 15g，瓦楞子 30g，桑白皮 15g，甘草 3g。每剂水煎 3 次，取汁 1200mL，分 6 次服，每日服 3 次。连服 3 剂。

医嘱：避免饱食，不吃酸辣刺激性食物，尽量不吃高脂、高糖和油炸食品，不吃巧克力、咖啡、浓茶、酒类、碳酸饮料和橙汁饮料；增加活动，减轻体重，避免便秘；睡眠时将上半身垫高15°左右。

二诊（2012年4月25日）：服上方3剂后咳嗽、气喘明显好转，仍觉胃脘部胀满，嗳气，偶尔吐酸。仍觉口干，大便干燥。舌质红，苔薄黄，脉弦细。效不更方，原方再服3剂。

三诊（2012年5月5日）：偶尔喉痒、咳嗽、嗳气，仍感胃脘部痞满不适，时有灼热，觉倦怠乏力，活动时易出汗。舌淡红，苔薄黄，脉弦细。为邪去正虚。拟扶正祛邪法善后。

处方：黄精30g，北沙参15g，白术15g，百合15g，旋覆花（包煎）10g，栀子10g，法半夏10g，海螵蛸10g，栀子10g，浙贝母10g，枳壳15g，甘草3g。连服5剂。

2012年6月30日来诊，患者服上方5剂后又按原方再服5剂，咳嗽痊愈。

例2 尚某，男，19岁，住址：绵阳市涪城区。2012年6月18日初诊。

主诉：咳嗽气喘3个月余。

现病史：患者3个月前出现咳嗽、气喘，咳甚易呕吐。去多家诊所、医院服西药、中药及输液治疗未见好转，反而加重。自诉喉痒干咳，喘息气逆，咳吐白色清稀痰涎，咳嗽一般于饭后及卧位时加重，严重时咳吐食物及酸水。伴见倦怠乏力，身体沉困，咽部不适，吞咽不利，胸胁痞满，胸中窒闷，大便溏泻不爽。患者身高172cm，体重86kg。舌质淡红，舌苔白滑，脉沉细。

辨证：脾虚湿留，聚结成痰，上注肺窍，壅塞气道，痰气相搏而发咳喘。

治法：健脾利湿，降气豁痰止咳。本型系脾气虚弱，痰湿内生，影响于肺，则主治在脾，健脾利湿以断生痰之源。

处方：党参 30g，白术 15g，茯苓 15g，法半夏 10g，橘红 10g，干姜 10g，旋覆花（包煎）10g，海螵蛸 10g，炙麻黄 8g，前胡 15g，紫苏子 15g，甘草 3g。每剂水煎 3 次，取汁 1200mL，分 6 次服，每日服 3 次。连服 5 剂。

医嘱：避免饱食，不吃生冷及刺激性食物，尽量不吃高脂、高糖和油炸食品，不吃巧克力、咖啡、浓茶、酒类、碳酸饮料和橙汁饮料；加强活动，减轻体重。

二诊（2012 年 6 月 29 日）：患者连服上方 5 剂后咳嗽、气喘有所好转，痰涎减少，饭后咳喘明显减轻，夜卧时咽部有不适感，但咳嗽轻微。仍感倦怠乏力，胸胁痞满，脉舌如前。原方再服 5 剂。

三诊（2012 年 7 月 10 日）：仍感咽部及胸部不适，偶有喉痒、咳嗽、干呕、嗳气，时觉倦怠乏力，大便成形。舌淡红，苔薄白，脉沉细。仍以健脾益气、化痰利湿法治之。

处方：黄芪 30g，党参 30g，白术 15g，茯苓 15g，法半夏 10g，橘红 10g，旋覆花（包煎）10g，薏苡仁 30g，前胡 15g，荷叶 30g，枳壳 15g，甘草 3g。连服 5 剂。

四诊（2012 年 7 月 22 日）：患者服上方 5 剂后咽部轻微不适，时有咳嗽但明显减轻。配合饮食控制和运动锻炼，体重已减轻 6kg。继续调整生活方式，再服三诊处方 1~2 个月。

功能性消化不良

功能性消化不良（FD）是指非器质性病变引起的消化不良症候群。现代医学对本病没有特殊的治疗方法，如《英国医学杂志》2004 年 4 月发表的一份功能性消化不良指南提出，没有证据表明有哪种治疗厌食症的方法行之有效。功能性消化不良属于中医"痞满""纳呆"等范畴，中医治疗有确切的疗效。

一、病因病机

1. 脾胃素虚或饮食劳倦所伤、药物克伐或热病后期损脾伤胃。即《杂病源流犀烛·伤食不能食源流》所谓："不能食，脾胃俱虚病也。"

2. 饮食不节，致脾胃气机阻滞，胃失和降。即《素问·痹论篇》所谓："饮食自倍，肠胃乃伤。"《景岳全书·饮食门》云："伤食者，必恶食。"

3. 情志不遂，肝气郁结，损脾犯胃。"木能疏土"，脾胃的运化有赖于肝的疏泄，肝失疏泄会使脾胃气机不畅，纳化失司。

二、辨证论治

1. 脾胃虚弱型

症状：倦怠乏力，气短懒言，不思饮食，食后腹胀，或饮食无味，或进食呕吐，舌淡苔白，脉缓弱。

治法：健脾开胃。

处方：党参 15g，白术 15g，茯苓 15g，藿香 15g，砂仁 8g，山楂 30g，炒麦芽 30g，陈皮 10g，干姜 10g，甘草 3g。

2. 脾胃阴虚型

症状：饥不欲食，口渴喜饮，唇红口干，大便干结，小便短少，舌淡红，苔少，脉细略数。

治法：养阴益脾，消食健胃。

处方：藿香 15g，山楂 30g，炒麦芽 30g，建神曲 30g，乌梅 15g，北沙参 15g，白术 15g，山药 30g，石斛 10g，甘草 2g。

3. 脾虚肝郁型

症状：疲倦乏力，善太息，胃脘部痞满不适，不思饮食，胸膈不舒，呃逆嗳气，或大便不畅。肝郁化热者可口苦、口干。舌苔薄白或薄黄，脉弦缓。

治法：健脾疏肝。

处方：党参 30g，白术 15g，茯苓 15g，藿香 15g，郁金 15g，紫苏梗 15g，大腹皮 15g，陈皮 10g，炒麦芽 30g，甘草 2g。肝郁化热者加栀子、茵陈蒿。

4. 饮食积滞型

症状：厌食，嗳腐吞酸，脘腹饱胀，大便臭秽或秘结不通，舌苔厚腻，脉滑。

治法：消食导滞，健脾开胃。

处方：藿香 15g，白术 15g，茯苓 15g，连翘 15g，炒麦芽 30g，山楂 30g，炒谷芽 30g，神曲 30g，陈皮 10g，莱菔子 15g，甘草 3g。

附注：以上各方均用藿香，其味辛，性微温，归脾、胃、肺经。《珍珠囊》谓藿香："补卫气，益胃气，进饮食，又治吐逆霍乱。"现代药理研究显示，藿香有促进胃液分泌、帮助消化等药理作用。白术、茯苓既能促进胃肠蠕动，又能抑制亢进的大肠运动功能，对消化道功能有双向调节功能。白术、砂仁、山楂、麦芽、谷芽、神曲可促进消化液的分泌。郁金有促进胃液分泌的作用，又能促进胰泌素分泌，使十二指肠中 HCO_3^- 浓度增高，故有维持胃肠道酸碱度作用，有利于食物的消化吸收。郁金对免疫功能有调节作用，能抗炎、抗过敏、抗自由基损伤，故对胃肠黏膜防御功能亦有一定的作用。

三、预防与调护

1. 饮食有节，避免暴饮暴食。

2. 清淡饮食，多吃粮食蔬菜，少吃高脂、高糖、高蛋白饮食。

3. 忌食冰冷饮品及冷餐拼盘。

4. 保持精神愉快，避免紧张、焦虑。

5. 戒烟禁酒。

慢性萎缩性胃炎

慢性萎缩性胃炎是临床常见病，也是难治病之一，其临床症状复杂多样，但多以上腹部痞闷、胀满或兼有疼痛、嗳气、纳差为主症，属于中医"胃痞"范畴。

一、病因病机

情志、饮食等病因导致脾之清气不升，胃之浊阴不降，病理性质以虚为主，多虚实夹杂。病位在脾胃，可涉及肝、胆等脏腑。

二、辨证论治

1. 胃阴不足型（多系阳明阴亏，太阴阳运不足兼肝郁气滞）

症状：脘胀，食入更甚，喜食酸甘。伴见嗳气，口干。舌红，苔糙黄，脉弦细。胃液分析，游离甲酸及总酸度降低。

治法：养阴生津，健脾疏肝。

处方：乌梅 15g，木瓜 15g，白芍 30g，山楂 30g，北沙参 30g，丹参 30g，麦冬 15g，石斛 15g，蒲公英 30g，炒麦芽 30g，大腹皮 15g，甘草 3g。

2. 肝郁脾虚型

症状：脘胀纳差，嗳气频频，伴胸胁胀闷不适。舌淡苔薄白，脉细。

治法：疏肝健脾。

处方：紫苏梗 15g，大腹皮 15g，砂仁 6g，当归 15g，党参 30g，白术 15g，陈皮 10g，乌药 15g，佛手 8g，肉桂 4g，甘草 3g。伴息肉者加黄芪、薏苡仁、莪术。

附注：①应用温阳之剂宜温而不燥，免伤阴液；养阴之剂不宜过于滋腻，以免滞气，宜兼顾阴阳以顺应脾胃之气。②以上各型可加入当归、红花以增胃黏膜血流量，改善微循环，促使胃黏膜恢复正常屏障功能，使黏膜腺体再生，肠化消失。脾胃为气机之枢纽，胃为多气多血之腑，气滞可以影响血液运行，久痛入络、久病留瘀，因此调理气血是治疗的重要环节。③胃在生理上着重"降"，病理上着重"滞"，治疗上着重"通"；乌药有促胃肠动力作用，肉桂、石菖蒲可抑制胃肠异常发酵，缓解胃肠功能紊乱。

三、预防与调护

1.缓解压力，避免精神紧张。

2.戒除烟酒，勿吃过冷、过烫、过辣、过咸食物。

3.饮食均衡，适当进食肉类、紫甘蓝、圆白菜、南瓜、胡萝卜等富含维生素U、β-胡萝卜素的食物，以刺激胃酸和黏液分泌，从而保护胃黏膜。避免素食引起胃酸分泌减少，导致消化功能、抑菌功能下降，引起杂菌和致癌物增多。

4.避免食用苏打饼干、苏打水、浓茶等碱性食物中和胃酸，升高胃pH，使胃部偏碱，引起消化和抑菌功能下降、胃黏膜萎缩、胃腺体肠化。

急性胆囊炎

急性胆囊炎是常见的急腹症之一，属于中医"结胸""胁痛""黄疸"等范畴。

一、病因病机

肝胆互为表里，胆为中清之腑，主胆汁输送和储藏，以疏泄为顺。若因情志所伤，饮食失节，以致肝郁气滞、胆失疏泄而为病。肝郁日久则湿热内蕴，湿热熏蒸，胆汁不能循其常道，溢于肌肤而发黄。若毒热炽盛，正伤邪陷，则可出现热厥等危候。

二、诊断

1. 症状 主要表现为突发右上腹持续性剧烈疼痛，呈阵发性加剧，可向肩背部放射，常伴有恶心、呕吐、发热。胆道感染除引起胆绞痛外，还可通过迷走神经反射引起冠状动脉痉挛，出现心绞痛、心肌缺血及心律失常的胆心综合征表现。

2. 体征 右上腹有明显压痛和肌紧张，部分患者可扪及肿大而有触痛的胆囊。Murphy 征及 Boas 征均呈阳性，少数患者可有轻度黄疸。

三、辨证论治

1. 气结型（相当于急性单纯性胆囊炎）

症状：右胁窜痛或绞痛，恶心呕吐，头晕，口苦，咽干，食欲不振，大便干燥，轻度发热，无明显黄疸。舌苔薄白，脉弦。

辨证：肝郁气结，湿热内蕴。

治法：疏肝利胆，清热利湿。

处方：栀子 15g，茵陈蒿 30g，郁金 15g，黄芩 15g，大黄 10g，柴胡 15g，白芍 20g，枳壳 15g，木香 10g，乌梅 15g，甘草 3g。

2. 湿热型（相当于急性化脓性胆囊炎）

症状：恶寒发热，或有寒战，口苦咽干，不思饮食，右侧胁肋持续胀痛，或有阵发加剧，身目发黄，尿黄赤，大便秘结。舌苔黄厚腻，舌质红，脉弦数或滑数。

辨证：肝胆湿滞，毒热炽盛。

治法：清利湿热，解毒通下。

处方：茵陈蒿汤合大柴胡汤加减。茵陈蒿 30g，红藤 15g，柴胡 15g，黄芩 15g，栀子 15g，大黄 10g，延胡索 10g，郁金 15g，蒲公英 30g，芒硝（冲服）10g。

本型治疗时除清利湿热外，尚需重用下法。方中大黄有泻下、抗菌、利胆等作用。芒硝含硫酸钠，由于渗透压的作用，能导致泻下，还能利胆、消水肿、舒张总胆管下段 Oddi 括约肌。合理运用下法，对炎症的消退有积极作用。

附注：上述两方为基本方，临证时要加减应用。高热烦渴者，加生石膏、知母或紫雪丹；湿盛苔腻者，加金钱草、藿香、佩兰；血瘀痛甚者，加丹参、乳香、没药。临床还要根据病情轻重，必要时加用抗生素。不能进食或呕吐严重者，应给予支持疗法，纠正水、电解质失衡。必要时禁食，作胃肠持续减压。下列情况应考虑手术治疗：①急性胆囊炎合并结石积脓。②坏疽性胆囊炎。③胆囊穿孔合并胆汁性腹膜炎。

四、预防与调护

1. 禁食。可静脉补充营养或多饮水，并在饮水时补充钠和钾。

2. 疼痛缓解后可进食低脂肪、低蛋白、高糖类的清淡流质饮食。病情好转则逐渐增加脂肪及蛋白质饮食。

急性胰腺炎

急性胰腺炎指胰腺及其周围组织被胰腺分泌的消化酶自身消化而引起的急性化学性炎症，以胆源性胰腺炎居多，严重者影响消化道功能，导致肠麻痹而致麻痹性肠梗阻。属于中医"脾心痛""膈痛""肝胃不和""胁腹痛""结胸"等范畴。

一、病因病机

酗酒、暴饮暴食，过食高脂肪、高蛋白食物，情志郁怒，或蛔虫上扰以致肝郁气滞，脾运失健，实热或湿热蕴结，腑气不通而为病。如正虚邪陷，则呈现气血逆乱之绝证。以脾胃热盛为主者，化火则深入营血，可致热深厥深；以胃热化火为主者，可迫血妄行。若热水相结，则结胸里实。其中出现热血相搏者，瘀血腐脓或血结成块，如果病久正伤者，可兼有耗阴伤阳之候。气郁、血瘀、邪结、热盛和厥逆等是本病的主要病理环节，并可互相兼夹或转化。

现代医学认为，急性胰腺炎主要分为脂源性胰腺炎和胆源性胰腺炎两类。脂源性胰腺炎主要是因为暴饮暴食，进食大量的高脂肪、高蛋白食物或饮酒、高脂血症、服用某些药物等因素，刺激十二指肠产生大量促胰素，使胰腺大量分泌胰液，导致胰管内压力急剧升高。大量含有胰酶的胰液因为胰管梗阻，不能排至肠道而被迫留滞胰腺间质，对胰腺自身细胞进行消化，从而引起胰腺炎症。胆源性胰腺炎主要是因为胆系疾病，如胆结石、胆囊炎、蛔虫、瘢痕、功能障碍等，使胆胰管"共同通路"发生狭窄或梗阻、炎症、血运障碍，胰液排出障碍和胰液外溢所致。

根据病理变化，分为急性水肿性（间质性）和急性出血性（坏死性）两类，二者互相转化，实为同一病变的不同发展阶段。若继发发感染，易形成化脓性胰腺炎或胰腺脓肿。

二、诊断

1.临床表现　突发上腹正中（剑突下）持续性剧烈疼痛，渐进性加重，向后背或左肩部及腰背部放射。伴有腹胀、发热、出汗，频繁的恶心、刺激性呕吐，严重者吐出肠道内容物。因胆结石堵塞者可出现黄疸。出血性胰腺炎痛如刀割，早期即可出现休克。急性胰腺炎转变为慢性胰腺炎表现为持续性腹痛，进食即痛，腰痛、腹泻，且易引发糖尿病、癌变。

2.体检　左上腹压痛，出血性胰腺炎有全腹肌紧张、压痛及反跳痛，肠鸣音减弱或消失。腹腔穿刺可抽出血性渗液，血清淀粉酶值升高。

3.化验　血清淀粉酶于发病后 3～12 小时升高，24～48 小时达高峰，2～5 天恢复正常。血清淀粉酶 >128U（索氏法 >500U）有诊断意义，尿淀粉酶增高及下降均迟于血清淀粉酶，温氏法 >256U 即有诊断意义。血清异淀粉酶升高，核糖核酸升高，S- 磷酸酶升高，C- 反应蛋白 <10mg/100mL，90% 预示为坏死型胰腺炎，亦提示炎症加重。末梢血象白细胞计数升高，血糖增高，尿糖呈阳性，血钙降低。X 线检查，较重患者可有横结肠局限性膨大胀气，CT 可显示坏死范围。

三、辨证论治

1. 肝胃气滞型（相当于轻型水肿性急性胰腺炎）

症状：突发上腹持续疼痛，渐进性加剧，上腹胁肋窜痛，掣引腰背，腹胀拒按，伴恶心呕吐，发热，或见便秘，尿黄赤。舌苔薄白或薄黄，脉弦细数或弦滑。

治法：清热解毒，通里攻下，化瘀理气。

处方：大柴胡汤加减。柴胡 15g，黄芩 15g，胡黄连 10g，赤芍 15g，丹参 30g，枳壳 15g，大黄（后下）15g，栀子 15g，芒硝（冲服）10g，延胡索 10g，蒲公英 30g，木香 10g，甘草 3g。

腹胀明显或伴发腹膜炎者，宜行胃肠减压。

2. 肝胃热结型（相当于重型水肿性或出血性急性胰腺炎）

症状：突发上腹剧痛如割，全腹满痛拒按，高热，口干渴，尿短赤，呕吐频作，大便秘结不通。舌苔黄腻、厚腻或燥，舌红，脉弦数或细数。

治法：清热解毒，化瘀通里。

处方：大承气汤合黄连解毒汤加减。柴胡 15g，黄芩 15g，金银花 30g，胡黄连 10g，栀子 10g，牡丹皮 10g，赤芍 15g，延胡索 10g，厚朴 15g，枳壳 15g，大黄（后下）15g，芒硝（冲服）10g。

高热烦渴加水牛角、生地黄；黄疸明显加茵陈蒿、金钱草；呕吐频繁加法半夏、竹茹、藿香。

急性出血性胰腺炎发病急，病情险恶，其救治要把握三个关键：

①积极防治休克。②防止麻痹性肠梗阻：用生大黄（后下）30g，芒硝（冲服）20g，厚朴15g，枳壳15g，桃仁10g，生甘遂末（冲服）1g。水煎，每4小时给药1次。头煎灌胃，隔2小时后以二煎保留灌肠。经3次攻下后，可排出粪球。③防止假性胰腺囊肿形成，后期热象已除，上腹胀满，痛有定处，或疑有包块者，需重用活血化瘀、利湿软坚之剂。如丹参、红花、泽兰、车前子、三棱、莪术、穿山甲等。

附注：大黄、黄芩、胡黄连、芍药有抑制胰脂肪酶和胰蛋白酶活性作用。丹参、赤芍、桃仁、当归、红花、大黄等均可改善胰腺、肺等重要脏器的微循环，增加胰腺血流及组织灌注量，降低毛细血管通透性，减少血小板和红细胞在毛细血管的聚集。柴胡、木香、延胡索可明显降低Oddi括约肌张力；大黄、柴胡、黄芩、木香、延胡索、胡黄连、栀子对胰腺分泌有双相调节作用。金银花、蒲公英有一定的抗菌活性，还有显著抗内毒素作用。

西医以往主要采用"饥饿疗法"，包括禁食、禁水、胃肠减压、抑制胰腺分泌及抗胰酶药物治疗，现在已改为早期肠内营养、改善肠道功能和抗胰酶药物治疗。合并胆结石、化脓性胆管炎、休克、肠麻痹者宜手术治疗。并发胰腺脓肿，反复发作，胆总管下段括约肌狭窄或胰管梗阻，急性坏死性胰腺炎有中毒性休克征象者，宜手术治疗。

四、预防与调护

1. 保持三餐规律，勿暴饮暴食，勿过量食用高脂肪、高糖、高蛋白食物。

2. 不饮酒或少饮酒（饮酒易致胰管堵塞），尤其不要长期饮用高度白酒。

3. 胆囊、胆管有炎症或结石者，应根据不同情况及时治疗。有蛔虫者，要尽早进行驱虫治疗。

4. 提高机体抗病能力，及早、彻底治疗可能并发急性胰腺炎的感染性疾病，如伤寒、肝炎、败血症、肠病毒感染等。

5.降低血脂，积极防治动脉硬化。

6.谨慎使用激素、氢氯噻嗪、硫唑嘌呤、雷米封、消炎痛、雌激素等可能诱发胰腺炎的药物。

7.进行逆行胰胆管造影（ERCP）注射药物时，要严格控制造影剂的剂量和注射时的压力，术后要对患者严密观察。

甲状腺功能亢进症

甲状腺功能亢进症（简称"甲亢"），是由于甲状腺素分泌过多引起的综合病症。本病属于中医"瘿气""消渴""汗证""惊悸""怔忡"等范畴。临床表现复杂，老年性甲亢多无典型表现，容易与其他疾病混淆。运用现代检查方法明确诊断之后的辨证治疗，能有效提高临床疗效。

一、病因病机

1.情志郁结，化火伤阴。《诸病源候论》指出："瘿者，由情志气结所生。"情志不调，肝郁气滞，血瘀痰阻，瘤结于喉而成瘿病；凝聚目窠则眼胀突出；肝郁化火引动君火则心悸怔忡；肝火犯胃则消谷善饥；肝木乘脾，脾失健运则便溏；火热伤阴，阴虚火升则面赤烘热；阴性肝旺则手颤；火热内灼营阴则失眠多梦、烦躁不安；气郁热蒸则怕热多汗。

2.肾阴匮乏于下，不能上济于心，心火独亢于上，不能下交于肾。阴虚而心失所养故见胸闷、心悸气短、烦躁失眠；阴虚不能制阳故五心烦热；化源不足，不能滋养故消瘦；肾阴不足可见腰膝酸软、乏力。

3.肝火或心火犯胃，胃热脾虚，运化失常可致易饥、腹泻。现代医学认为系甲状腺素刺激胃泌素分泌增多，使肠蠕动加速，食物停留时间短。

4. 心脾肾虚，正气不足，故神疲心悸、便溏肢肿。

二、诊断

1. 临床表现　甲状腺弥漫性肿大、急躁易怒、多食易饥、怕热多汗、疲乏无力、体重减轻、性情急躁、失眠多梦、心悸怔忡、手颤便溏、体重减轻、眼球突出等。

老年性甲亢多无典型表现，容易与其他疾病混淆。如甲亢表现为心跳不规律、心跳加快，易被误诊为心肌炎、风湿性心脏病、冠心病等；由于肠道蠕动加快，致使排便次数增多的甲亢患者易被误诊为消化道疾病；女性表现为月经量减少，周期延长甚至闭经的甲亢患者易被误诊为女性生殖系统疾病；出现轻重不一的眼球外突症状的甲亢，易被误诊为角膜炎或眼眶后部肿瘤；甲亢患者可出现凹陷性或非凹陷性下肢水肿，容易被误诊为心肝肾功能不全。临床应注意鉴别。

2. 检测　基础代谢率、血清蛋白结合碘、T_3、T_4 均增高，TSH 降低。

三、辨证论治

1. 肝郁化火型
症状：急躁易怒、烦躁不安，面赤烘热、怕热多汗、多食善饥、口渴、失眠多梦、手颤、甲状腺弥漫性肿大、眼胀突出等。舌红，苔薄黄，脉弦数。

本型病势急，症状明显，多见于中青年患者。

治法：疏肝解郁，养阴清热。

处方：丹栀逍遥散加减。牡丹皮 10g，栀子 10g，当归 15g，白芍 30g，白术 15g，茯苓 15g，柴胡 15g，南沙参 30g，玉竹 20g，甘草 3g。

兼痰凝气滞者，加玄参、浙贝母、夏枯草等，清热化痰、散结消瘿；兼瘀滞者，加赤芍、莪术；善食易饥明显者，加石膏、知母清胃热；阴虚，加麦冬。

2. 水火不济型

症状：消瘦胸闷、心悸气短、烦躁失眠、五心烦热、腰膝酸软、消瘦乏力。舌质红，苔薄黄，脉细数。

治法：养阴滋肾，宁心安神。

处方：栀子 10g，连翘 30g，熟地黄 30g，山萸肉 15g，女贞子 15g，白芍 30g，玉竹 20g，南沙参 30g，炒酸枣仁 15g，茯神 15g，甘草 3g。

方用栀子、连翘清心除烦，熟地黄、山萸肉、女贞子、白芍、玉竹滋肾养阴，南沙参、炒酸枣仁、茯神养心宁神，使心肾交通。

3. 胃热脾虚型

症状：倦怠乏力，口渴，多食易饥，反复腹泻。舌红，苔薄白或薄黄，脉细数。

治法：滋阴清热，健脾止泻。

处方：南沙参 30g，白术 10g，茯苓 15g，山药 30g，赤石脂（包煎）30g，玉竹 15g，天冬 15g，连翘 15g，甘草 3g。

4. 心脾肾虚型

症状：本型多见于老年人，其症状不典型，多表现为神疲消瘦，心悸气短，反应迟钝，腰膝无力，失眠便溏，情志不畅，胫前水肿。类似于淡漠型甲亢，易误诊为抑郁症、阿尔茨海默病。

治法：补脾益肾，养心安神。

处方：黄精 30g，党参 30g，白术 15g，茯苓 15g，山药 30g，仙鹤草 30g，炒酸枣仁 15g，合欢皮 15g，枸杞子 10g，怀牛膝 16g，甘草 3g。

方用黄精为主，脾肺心肾同补，再加党参、白术、茯苓、山药、仙鹤草健脾益气，炒酸枣仁、合欢皮宁心安神，枸杞子、怀牛膝壮腰益肾。

四、病案举例

例 1　刘某，女，27 岁。1998 年 3 月 5 日初诊。

病史：患者 3 个月前分娩后怕热多汗，面赤烘热，口渴，多食易饥，心悸失眠，烦躁不安，大便溏，每日 4~5 次。延医诊治，认为系产后正常现象，未引起重视。刻诊：见甲状腺Ⅱ度肿大，目稍突，手颤，舌质红，苔薄黄，脉弦数。查血清 T_3 5.1nmol/L，T_4 321nmol/L，TSH 0.2mU/L。诊为甲亢，肝经郁热型。

治法：疏肝解郁，养阴清热。

处方：牡丹皮、当归、茯神、白术各 15g，栀子 12g，柴胡 10g，白芍、夏枯草、石膏、玉竹各 30g，甘草 3g。

另加服西药甲巯咪唑。患者服药 1 周，饥饿感明显好转，出汗减少。原方去石膏，加黄精调治 2 个月，诸症已解。查血清 T_3 1.7nmol/L，T_4 150nmol/L，TSH 10mU/L。恢复如常。

例2 陈某，女，41 岁。1997 年 11 月 6 日初诊。

病史：反复头晕、胸闷、心悸不宁 10 余年，活动后易出汗，伴见五心烦热、腰膝酸软、口咽干燥，难以入睡，甚则彻夜不眠，食多而身体渐消瘦。多次心电图提示室速，时有房颤，ST-T 改变。他医诊为心肌炎，不规则服普萘洛尔及营养心肌药，症状时轻时重。查体：消瘦，甲状腺Ⅰ度肿大，血管杂音（－），心率 120 次 / 分，双下肢轻度水肿，舌质红，苔薄黄，脉细数。查血清 T_3 4.1nmol/L，T_4 312nmol/L，TSH 0.3mU/L。

治法：滋肾养阴，宁心安神。

处方：熟地黄、玉竹、南沙参、连翘、炒酸枣仁各 30g，山萸肉 20g，栀子 10g，女贞子、茯神各 15g，甘草 3g。加服西药甲巯咪唑。

患者服药 2 周后症状明显好转，8 周后复查甲状腺功能恢复正常。

例3 张某，女，38 岁。1991 年 12 月 8 日初诊。

病史：反复腹泻 14 年，伴易饥消瘦、乏力口渴，近 2 年出现心悸。患者自 1983 年起腹泻，每日 5~6 次，甚则一日泻 10 余次，在省、市多家医院诊为"慢性结肠炎"，经中西药治疗不见好转。来诊时极度消瘦，体重 36kg，两眼稍突，貌似炯炯有神，甲状腺肿大，心率 110 次／分，律齐，腹软无压痛，肠鸣音活跃。嘱查甲状腺功能，血清 T_3 5.6nmol/L，T_4 412.8nmol/L，TSH 1.0mU/L。诊为甲亢，属于胃热脾虚所致。

治法：健脾养胃，滋阴清热。

处方：南沙参 30g，白术 10g，茯苓 15g，山药 30g，赤石脂（包煎）30g，玉竹 15g，天冬 15g，连翘 30g，白芍 20g，甘草 6g。加服西药甲巯咪唑。

患者服药 1 周，大便次数明显减少。服药 2 周后，腹泻停止，大便成形，体重增加，心率 105 次／分。原方去赤石脂，连续服药半年，甲状腺功能恢复正常，体重增加至 46.5kg，随访未复发。

例 4 罗某，女，55 岁。1998 年 4 月 10 日就诊。

病史：自诉神疲乏力，自汗心悸，便溏 10 年，加重 1 年，伴见腰膝无力，胫前水肿，失眠。诊见形体消瘦，面色萎黄，双目不突，甲状腺不肿大，心率 112 次／分，律齐、无杂音，舌质黯红，少布薄黄苔，脉沉细微数。心电图提示：窦性心动过速。查血清 T_3 6.5nmol/L，T_4 288.9nmol/L，TSH 0.1mU/L。

治法：补脾益肾，养心安神。

处方：黄精 30g，党参 30g，白术 15g，茯苓 15g，泽泻 15g，山药 30g，仙鹤草 30g，炒酸枣仁 15g，合欢皮 15g，枸杞子 10g，怀牛膝 16g，建曲 30g，甘草 3g。

同时加服西药甲巯咪唑，服药 1 个月，诸症好转。复查血清 T_3 3.0nmol/L，T_4 185nmol/L，TSH 0.3mU/L。停服西药，中药仍按上方加减治疗。

五、预防与调护

1.保持心理平衡，避免急躁易怒。

2. 忌食含碘丰富的海产品类食物，及酒类和辛辣刺激食物。

3. 本病病情变化快，易致甲亢危象，故辅以抗甲状腺素的西药治疗。中药在症状缓解上比西药见效快，且无副作用，中西医结合治疗，既能提高疗效，缩短疗程，又能减少西药的毒副作用。

抑 郁 症

抑郁症是指以显著而持久的情绪低落、兴趣减退、精力下降、思维与认知功能迟缓为主要表现的一类心境障碍综合征。包括多种精神（心理）、神经症状和躯体症状的复杂情感性精神障碍，是严重危害人类身心健康的常见病、多发病。属于中医学"郁证""脏躁""百合狐蜜病"等范畴。

一、病因病机

本病的发生与遗传、体质、病前性格、环境、负性生活事件、社会心理刺激等有关。朱丹溪在《丹溪心法》云："气血冲和，万病不生；一有怫郁，百病生焉。"某些令患者难以应付、难以接受或给患者带来不愉快的强烈的怒、悲、恐特别是思虑过度等不良情志刺激长期作用于人体，超过人体自我调节的能力，渐渐导致机体气机不畅，阴阳平衡失调，脏腑功能失调而逐渐出现各种各样的身体不适症状。如元代王安道所谓："凡病之起，多由乎郁，郁者，滞而不通之义。"

阴阳平衡是身体和精神健康的基础，阴阳失衡则诸病丛生。所以，本病的主要病机是肝气郁结，阴阳失调，心神被扰，心神失养，神机不振，形神失合。

现代医学认为，引发本病的内在因素多为躯体病（如肿瘤、帕金森病、脑卒中）、生理因素（免疫功能下降）及固执、忍让、完美主义性格引发；外在因素多为遭遇受骗、丧偶、失独、交通事故、疾病、失恋、婚姻变故等突发的无法逃避、无力解决的重大生活事件。由于多种因素导致神经递质多巴胺、去甲肾上腺素、5- 羟色胺功能降低而致病，神经递质充足则快乐、满足、平静；神经递质不足则绝望、悲观、沮丧。神经递质随年龄而逐渐减少，所以老年人更容易抑郁。

二、诊断

1. 典型症状 ①情绪低落，早轻晚重。②兴趣和愉快感丧失：不是一般意义的心情不好，没有"抑郁"的人根本无法了解患者所面临的痛苦。微笑型（隐匿性）抑郁症患者表面可能若无其事，而内心深处感到极度痛苦、压抑、自卑、忧愁和悲哀；总觉得"活得太累"，遇喜事而精神不爽，整天闷闷不乐、愁眉苦脸、唉声叹气甚至以泪洗面；易激惹，敏感、多疑、固执。③精力体力下降，力不从心或疲劳、乏力难以解除，思维迟缓、性欲减退。④对平时喜欢的事情及周围大多数事情没有兴趣，⑤社交障碍，老是封闭自己，厌恶参加集体活动，不喜欢跟人交往。⑥万般无奈及万念俱灰的心态。病程持续至少 2 周。

2. 其他症状 ①记忆力减退，注意力下降。②自我评价降低，自认为对社会没做出贡献，自信心下降。③自罪观念和无价值感。④对生活没有信心，觉得前途一片昏暗，有的会有莫名其妙的空虚感、恐惧感、孤寂感和强迫感；绝望、悲观厌世、沮丧。⑤自伤或自杀的观念或行为。⑥睡眠障碍（以早醒常见）。⑦食欲下降或暴食。⑧浑身不适、疼痛。

3. 伴随症状 抑郁症常与疑病症、神经质、强迫症、焦虑惊恐障碍及躯体形式障碍相伴。患者疑神疑鬼，觉得自己的病很重。感觉浑身难受，怀疑自己得了大病，长期辗转于各大医院和各科室查体也难释其疑。找不到器质性病变的头痛、头晕、耳鸣耳聋、头部紧箍感、头皮发麻、头重脚轻，站不稳，或晕倒、昏厥、视物模糊、突然看不见、听不见、咽部梗塞不适等。莫名其妙的心悸、心慌、血压升高、心律失常或心率增快。觉得气短或胸闷、胸痛或不舒服，胸部有憋气、窒息（塞）感。无原因的腹胀腹泻、厌食、恶心、呕吐、频频打嗝、腹部难受、疼痛及胃腹部不适。坐立不安，全身或局部疼痛、瘙痒、刺痛、麻木、虫行感、虫咬感、全身或局部出汗、寒战或潮热、全身颤抖、全身或局部极度寒冷感或烧灼难耐感、肌肉僵硬、全身发软，肢体不灵或突然瘫倒不能站立行走，或不能静坐，来回运动，搓手顿足，或眼睑、面部肌肉跳动或手指震颤等全身各处不适的异常感觉。频繁出现便频、尿频、尿急、尿痛、缩阴症、性功能问题、月经不规律等。过分担心（杞人忧天），预感自己的家人出门会遇到危险，自己可能患有某种重病，自己今夜又要失眠，或者一想到上班心里就犯怵等。紧张不安（惶惶不可终日），终日心烦意乱，忧心忡忡，注意力难以集中在正常的事情上。环境解体或非现实感（感到周围环境不是以前的样子）或人格解体（感到并非自己）。害怕失去控制或将要发疯，害怕即将死亡。

4. 检测 神经递质多巴胺、去甲肾上腺素、5- 羟色胺功能减低。神经内分泌功能异常，如下丘脑 – 垂体 – 肾上腺功能亢进，下丘脑 – 垂体 – 甲状腺功能不足。神经影像学可见脑颞叶皮质特别是海马部位密度下降，神经元树突减少和神经元坏死。

三、辨证论治

1. 肝郁气滞、心神不宁型

症状：情绪低落，急躁易怒，神志不宁，善悲易惊，悲伤欲哭，坐立不安，头晕头痛，心悸、怔忡、心烦、焦虑、健忘、失眠多梦，口苦口干。舌红、苔薄黄，脉弦数或弦细数。

如患者自觉气从少腹上冲心胸、咽喉为特点。其状如猪之奔突，发作时恐惧莫名，痛苦万分。休止时冲气渐平即如常人。

治法：疏肝解郁，潜心肝之阳，宁心安神。

处方：珍珠母（或珍珠 0.3～1.5g 入丸散服）30g，合欢花 15g，栀子 10g，连翘 15g，龙齿 15g，百合 15g，白术 15g，酸枣仁 30g，远志 10g，茯神 15g，丹参 30g，石菖蒲 6g，甘草 3g。患有奔豚气者，加赭石降逆平冲（《本草求真》谓其有"镇怯之能"）。

2. 脾肾阳虚、心神失养型

症状：情绪低落，善思多虑，头晕耳鸣，心悸气促，胸闷胸憋，失眠健忘，思维迟钝，精神萎靡，善太息，乏力，倦怠懒言，嗳气纳呆，腹胀便溏，腰膝酸软，女子带下清稀。舌淡苔白，脉虚无力。

治法：温补脾肾，振奋阳气，养心安神。

处方：红参 10g，白术 15g，茯神 15g，淫羊藿 10g，刺五加 15g，珍珠母（或珍珠 0.3～1.5g 入丸散服，镇心、安神、美容）30g，合欢花 15g，酸枣仁 30g，远志 10g，白果 8g，紫石英 30g。

附注： 以上方用珍珠母、合欢皮平肝潜阳，安神定惊，解郁镇静。珍珠母性味甘咸、寒，主入肝、心二经，能安神定惊，为纯降之品，可潜上浮之肝心之阳。合欢皮养血解郁，舒心安神，《神农本草经》谓其："主五脏，和心志，令人欢乐无忧。"龙齿、茯神、酸枣仁、远志、丹参镇惊宁心，安神定志；栀子、连翘清宣郁热，清心除烦，助珍珠母、龙齿清热除烦，平抑肝阳，潜降肝胆上亢之气。石菖蒲，《本草正义》谓其："清芬之气，能助人振奋精神。"四君子汤既补气益阳，又补脾而不使肝气乘之；心阳根于肾阳，故用淫羊藿、紫石英（有重镇安神之效）、刺五加、白果，既能温肾以济心阳，又能通达阳气，补肾益气，重镇安神；诸药合用，脾健血旺则心神自安，阳气充实则心神自正。现代药理研究表明，淫羊藿、刺五加、白果等药能调节机体免疫功能和内分泌功能，刺激肾上腺分泌功能，提高人脑中血清素水平；补肾益气调气药可通过增加 CREB 功能及神经营养因子表达，促进神经元的损伤后重塑、神经元再生，使单胺递质及受体功能恢复；受体后 cAMP-PKA 信号通路系统和 PI-PKC 信号通路平衡达到保护神经细胞而起到抗抑郁作用。淫羊藿总黄酮和其主要成分淫羊藿苷具有多种与抗抑郁有关的生物活性，可改善睡眠、舒缓压力和疲劳；刺五加还有抗疲劳作用和明显的中枢神经镇静作用；白果含有类似神经递质 5- 羟色胺的成分。以上药味共奏舒郁安神、平调阴阳之功效。

四、预防与调护

1. 保持良好心态，坦然面对负性事件，消除负面情绪，释放化解压力，去除非分之想，创造和谐、快乐的家庭、工作及周围环境。

2. 坚持有氧运动能调整机体的自主神经功能，减轻紧张、焦虑、抑郁等症状，防止抑郁情绪。

3. 常晒太阳，阳光可以刺激督脉，能振奋人体阳气，疏通经脉，使人气血流畅，明显减少抑郁焦虑情绪。

4. "吃掉"低落情绪

（1）科学选择主食，摄入充足的能量。只吃蛋白质，不吃糖类，会使大脑自由基增加，导致大脑抗焦虑的物质减少而产生抑郁焦虑。节食、减肥的人群容易产生多疑、自我评价低、易疲乏等负面情绪。饥饿、血糖过低会使人更加心烦意乱、沮丧和愤怒，所以心情不好的时候尤其要填饱肚子。因为胰岛素影响脑中 5- 羟色胺的生成，而淀粉等糖类能刺激胰岛素生成，通过高糖类饮食提高体内胰岛素水平可以改善抑郁状态。所以，充足的能量摄入有助于改善不良情绪，纠正低血糖也能阻止坏脾气。一般应选择低血糖生成指数的糙米、小米、玉米、全麦、豆类等杂粮为主食。

（2）合理摄入维生素。富含叶酸、维生素 B_1、维生素 B_6、维生素 B_{12} 的食物能帮助体内氨基酸代谢，稳定大脑皮质功能，改善情绪，安定神经，平静心态，缓解焦虑。B 族维生素中的叶酸是促进色氨酸合成 5- 羟色胺的推手，B 族维生素、维生素 C、维生素 E、β - 胡萝卜素、铁、锌是酪氨酸转化为多巴胺的推手，一旦合成多巴胺和 5- 羟色胺的推手类物质摄入不足，大脑合成的多巴胺和 5- 羟色胺就会减少，人体的兴趣和记忆力就会减退。维生素 B_1 缺乏可导致糖代谢失调，引起精神抑郁、焦虑、淡漠等表现。谷物是维生素 B_1 的主要来源，杂粮、大豆类、酵母、动物内脏及蛋类中维生素 B_1 含量丰富。维生素 B_6 可维持神经递质的正常，包括5-羟色胺、内啡肽、多巴胺、去甲肾上腺素等，对维持正常的精神、情绪活动发挥着重要作用。维生素 B_6 缺乏将引起血中高半胱氨酸升高、对中枢神经细胞产生毒害作用而引起抑郁。维生素 B_{12} 是一种含钴复合物，主要参与体内核酸、胆碱、蛋氨酸的合成及脂肪与糖代谢，能缓和易怒情绪，改善注意力，增强体力，心情抑郁时应补充维生素 B_{12} 含量丰富的红肉、动物肝脏、牛奶、蛋黄、大豆和小麦等食物。

（3）重视矿物质的均衡摄入。矿物质钙、镁、铁、锰、铜、锌、硒、铬等与精神情感密切相关，均衡摄入矿物质有利于保持躯体与精神的健康。常量元素钙是神经冲动传导不可缺少的物质，缺钙使神经传导发生异常，引起紧张、易疲劳、脾气变坏等症状。富含锌的核桃、牡蛎、小麦胚芽粉是情绪的调节剂。镁离子是令人放松的元素，有抑制神经应激性作用。镁参与ATP酶的激活，使ATP释放能量，以保证神经冲动的顺利传导。机体缺镁时，常常会使人紧张焦虑，郁郁寡欢，乏力倦怠，情绪消极，甚至发生惊厥。但镁过量会中毒，正常饮食补镁不会引起镁中毒。坚果、膳食纤维、绿叶蔬菜、豆制品含镁丰富，应注意补充。

（4）合理摄入蛋白质。优质蛋白质，如鸡蛋等富含人体8种氨基酸，蛋黄中的卵磷脂经人体吸收之后释放出胆碱，在体内产生乙酰胆碱，是大脑活动必不可少的介质。人处于应激反应时保障足够的酪氨酸和色氨酸摄入，有助于维持正常的脑功能。补充富含酪氨酸的奶酪、牛肉、鸡肉、鱼、蛋、花生、核桃、松仁、葵花子、胡豆、豆制品、糙米等有利于生成多巴胺的食物能减轻疲劳，减轻应激反应引起的认知功能降低，提高工作效率。人体大脑活动必须利用氨基酸中的色氨酸来合成神经递质 5- 羟色胺，补充富含色氨酸的花豆、大豆、小米、牛肉、香菇、紫菜、南瓜子、西瓜子、香蕉、葡萄等能振奋精神，缓解应激导致的抑郁、紧张、焦虑情绪。中医认为，粟米（小米）有解郁助眠安神的作用，如古代医家陶弘景编著的《本草经集注》谓："陈粟米，作粉尤解烦闷。"

（5）饮食中 Ω–3 多不饱和脂肪酸缺乏可引起情绪障碍，补充富含 Ω–3 多不饱和脂肪酸 EPA（二十碳五烯酸）和 DHA（二十二碳六烯酸）的三文鱼、大马哈鱼、鲭鱼、金枪鱼等海鱼及贝类、海带等海产品，不仅可增加 Ω–3 多不饱和脂肪酸的摄入，还可以补充锌、碘、牛磺酸、蛋白质等营养素，以维持大脑功能，缓解忧郁情绪。

5. 抑郁症患者常常伴有躯体形式障碍（疑病症）、焦虑症，且互为因果，形成恶性循环，宜综合施治。

6. 口服避孕药、巴比妥类药、可的松、磺胺类药、利血平可能引起抑郁症，应尽量避免使用。

骨与关节病

一、常见骨与关节病

1. 骨关节炎 骨关节炎又称骨关节病，是一种随年龄老化而发生在关节部位的慢性退行性疾病。

骨关节炎的形成主要是关节软骨、韧带、半月板的退化、磨损、剥脱甚至消失，进而累及骨组织、滑膜、关节囊等结构，引起骨质增生（骨赘）、骨质硬化、滑膜炎、滑液分泌减少等。这种退变主要表现为关节疼痛、肿胀、积液、畸形和功能障碍。骨关节炎发生于人的负重关节，最常见的为膝关节，其次为髋关节和踝关节，肘关节、脊柱小关节、手指关节等部位也会发生。

骨关节炎对生活影响最为明显，其早期以疼痛为主，后期是疼痛加功能障碍，影响人的正常行走和生活，严重者会导致关节变形乃至坏死，丧失运动功能。负重、天气变化、运动不当、体重增加等多种因素都可能引发骨关节炎的发作。目前对于骨关节病尚缺乏真正有效、能逆转病情的治疗方法，但可以延缓、控制病情的发展。

临床表现：①疼痛。特点是骨关节活动时出现疼痛、酸痛或不适，活动一段时间后症状减轻，若剧烈运动或负重后疼痛又加重。还可表现为夜间关节疼痛，称为"休息痛"。②僵硬。特点是早晨起床后关节运动不利，称为"晨僵"现象。③肿胀。当骨关节炎急性发作时，可导致急性滑膜炎，关节腔积液，受累关节的肿胀和不适。④运动障碍。骨关节炎会导致关节软骨损伤、骨赘形成、滑膜增生、关节积液增加等，必然会影响关节的屈伸运动功能和活动度，特别是当软骨剥脱、骨赘游离时会"卡住"关节，造成关节绞锁现象。⑤肌肉萎缩。关节疼痛及行动不利影响了肢体的运动和受力。⑥畸形。由于关节软骨破坏，使关节受力不平衡，逐渐导致关节破坏和变形。⑦半月板急性撕裂伤，表现为膝关节疼痛、肿胀和积液，关节活动障碍，尤以做上下楼、下蹲起立、跑跳等动作时疼痛更明显，部分患者有"绞锁"现象，关节不能伸直，屈伸时可闻及弹响。年龄老化和反复磨损挤压亦可致半月板损伤，临床称之为半月板的慢性退行性损伤、半月板纤维软骨撕裂，同样表现为膝关节疼痛肿胀，关节屈伸受限，上下楼梯时疼痛，或出现"绞锁"现象和关节弹响。

本病一般是先出现僵硬、疼痛，渐渐无力、迟钝，日久则变形、肿胀、功能障碍。膝骨关节炎患者的疼痛可分为关节内和关节外两部分，关节内的疼痛是以关节软骨、软骨下骨、滑膜为致痛源，占多数的关节外的疼痛是继发引起的关节周围肌肉韧带起止点、滑囊、脂肪垫等存在劳损或炎性病变所致。

2. 骨质疏松 骨质疏松的主要特征是单位组织内骨矿物质和骨基质、骨胶原蛋白减少，骨的微细结构改变，如骨小梁变细、变稀乃至断裂，骨强度下降、骨脆性增加，从而发生疼痛甚至骨折的一种慢性全身性骨骼系统"无声的疾病"。

人类在30岁以前，骨量是逐渐增加的，30岁时骨量达到高峰值，35岁以后骨量逐渐下降，属于生理性骨质疏松。患甲状旁腺功能亢进、肾上腺皮质功能亢进症、女性卵巢早衰、半身不遂、饮酒、运动不足、消化吸收不良都会引发继发性骨质疏松。另外，消瘦是骨质疏松的独立危险因素，无论年龄大小，消瘦者肯定骨质疏松。

临床表现：①生理性骨质疏松无明显的临床症状，但由于胶原蛋白减少可出现皱纹增多、中年头发花白、呼吸不顺畅（脊柱变形引起胸廓变形，导致肺活量减小）、驼背（椎体变形后产生压缩所致）。40岁以后每10年身高降低1cm，按压棘突隐痛等表现预示已存在骨质疏松。②全身疼痛是病理性骨质疏松最常见、最主要的症状，伴随症状可有抽筋、驼背等。由于骨转换过快，骨吸收增加，导致骨小梁的破坏、消失，以及骨膜下皮质骨的破坏均可引起全身骨痛、腰酸背痛。此外，由于骨质疏松，骨骼的承重能力明显下降，而肌肉必然承受更多的力，长久存在必然引起肌肉疲劳、劳损，从而产生肌肉及肌膜性疼痛（尤以腰、背部为甚）、疲劳无力或骨赘（骨刺）形成。不及时防治会出现骨折、驼背、腰髋膝关节活动受限，呈现"尻以代踵，脊以代头"的体位。

3. 骨质增生　骨质增生是一种老年性、退行性改变，以单位体积骨量增多为特征。表现为骨密度增高，骨质硬化。组织学可见骨皮质增厚，骨小梁增多、增粗。通常说的"骨刺"是发生在关节部位的一种退行性改变。因其长在关节部位而出现疼痛、僵硬、功能障碍等。医学上称为增生性关节炎，老年性关节炎。

另外，骨质增生和骨质疏松发病机制不同，但它们之间又有相互联系。老年人同时存在骨质增生和骨质疏松的情况非常普遍。

二、病因病机

1. 年龄因素 随着年龄增长，骨关节及软骨的磨损会逐渐增加。中老年人由于体内雌、雄激素下降，导致成骨细胞逐渐减少；破骨细胞在年老时增多，导致骨量减少，骨的微细结构改变乃至断裂，骨强度下降，骨脆性增加，关节软骨变薄、变脆和老化。

《素问·上古天真论篇》云："三八，肾气平均，筋骨劲强……四八，筋骨隆盛，肌肉满壮；五八，肾气衰，发堕齿槁；六八，阳气衰竭于上，面焦，发鬓颁白；七八，肝气衰，筋不能动……肾藏衰，形体皆极；八八，则齿发去。"说明人过四十，骨骼失去肾精的滋养而逐渐退化、衰老。中医认为肾与骨密切相关，《素问·五脏生成篇》曰："肾之合骨也。"《素问·宣明五气篇》曰："肾生骨髓""其充在肾。"即肾藏精，主骨而生髓。清代唐容川的《医经精义》有"肾藏精，精生髓，髓生骨，故骨者，肾之所合也。髓者，肾精所生，精足则髓足，髓在骨内，髓足者骨强"的说法，阐释了骨之固密和空疏是肾精盛衰的重要标志。肾髓充足，则骨骼生化有源，坚固充实，强健有力。若肾精虚少，骨髓化源不足，骨骼失养，脆弱无力。肾衰髓枯筋痿，发为骨痿。

肾为先天之本，主骨生髓，肾和肝关系密切，"乙癸同源""母子相生"，肝主藏阴而用阳；肾藏真阴寓元阳，只宜固藏不宜泄漏，为阴阳之本。肝肾交融，相互滋养，则肾精充沛，肝血充盛，筋骨健壮。

2. 运动损伤 一般平时走路膝关节承受的压力是体重的 $1\sim2$ 倍，而跑步、登山、负重、爬楼、踢毽子、跳绳、跳跃、足篮球、羽毛球等高频率剧烈运动健身，膝关节所承受的压力是平时走路的 $3\sim4$ 倍。正常人膝关节骨骼表面包裹一层 $3\sim5mm$ 的透明软骨以保护关节，伴随年龄增长，软骨会逐渐磨损变薄，此属正常生理退变。若过度承重、过度频繁运动，关节在反复屈伸膝活动中，就会加速关节软骨和半月板的磨损、退化甚至剥脱，影响关节的正常滑动和稳定，是骨关节炎发生的病因。当这层关节软骨磨损加重并失去正常弹性和强度或剥脱时，会引起软骨下骨头外露，裸露的骨头有神经支配，从而产生关节疼痛并导致活动屈伸受限，加重膝关节炎。

3. 运动不足　骨的密度取决于施加的力（重力、引力），不断地运动刺激可以增加成骨细胞活性，调节血钙和骨钙平衡，使骨形成增加，保持正常的骨密度和骨强度，预防骨质疏松。缺乏运动就会造成骨钙丢失，骨量减少。运动减少还会引起肌力减退，进而对骨骼的刺激减少，不仅会加快骨质疏松的发展，还会影响关节的灵活性，容易跌倒，造成骨折。

4. 肥胖、超重　肥胖、超重会增加膝关节负荷，引起骨关节炎。肥胖尤其是腹型肥胖者雄激素减少，雄激素减少又会导致脂肪分解蛋白白介素 −6 减少而加重肥胖，引起骨质疏松、骨关节炎。

三、自拟健骨汤加减论治

处方：熟地黄 30g，补骨脂 20g，淫羊藿 15g，肉苁蓉 20g，红参 6g，骨碎补 15g，葛根 30g，蛇床子 10g，独活 15g，桑寄生 15g，怀牛膝 15g，甘草 3g。

加减：偏阴虚内热者去淫羊藿、红参，加枸杞子、知母、黄柏。偏阳虚加鹿茸、肉桂。

功效：益髓填精，强筋壮骨。

主治：骨关节炎、骨质增生、骨质疏松、股骨头坏死。

附注：《内经》云："病在骨，骨重不可举，骨髓酸痛，寒气至，名曰骨痹。"《素问·痿论篇》曰："肾脏，水脏也。今水不胜火，则骨枯而髓虚，故足不任身，发为骨痿。"肾主骨生髓，骨的生长、发育、修复都有赖于肾精的滋养和推动，随着年龄变老，肾气渐虚，骨失所养，筋骨解堕。"肾者，原气之所系"。肾精所化之气为脏腑经络功能的原动力。肾精不足，气血化生乏源，不能荣养皮肉、筋骨，不荣则痛。肾气虚，无以推动血行脉中，则经脉不通；肾阴虚，脉道涩滞，气滞而致瘀；肾阳虚，不能温煦推动血液，阳虚生寒，血液凝滞致瘀，瘀则不通，不通则痛，故见膝软、腰背酸痛、骨痛等症状。现代研究同样发现，肾功能强劲可增加骨的矿物质含量、质量和骨密度。

方中补骨脂补肾壮阳，人参健脾益气为君，骨碎补、淫羊藿、肉苁蓉助补骨脂补肾阳之力为臣，熟地黄、枸杞子等补肾填精，甘草调和诸药为使。人参、淫羊藿、熟地黄有性激素样作用，淫羊藿对破骨细胞有明显抑制作用。肉苁蓉含雌二醇类物质，葛根含有雌激素样活性的异黄酮成分，能改变骨代谢，促进骨形成，防止骨吸收；葛根素具有扩张血管、改善微循环、活血化瘀等功效。蛇床子补肾壮阳，其所含香豆素类成分能抑制骨转换，促进雌二醇和降钙素（由甲状腺细胞分泌的多肽激素，具有抑制骨吸收作用）的合成，有预防和治疗骨关节炎、骨质疏松症的作用。研究发现，在人骨髓基质干细胞中，衰老可下调人骨髓基质干细胞中1,25-羟化酶的表达及活性，给单纯应用维生素D治疗骨质疏松提出了新的难题。补肾药有促成骨作用，能恢复由于衰老所致酶功能丧失而引起的成骨能力不足，促使老年人骨髓基质干细胞的成骨能力"返老还童"；能提高骨细胞增殖分化功能，促进骨细胞增殖能力，改善骨密度、增强抗骨折能力；可促进小肠对钙的吸收，激活小肠Ⅰa羟化酶的活性，促进维生素D转变为有活性的维生素D_3。牛膝活血祛瘀，独活、桑寄生除湿止痛。全方共奏补肝益肾、益髓填精、强筋壮骨、除湿止痛之效。

四、预防与调护

骨与关节类疾病是青年埋祸，老年遭殃，所以骨关节病重在预防，除不可阻止的年龄衰老，从青年时期开始就科学地对骨与关节进行科学合理养护，像爱惜自己的眼睛一样爱惜自己的关节，才能有效地防止骨与关节病的发生或发展。青中年时期要坚持运动，合理膳食营养，规避危险因素，为一生储备充足的骨量。步入老年后仍需坚持运动，增强营养，补充钙和维生素 D，随时防摔，预防骨折。已经发现骨密度低下或患有骨质疏松症，要适当配合药物治疗，防止骨丢失，降低骨折风险。

1. 坚持运动，让关节活起来。①运动能营养软骨，并对骨骼产生机械应力（重力和压力），刺激成骨细胞的活性，使骨细胞生成，促进骨形成和重建并抑制骨吸收，增加骨质水平，骨密度也随之增高。②运动通过肌肉牵拉骨骼，能促使钙、锰等矿物质沉着于骨组织，减少丢失，有利于钙的储藏和骨质生长，增加骨密度。运动过少，骨组织未受到应有的机械刺激，导致钙的利用能力降低，骨中钙质只好游离于血液中，并从肾排泄于体外，长此以往就会产生骨质疏松症。运动还会增加骨小梁的数量，有助于加强骨小梁应力性排列。运动能促进血液循环，可直接刺激骨组织和骨皮质并增加其营养成分的充分补给。适量运动能促进性激素分泌，促进骨量蛋白合成，有利于钙的保留和沉积，促进骨骼生长、发育，使骨皮质增厚。③40 岁以上肌肉逐渐减少，如果不运动，肌肉就会逐渐减少或萎缩，关节就会发生僵硬而影响稳定，整体的力量、平衡能力和协调性就会受到影响，进而对运动、生活、工作能力产生制约，导致各种退行性障碍，引起力量性、协调性、稳定性和敏捷性下降，更容易发生骨质疏松和骨折。通过规律性的肌肉锻炼（如游泳、健步走、平板支撑）能刺激肌肉量和肌肉强度，防止肌肉萎缩，维持力量性、稳定性和协调能力。

2. 营养骨骼。饮食营养全面平衡才能保持骨健康，首先需要钙，在补钙的同时还要配合下列营养素：①补充钙的助推剂——维生素 D（晒太阳），钙的有效沉积和转化需要维生素 D 的参与，它能促进肠道钙吸收，减少肾钙排泄。维生素 D 可以调节钙代谢，促使钙在肌肉的收缩和在神经冲动中发挥作用，使肌肉力量增强。②补充骨骼的混凝土——蛋白质，骨骼中22%的成分都是蛋白质，蛋白质中的氨基酸和多肽促进钙的吸收。有了蛋白质，人的骨头才能像混凝土一样，硬而不脆、有韧性，才能经受外力的冲击。③补充骨骼的保卫者——镁，含镁高的坚果与豆类有利于钙的吸收，在新骨的形成中，镁起到重要作用。骨骼中镁的含量虽然少，可一旦缺乏，会让骨头变脆，更易断裂。只补钙不补镁，会造成钙流失，引起尿钙增多，引发骨质疏松和尿路结石。长期缺镁，还会引起维生素D缺乏，影响骨骼健康。④补充骨骼的添加剂——维生素K，就像食物需要一定的添加剂一样，骨头也需要添加剂维生素K来启动骨骼中一种非常重要的蛋白质——骨钙素，从而提高骨骼的抗折能力，维生素K还能激活成骨细胞活性。如果维生素K摄入过少，就会引起骨质疏松。⑤补充骨骼的稳定剂——钾，人体每个细胞都含有钾元素，钾对于骨骼的生长和代谢是必不可少的，补充钾能够防止钙流失，使骨骼更硬朗。⑥补充骨骼的清道夫——维生素B_{12}，维生素B_{12}是唯一含有矿物质磷的维生素，对维持骨骼硬度起着重要作用，它像"清道夫"一样，能清除血液中的高半胱氨酸，保护骨骼，防止因为高半胱氨酸过多导致的骨质疏松和骨折。⑦补充富含玉米黄质的玉米、菠菜、橘子、冬瓜等可抑制破骨细胞，维护骨骼健康。⑧增加富含维生素C和维生素E等抗氧化剂食物的摄入，能促进胶原蛋白合成，保护骨关节。

3.戒除烟酒，减少浓茶、咖啡、甜饮料、磷元素、盐的摄入。①饮酒伤肝，肝细胞大量分解乙醇，会降低维生素D的合成影响钙吸收；大量的乙醇分解还会加速镁的排泄；酒中的乙醇可以使体内脂肪酸的合成增加，使血液中的胆固醇、三酰甘油及磷脂升高，增加血液黏滞度，造成骨微循环障碍，导致骨组织得不到充足营养供应而缺血性坏死。导致凝血收缩时间减少，血液循环障碍而引起股骨头缺血坏死。②浓茶中的咖啡因影响成骨细胞代谢，刺激破骨细胞的活性，加速骨异化；茶叶中的鞣酸、草酸影响钙吸收；浓茶中的氟可减少羟基磷灰石的形成，影响骨钙化；咖啡因可与钙结合成难溶性螯合物，影响钙的吸收，还可提高甲状旁腺激素水平，在正常情况下，人体中磷和钙的比例为 2∶1，保持着动态平衡；磷多了，钙的吸收就会减少，钙就不会沉积在骨骼，还会将更多的钙排出体外。多数甜饮料特别是碳酸饮料，以及油炸食品、动物内脏等都属于高磷食物，应避免食用。③摄盐过多，机体在排钠的同时会排出钙，引起钙流失。④烟草中的尼古丁、一氧化碳、焦油等可抑制内分泌激素的分泌，而钙的代谢、骨的再建都受甲状旁腺激素、降钙素等影响。⑤绿叶蔬菜特别是空心菜、苋菜、菠菜、芦笋、茭白中草酸含量高，草酸在血液中与钙离子结合，形成不溶性草酸钙，导致钙不能被机体吸收，草酸钙在体内各处沉积，沉积在肾就会形成肾结石。食用含草酸高的绿叶蔬菜宜先焯水，可明显降低草酸含量。

4. 控制体重及负重。超重会加重关节软骨的压力及磨损，控制体重可以有效降低骨关节软骨的损伤和破坏。还要避免长期负重、弯腰搬重物和避免单手提重物（背包不要放在胸前，且背包不超过 4kg，拎手提包勿超过 2kg），以免引起脊柱骨损伤和脊柱侧偏。

5. 积极治疗影响骨代谢的疾病。甲亢、糖尿病、干燥综合征、多种慢性肾脏疾病导致肾性营养不良，以及胃肠疾病、血液系统疾病、神经系统疾病、器官移植等，都会引起骨质疏松。

6. 避免长期使用激素引起脂肪代谢紊乱，血液黏稠度增加，流通性降低，易造成微循环障碍，引起股骨头内脂肪细胞栓塞或变性，最终造成骨质疏松和股骨头缺血性坏死。

7. 穿软厚底、宽松、轻便鞋，不穿高跟鞋。

8. 避免跷二郎腿，避免跪、蹲、久站、单腿负重、坐矮凳及长时间屈膝动作，以免损伤软骨。注意关节保暖，气温低于 25℃会影响各系统功能，女性要避免在寒冷天穿短裙、短裤出行，以免引起骨关节损伤。

脊 柱 病

脊柱病是由于年龄因素和长年累月的运动负荷或慢性劳损，导致脊柱骨质疏松、骨质增生、椎管狭窄、椎间盘老化变性等，引起椎间盘膨出、突出或脱出及韧带肥厚、脊柱不稳定等脊柱周围组织的劳损、退行性综合病变，是影响中老年人健康和生活质量的重要疾病之一。糖尿病、不良坐姿（如低头看手机视频、哺乳）、不良睡姿、不良工作姿势（如牙医）、不合适的寝具、久坐、久站，以及超重、负重、弯腰端重物（导致承重线前移）、公交车颠簸、汽车追尾或急刹车、摔屁股蹲等，均可导致脊柱稳定性改变，打乱脊柱平衡或生理结构，使之产生位移，造成脊柱损伤、错位、压缩、狭窄，进而刺激或压迫脊髓、神经、椎动脉和肌肉组织。

一、常见类型

（一）颈椎病

1. 颈型 颈型颈椎病是颈部的肌肉、韧带受到损伤，造成颈椎退行性病变引起，表现为颈肌痉挛、僵硬，颈椎生理弯曲消失，颈部活动受限（急性斜颈），颈肩背部疼痛，头发沉，低头（下巴抵胸）、仰头、左顾右盼、左右倒头至肩、左右下巴转放肩时有疼痛或眩晕、恶心，间歇性视物模糊等。

第 6 颈椎骨质增生除表现为吞咽困难外（骨刺前突），还可伴见恶心、呕吐、声音嘶哑、头后仰呼吸困难等。

检测：下巴不居中（挺胸、抬头、平视看正前方，下巴与喉结、胸骨上窝不在一条直线），平行站立时双耳、双肩、双髂嵴、双膝、双踝与地面不平行。

2. 神经根型 由于颈椎间盘突出、骨质增生、钩椎关节和后关节退变，对脊神经根造成压迫和刺激，引起感觉、运动功能障碍。主要表现为上肢无力、手指麻木、感觉异常、一侧上肢麻木、疼痛，患侧肌力下降、肌肉无力、肌肉萎缩等。压迫枕大神经可引起一侧头痛或眼痛（或伴有间歇性视物模糊、胀痛伴头蒙）、眼眶痛，指压枕大神经（风池穴处）剧烈疼痛或头痛缓解是其特征；压迫第5~6颈椎神经根可出现拇指麻木；压迫第6~7颈椎神经根可出现中指麻木，还可出现单侧乳房胀痛或疼痛（扭转头部出现同侧乳房疼痛）；压迫颈$_7$~胸$_1$神经根可出现小指麻木；脊后神经根受压还可出现心前区疼痛、昏厥、心律失常或束支传导阻滞等类似冠心病的表现，为颈源性心绞痛，又称颈心综合征。脊髓前角细胞或颈神经前根受压会造成单髓节支配区的运动障碍和肌萎缩。

检测：一手摸对侧耳郭并用力压头，另一手前伸（掩耳盗铃式），发生放射性麻木。

3. 脊髓型（包括后纵韧带骨化症及外伤性脊髓损伤） 脊髓受压和缺血引起神经传导障碍。表现为肩颈部疼痛、双臂麻木、感觉异常、运动障碍，如全身烧灼感、蚁走感、束带感，仰头手（足）麻，四肢无力，手指不灵活（并不拢、伸不直、握力差），下肢无力，行走踩棉感，跛行或行走困难，下腰部无力、下肢沉重感，大小便失禁、便秘或尿潴留，甚至痉挛性瘫痪或高位截瘫（本型易与恶性神经系统变性病——运动神经元病混淆）。

检测：脚尖对脚跟不能走直线。一手示指、中指夹另一手中指，然后用拇指弹被夹中指，其他四指抖动者，多为脊髓型（椎管狭窄所致，一般手术治疗）。

4. 混合型 同时造成脊髓和神经根症状者。

5. 椎动脉型 椎动脉受刺激或压迫后引起脑供血不足，表现为头晕、呕吐、头痛、头沉、耳鸣、视力下降、记忆力减退、血压升高等症（年轻人高压升高要警惕颈椎错位），严重者可出现毫无征兆的突然晕倒或脑梗死。

6. 交感神经型（可与神经根型合并发生） 由于钩椎关节退变、间盘退变、椎管狭窄刺激迷走神经会影响升糖激素水平，出现心慌、出汗、低血糖反应。刺激和压迫交感神经，可出现交感神经兴奋或抑制的症状。颈椎第 3～5 节病变或错位，刺激压迫交感神经结，会出现心动过缓、心跳慢。颈椎第 4～5 节病变或错位，刺激压迫交感神经结，会引起心率加快、心律不齐、血压突然升高或降低。其他表现有头晕、耳鸣、恶心、偏头痛、眼睑下垂或无力、视物模糊、手指发红发热、一侧肢体多汗等。压迫或刺激迷走神经会出现类似心慌、出汗、低血糖反应（椎管狭窄刺激神经导致升糖激素升高，约 50% 的糖尿病合并颈椎病）。颈椎和上胸椎的退行性病变及膝关节错位，压迫周围交感神经和副交感神经，从而影响到支配心脏的神经，产生内脏感觉反射，引起冠状动脉痉挛、异常收缩，导致心肌缺血，诱发心律失常，继而引发心脏不适，出现类似冠心病心绞痛甚至猝死（一般冠心病心绞痛 3～5 分钟缓解，且含硝酸甘油有效，颈椎病所致心绞痛含硝酸甘油无效）。

（二）胸椎病

胸椎第 1～3 节（肺俞穴位置）病变或错位，压迫通向肺的交感神经，可表现为咳嗽、气喘等；胸椎第 1～4 节（心俞穴位置）病变或错位，会压迫通向心的交感神经，可通过神经反射引起冠状动脉痉挛、收缩，血流量减少，心脏供血不足，可出现胸闷、心慌、心绞痛、频发期前收缩或心律失常；胸椎第 6～8 节（脾俞、肾俞穴位置）病变或错位，可表现为肝、胆、胃及十二指肠的病变。

（三）腰椎病

1. 腰椎间盘突出症 腰椎间盘突出症是人类进化的代价。该病是因为腰椎间盘在外力作用下，椎间盘的纤维环破裂，髓核从纤维环破裂处突出或膨出于后方椎管内，导致相邻脊神经根遭受刺激和压迫。咳嗽、打喷嚏、弯腰、腰部旋转用力过猛可致椎间盘损伤，日积月累会导致腰椎间盘膨出、突出。

腰椎间盘突出症的表现为不能弯腰，腰痛、腿痛或下肢麻木（咳嗽时加重），甚至瘫痪。特点是晨轻，活动后加重。腰$_{3~4}$间盘突出，多表现为大腿外侧麻木、疼痛；腰$_{4~5}$间盘突出，多表现为小腿外侧麻木、疼痛；腰$_5$～骶$_1$间盘突出，多表现为脚后跟麻木、疼痛。一般痛轻、麻重、木难医，出现下肢麻木，说明神经根受压时间长，病情加重。

检测：①直腿抬高试验阳性：患侧下肢直腿抬高 <60°（年轻人直腿抬高应在 90° 左右）或明显低于健侧，并出现循神经根走行路线麻木窜痛。②屈颈试验阳性：患者仰卧，将头向上抬起，出现患侧下肢神经根走行路线麻木窜痛。

骶髂关节病、腰$_3$横突综合征、臀上皮神经炎、腰椎管狭窄、黄韧带肥厚、后纵韧带钙化、梨状肌综合征（梨状肌受刺激，挤压坐骨神经导致腰骶部、臀部及下肢疼痛、麻木）、腰背部软组织疾患及一些内科病均可引起腰痛，临床应注意鉴别。

2. 腰椎滑脱（错位） 先天发育异常（峡部裂），跳伞、体操、负重等外伤，腰椎退行性改变如椎间盘老化、脱水、松弛，均可引起腰椎滑脱。其主要表现为腰痛、腿痛、腿麻，不敢负重，间歇性跛行甚至瘫痪。腰椎错位会压迫腰丛骶丛神经。腰椎第 1～2 节错位易出现男女生殖泌尿系统症状，如尿频、腹痛、痛经等；腰椎第 2 节错位易致肠功能紊乱，出现便秘或便溏等症状。

3. 椎管狭窄 常见于中老年人，为椎间盘变性致骨质增生，形成椎管狭窄，压迫脊髓神经。表现为腰部难以向后仰伸，间歇性跛行；大小便排出时间延长、排便困难，尿线变细、尿滴沥，或尿潴留；腿麻木，晚上腿像放电一样酸麻痛胀，重者可致瘫痪。

4. 腰椎压缩性骨折 40 岁以后，身高每 10 年降低 1cm，这是椎间盘脱水变薄、弹性降低，脊柱曲度变化所致生理学变矮（正常人晚间比早晨身高约低 1cm）。如果短时间内身高降低 3cm 以上，则预示腰椎压缩性骨折。本病发病率较高，一般 65 岁以上者患病率约 1/10，80 岁以上占 30% ~ 40%。

临床表现：身高明显变矮，局部后凸（驼背），腰酸背痛（后背肌无力）；胸段多椎体压缩引起胸腔容积变小、肺活量下降和影响呼吸肌，多表现为活动气短，还可引起肋间神经痛，严重影响呼吸功能还会引起肺部感染；胃段压缩可表现为消化功能减退。

检测：腰椎曲度改变是本病的主要特征（腰椎正常曲度是头、肩、臀、脚跟紧靠垂直墙面，腰部能放入直立的拳头）。其典型体征：①平屁股（屁股不翘，驼背后盆腔自动调节承重线所致）；②下楼困惑（老想急着往前冲）；③前脚掌长茧子（腰椎生理曲度的重心应该落在双脚跟，腰椎变直，造成骨盆过度前倾，导致重心前移所致）。

二、治疗

（一）自拟强脊汤加减论治

处方：鹿茸粉（冲服）3g，熟地黄 30g，补骨脂 15g，肉苁蓉 20g，骨碎补 15g，当归 15g，白芍 15g，葛根 30g，狗脊 30g，山楂 30g，血竭（冲服）3g，甘草 3g。

加减：偏阴虚内热者去鹿茸，加知母、黄柏。以颈项强直、颈背肩臂疼痛为主者加羌活、姜黄；以颈项、肩臂重着，前臂手指麻木为主者加姜黄、川牛膝；以头昏眩晕、恶心耳鸣为主者加珍珠母、煅磁石；以腰背疼痛为主者加独活、桑寄生、续断、鹿衔草；以上下肢麻木、下肢无力、步履不健为主的痿弱型加龟甲、鹿角胶、怀牛膝。

功效：滋补肝肾，益髓填精，强脊温督，通络止痛。主治颈椎病、胸椎病、腰椎病。

附注：本病的形成主要是由于肝肾虚损，筋骨经脉失养所致。《内经》指出："肝主筋，肝藏血""肾主骨，生髓""五八肾气衰。"人到中年以后，肝血肾精衰少，骨髓生化乏源，不能濡养筋骨，则骨痿筋弱而发生退变。《内经》认为督脉属脑络肾，"肾生髓，脑为髓海"。《难经·三十九难》说："督之为备，脊强而厥。"颈椎、胸椎和腰椎正位于督脉循行路线上，若髓海不足，督脉受损，就会引起颈椎、胸椎、腰椎病变。所以，肝肾虚损，气血不足，督脉痹阻不通，经络瘀滞不畅为本病的主要病机。方用鹿茸、熟地黄、肉苁蓉、骨碎补、狗脊、补骨脂补肾壮骨，益精填髓，温通督脉；当归、白芍补肝养血为辅；血竭、山楂祛瘀止痛，现代药理研究表明，山楂酸具有抑制骨质疏松的作用。葛根引诸药入督脉，直达病所；诸药合用，使肾精得益，髓海得充，肝血得补，督脉得温，经络得宣，脊柱自然强健。本方还有缓解局部症状，消除椎管内软组织炎性水肿、充血，解除脊髓和神经压迫，改善局部供血，恢复脊椎功能等作用。

（二）外用方

威灵仙 50g，细辛、乳香、生川乌、姜黄、白芷、透骨草、自然铜、苏木各 15g，三七 10g，冰片、红花各 5g，蜈蚣 3 条。上药浸于75% 乙醇 2000mL，4 天后过滤，药渣再用同样数量乙醇浸泡 4 天后过滤。两次滤液混合外搽，每日 3 次。或上药研细末，加黄酒炒至糊状，装入两个布袋，加热（蒸）至 40℃左右，交替敷局部。

三、预防与调护

1. 戒除烟酒　避免长期服用激素；防控慢性腹泻、慢性肾病、糖尿病等慢性疾病；避免受凉引起椎管供血不足；冬天多晒太阳，以增加维生素 D 的合成与储备，预防骨质疏松。

2. 保持正确的站姿、坐姿和卧姿　①避免久坐、久站、久卧，不跷腿坐，不盘膝坐，以免打乱脊柱平衡而损伤脊柱（坐椅后方垫腰垫以保持腰椎曲度）。②避免劳累，避免长时间屈颈、仰头、低头，或头长时间转向一侧，避免长时间俯坐、侧腰、左右扭腰、弯腰及弯腰搬重物引起承重线改变或前移。③勿在床上或沙发上蜷卧看书、看视频；看屏幕宁高勿低，坐位看视频屏幕要高于视平线（较眼与屏幕中心平行线高出 5～10cm），并注意随时保持正确的脊柱姿势。④睡眠时保持枕头高低（6～9cm）、软硬适度（太软对颈部肌肉保护差），纠正高枕卧位，防止颈椎悬空；避免趴睡引起颈椎错位；避免过度旋颈、扳颈等危险动作引起颈椎损伤。⑤避免不适当按摩引起骨骼、肌肉损伤，肌纤维断裂（无法再生），产生瘢痕而加重症状。

3. 避免外伤和腰部受凉　跌倒、摔屁股蹲、公交车颠簸、快速行驶时急刹车最容易引起颈椎、脊柱损伤和压缩性骨折；易滑地面应放置防滑垫；开车、坐车要调整坐位、系安全带、枕部放头枕（高于后脑勺），戴颈围；避免坐车睡觉，以防肌肉松弛引起颈椎挥鞭样损伤。

4. 注意合理穿鞋　穿高跟鞋（翘臀）易引发骨盆前倾而致腰椎曲度不正，不宜长时间穿高跟鞋；穿负跟鞋（前掌高度不超过后跟 3cm）可改善骨盆前倾，矫正腰椎曲度。

5. 避免负重　挎单肩包超过 5kg 易致腰肌劳损（腰部肌肉和附着点筋膜、骨膜损伤，宜短时间热敷，不宜理疗、按摩），一般应避免负重，特别是单手负重。

6. 坚持运动　通过肌肉牵拉才能刺激骨细胞，促进骨形成，促进钙、磷、镁和蛋白质吸收，维持身体平衡能力和抗衰能力，预防脊柱疾病。

7. 避免素食　注意补充各类营养骨骼的食物。

前列腺增生症

前列腺增生症即良性前列腺增生，为中老年男性的常见疾病，40岁以上男性患病率 70%。属于中医"癃闭"范畴。

一、病因病机

前列腺增生的发病原因除人体老化导致前列腺增生外，主要与长期进食高脂、高蛋白食物，长期服用壮阳药物，吸烟、饮酒等因素密切相关，还与性生活不协调相关。

二、诊断

前列腺增生症分为"组织学前列腺增生"和"临床前列腺增生"，组织学前列腺增生需通过解剖确定，可有明显的前列腺增大，也可仅表现为显微镜下的微小增生，临床症状可有可无。由于前列腺增生起病隐匿，疾病的发展呈渐进的过程，前列腺体积可不断增大（正常体积约 4cm×3cm×2.5cm，正常容积约 28mL，患病后最大容积可达 180mL），导致膀胱出口梗阻而出现夜尿增多（老年人夜晚抗利尿激素分泌减少可致夜尿多）、尿流变细、尿流无力、尿频、排尿困难、排空不全、尿等待等临床表现。

本病病情加重，可影响泌尿系统的正常功能，最终引起膀胱及肾脏病变，如并发急性尿潴留、膀胱及肾结石、尿路感染、肾积水、肾衰竭；由于尿潴留使导致颅内压升高，还可致血压升高、急性心肌梗死及脑梗死。

三、辨证论治

1. 脾肾气虚，湿热血瘀型

症状：小便次多，特别是夜尿次多，尿意急迫，点滴不爽，久蹲难出。伴见精神萎靡，畏寒怕冷，面色晦黯，腹胀纳差，腰膝酸软，活动时气短，舌质淡或胖大，舌苔白润，脉细弱。

治法：补肾健脾，清热利湿化瘀。

处方：黄芪 30g，肉桂 10g，小茴香 10g，升麻 10g，莪术 15g，车前子（包煎）30g，黄柏 10g，琥珀（冲服）3g，川牛膝 15g，王不留行

15g，川牛膝 15g，白茅根 30g。

本方适用于老年脾肾气虚，湿热血瘀型。由年老脾肾亏虚，膀胱气化无力，痰湿瘀血内生所致。由于正气不足，无力祛邪外出，以致气滞、血瘀、湿热、痰浊交互为患，阻滞不化。方用黄芪、肉桂补益脾肾；小茴香通阳化气；升麻提壶揭盖，开膀胱之气闭；莪术、川牛膝、王不留行、琥珀化瘀行气，利尿通淋；白茅根、车前子清热凉血，利尿通淋。诸药合用，益气补脾益肾，通阳化气，清热利湿化瘀。

2. 阴阳两虚，湿热瘀结型

症状：尿次增多，小便不畅，甚则小便滴沥，排尿无力。伴见畏寒肢冷，手足心热，舌淡红少津，脉沉细或细数。

治法：滋阴助阳，清热利湿散瘀。

处方：熟地黄 30g，知母 10g，黄柏 10g，肉桂 4g，小茴香 10g，川牛膝 15g，蒲公英 30g，白茅根 30g，薏苡仁 30g，姜黄 15g，莪术 15g。

本方由《兰室秘藏》滋肾通关丸加味而成。本型常由肾阴阳两虚，膀胱气化不利，湿热瘀阻所致。方用熟地黄、知母滋肾养阴；然"无阳则阴无以生，无阴则阳无以化"。故辅以肉桂、小茴香助阳，阴得阳化，则膀胱气化出焉，小便自然通利。黄柏、蒲公英、白茅根、薏苡仁清热利湿；足厥阴肝经过小腹、绕阴器，故用莪术、姜黄、川牛膝消积散瘀。全方补清并用，寒温同施，阴阳相济，使补不留邪，清不伤正。

外用方：石菖蒲、肉桂、吴茱萸、小茴香、白芷各等量，碾细末，加少许麝香、冰片，密闭储存。

功效：补肾利窍，通利小便。适应于前列腺增生所致的尿频、尿急、尿闭、尿不尽及阳痿、早泄、尿失禁等症。

用法：将药末少许装小袋，固定于神阙穴 30~60 分钟；重者在中极（脐下 4 寸）、会阴加敷药袋。药袋使用结束后，可用手自肚脐至中极穴，自上而下推压 3~5 分钟。

四、预防与调护

1. 避免前列腺局部外伤，保持阴部清洁，避免感染。

2. 荤素搭配，饮食合理，根据工作的负荷调整饮食的热量摄入。以谷类为主，适量摄入蛋白及脂肪类食物，忌烟酒及辛辣刺激食物。

3. 勿滥施补益强壮药物，避免引起雄性激素增高。

4. 避免憋尿。

5. 不过分集中于性的信息，不看黄色书刊和视频。已婚者应规律性生活，避免性生活过少或过频；未婚青少年可适当自慰以缓解压力，避免前列腺充血。

6. 积极参加体育活动，避免久坐和长时间骑自行车（自行车座太高太硬，挤压前列腺易引起充血）。夜间睡眠时将腘窝垫起，坐姿要保持坐直、两肩平、双脚平放，不穿紧身裤，以免压迫损伤睾丸及前列腺。

7. 芥蓝素、番茄红素是能够保护基因和细胞免于受损的抗氧化剂，能预防前列腺增生、前列腺癌及乳腺癌。大豆异黄酮有预防前列腺增生、前列腺癌和乳腺癌的作用。含硒高的全麦面粉及含钙高的食物有预防前列腺增生、前列腺癌的作用。

迟发性性腺功能低下

迟发性性腺功能低下是一种与男性老龄相关的临床及生化综合征，以典型症状及血清睾酮水平低下为特征。俗话说"男人四十一枝花"，是指 40 岁左右的男人处于人生和事业的巅峰，但从生理功能的角度来说，"男人四十一道坎"。男性体内的雄性激素水平在 40 岁以后随年龄的增长而逐步降低，生理功能开始下滑，加上社会竞争激烈，工作和家庭压力较大，很多男性会出现性腺功能低下。

一、病因病机

1.年龄因素 《素问·上古天真论篇》云："五八，肾气衰，发堕齿槁。"说明年过四十，肾气、肾精逐渐退化、衰老。40岁以上男性，雄激素每年下降1%~2%，60岁以上每年下降2%~3%。

2.肥胖 由于脂肪转化的雌激素增多，导致雄激素缺乏。雄激素缺乏又加重肥胖，雄激素越低，内脏脂肪越多，而内脏脂肪堆积又降低雄激素水平，从而形成脂肪增加和雄激素水平降低的恶性循环。很多内分泌疾病会影响雄激素的生成与分泌。如雄激素仅在肝合成，肾是雄激素代谢的出路，脑垂体是雄激素分泌的最高场所和指挥官，睾丸分泌95%的雄激素，肾上腺分泌5%的雄激素。雄激素下降还是代谢综合征的重要指征，与动脉粥样硬化、高血压、冠心病、血脂异常、胰岛素抵抗、糖尿病等疾病之间相互关联和影响，形成恶性循环。胰岛素受雄激素影响，雄激素下降可导致胰岛素敏感性下降、胰岛素抵抗而引发糖尿病（50%糖尿病患者雄激素下降）。

3.塑料等化学制品 双氯酚（塑料瓶、塑料拖鞋、塑料一次性手套、保鲜膜等塑料遇热产生邻苯二甲酸酯）及男性滥用化妆品可增高雌激素而对抗雄激素的分泌。

二、诊断

1.血管舒缩症状 潮热、多汗或阵汗、心悸等。

2.精神心理症状 情绪改变、脾气暴躁、烦躁易怒、抑郁、焦虑、恐慌、忧伤、失眠、多疑、记忆力减退、理解力减退、注意力不集中、餐后嗜睡、生活乐趣及兴趣感下降、工作表现不佳等。

3.体能症状 食欲减退、疲惫、精力不足、体能和体力（耐力）下降。

4.性功能症状 性欲减退、勃起不坚或射精障碍等。

5. 代谢症状　肥胖特别是腹型肥胖、代谢综合征、糖尿病及心脑血管病（阳痿是糖尿病和心血管疾病的先兆症状，预示小动脉开始硬化）。

6. 骨质疏松　身高降低、不明原因关节疼痛、骨折等。

7. 内分泌水平　血清睾酮及游离睾酮水平降低（早晚雄激素分泌多，宜在上午 10 时以前检测）。

三、辨证论治

1. 脾肾阳虚型

症状：体形肥胖，腰膝酸软，形寒肢冷，骨关节疼痛，面色㿠白或黧黑，精神不振，疲惫乏力，失眠健忘，抑郁焦虑，忧伤多疑，生活乐趣及兴趣感下降，注意力不集中，食欲减退，餐后嗜睡，体能和体力下降，性欲低下，阳痿不举，勃起不坚或射精障碍，小便清长，夜尿多。舌质淡胖，苔白滑，脉弱或沉迟无力。

治法：补肾壮阳，健脾利湿。

处方：鹿茸粉（冲服）2g，红参 6g，熟地黄 30g，枸杞子 15g，淫羊藿 10g，肉苁蓉 20g，山萸肉 15g，覆盆子 15g，巴戟天 15g，茯苓 15g，荷叶 20 g，车前子（包煎）30g，甘草 3g。

2. 阴虚内热型

症状：眩晕耳鸣，注意力不集中，失眠健忘，五心烦热，午后颧红，烘热阵汗或多汗，或骨蒸发热，心悸恐慌，情绪改变，脾气暴躁，烦躁易怒，腰膝酸痛，齿松发落，咽、舌、口、鼻、眼睛及皮肤干燥，性欲减退，遗精早泄，精少或射精障碍，便秘，小便短黄，舌红少津少苔，脉细数。

治法：补肾滋阴，养阴清热。

处方：熟地黄 30g，山萸肉 30g，西洋参 10g，天冬 15g，女贞子 30g，黄精 30g，枸杞子 10g，白芍 15g，知母 10g，炒麦芽 30g，甘草 3g。

附注：以上处方用鹿茸、巴戟天、肉苁蓉、淫羊藿、山萸肉、覆盆子等补肾壮阳；熟地黄、天冬、女贞子、黄精、枸杞子等补肾滋阴；红参大补元气，安神益智；西洋参益气养阴，生津降火；白芍养血柔肝，知母清热滋阴润燥。肾虚温煦失职，导致脂浊留滞，故用茯苓、荷叶、车前子升清降浊，化湿减肥。

研究显示，鹿茸、人参、熟地黄等补肾药可增加精子数量，提高精子活性，修复精子损伤。枸杞子、熟地黄、鹿茸等能调节机体免疫功能，提高血浆睾酮水平，枸杞子能使老年人若干血液指标向年轻人方向逆转（如能延长衰老 2BS 细胞寿命）。枸杞多糖通过作用于下丘脑 - 垂体 - 性腺轴，促进垂体分泌性腺激素，对损伤的生殖系统产生保护作用。巴戟天、鹿茸、淫羊藿补肾壮阳，有类性激素作用，对性腺功能有直接调整作用。覆盆子、枸杞子、淫羊藿含锰、锌，有益精液生成。山萸肉补肝肾、强筋骨、益阴精、固元气。《红炉点雪》载："山萸肉兴阳道，坚阴茎，添精髓，止老人尿多不节……久服明目，强力，轻身延年。"肉苁蓉具有补肾阳、益精血的功效，有"沙漠人参"的美誉。《本草拾遗》谓："肉苁蓉三钱，三煎一制，热饮服之，阳物终身不衰。"《本草汇言》中记载："肉苁蓉，养命门，滋肾气，补精血之药也。男子丹元虚冷而阳道久沉，妇人冲任失调而阴气不治，此乃平补之剂，温而不热，补而不峻，暖而不燥，滑而不泄。"

四、预防与调护

1.各种运动如斜坡俯卧撑、半蹲马步等运动可增加雄激素，但不宜骑自行车，以免损伤睾丸及前列腺，引发睾丸癌。

2.鸡蛋、牛肉、虾仁、生蚝等含蛋白质、胆固醇和锌较丰富，有增加雄激素的作用；韭菜、洋葱、秋葵等食物能刺激大脑产生雄激素，可适量食用。

3.尽量减少使用塑料餐饮制品，塑料食品容器底部的三角符号内

数字 <5 则不可加热使用。

4.睾丸最适合产生雄激素的温度是35℃，高于35℃则损害雄激素。故不宜穿紧身裤，宜穿纯棉、宽松、素色内裤；平时要注意掌握洗浴水的温度，不宜用太热的水坐浴及洗桑拿。

肿　瘤

人体自身细胞的生长、增殖、迁移和代谢等生物学特质发生了变异导致肿瘤发生。当今，肿瘤呈高发态势。世界卫生组织公布了2030年最常见死因预测报告，称在未来100年里，肿瘤将继续位居人类"夺命杀人榜"首位。中医学在周代就认识到肿瘤的一些特点，并有乳岩、瘤、肠覃、石瘕、癥积、石瘿等类似肿瘤的病名记载。"癌"的记载首见于宋代《卫济宝书》，并认识到"癌者，上高下深，岩穴之状，颗颗累垂，毒根深藏"。

一、病因病机

肿瘤属于中医学"积证"的范畴。外感六淫、内伤七情、饮食劳倦，导致正气亏虚、阴阳失衡、脏腑失调，引起气滞、血瘀、痰凝、湿聚、毒热等结聚而留滞体内，在体内形成积、瘤（留）、癌（岩）毒肿块。总的病机是正气虚衰，毒发五脏。

正气存内，邪不可干。肿瘤的发生发展是一个正虚邪实的过程，从正常细胞发展到肿瘤细胞需要10～15年时间，正气虚衰，邪气入侵是癌症形成的关键。正气即阳气，阳气是生命的支柱。正如《内经》所云："阳气者，若天与日，失其所，则折寿而不彰。"年老体弱，素体亏虚，过食生冷，运动减少，情绪紧张，抑郁焦虑，睡眠障碍，滥用抗生素，以及清热泻火药物等各种致病因素作用于机体，影响脏腑功能，导致正气虚衰。气虚则血虚、气虚则血瘀、气虚则痰凝、气虚日久则阳虚，阳气不足推动无力，致使脏腑功能减退，不能及时地清除体内的瘀血、痰湿、毒热等浊邪，浊邪长期滞留、结聚而化生癌瘤肿块。正如《医宗必读·积聚篇》所云："积之成者，正气不足而后邪气踞之。"所以肿瘤的主要病机是正气亏虚损，阴阳失调，由此而出现气滞、血瘀、痰凝、湿聚、毒热结聚，发于五脏六腑，形成肿瘤。

现代医学认为，肿瘤是由于多种不良外因（环境因素、不良生活方式）和内因（遗传因素）累积作用下，发生了基因调控的突变、免疫失衡等导致组织细胞过度增殖的结果。细胞的有序生长、分裂由人体遗传物质—— DNA 指令调控，DNA 序列会因为多种因素发生变异而干扰 DNA 指令调控，引起 DNA 复制过程中的随机突变（R 突变），使体细胞不断分裂、增生，这种一分为二、二分为四的指数型分裂使变异细胞形成团块，即实体肿瘤。肿瘤压迫周围组织器官，可引起疼痛、麻木、肢体无力、阻塞内脏通道。肿瘤还侵袭破坏脏器功能，毒害健康细胞，分泌激素影响内分泌功能。肿瘤掠夺营养，降低免疫力，引起全身器官功能衰竭。肿瘤无限制扩张，就需要原有血管或自己新生的血管抢夺身体中的氧气和其他营养成分，引起肿瘤蔓延，或通过血管、淋巴管播散到全身其他地方，继续生根发芽，恣意作祟。

1.饮食因素致癌 癌多是吃出来的病。过量食用肥甘厚味等高脂肪、高蛋白、高糖食物，导致饮食营养过剩，容易助湿生痰，高盐、辛辣刺激食物及腌制食物易诱发肿瘤。同样，膳食结构不平衡、营养缺乏也会导致肿瘤发生。

2.环境因素致癌 肿瘤流行病学研究表明，90% 以上的恶性肿瘤与长期暴露在不良环境有关。环境因素包括了生物、理化和社会环境三部分，囊括了我们日常生活中所接触到的几乎所有物质，如食物、水、空气、药物、化学物品、紫外线、放射线及微生物（如细菌、病毒）等。

3.遗传因素致癌 具有遗传倾向的肿瘤主要有乳腺癌、卵巢癌、肝癌、大肠癌等。

4. 免疫因素致癌 免疫力是指人体识别和消灭外来入侵的病毒、细菌等异物，维护内环境稳定的能力，简而言之，免疫力就是人体识别和清除"异己"的生理反应。免疫监视功能正常，才能有效清除体内衰老、损伤、死亡、变性和基因畸变的恶性细胞，监视功能下降则不能有效清除体内突变和畸变的恶性细胞，会导致肿瘤的发生、转移与恶化。内脏移植术后因为要使用免疫抑制剂，所以癌症发病的概率是正常人的 23 倍。

5. 生活方式因素致癌 吸烟、酗酒、熬夜、加班、泡酒吧、不运动或剧烈运动等会造成内分泌及生物钟紊乱，引起肝解毒功能及免疫功能下降。另一方面，夜间长期暴露在光照下会破坏人体褪黑素形成，而褪黑素能保护人体免疫功能，一旦缺乏则易诱发肿瘤。

6. 精神因素致癌 癌症既是一种躯体疾病，更是一种严重受心理因素影响的心身疾病。不良情绪如 A 型性格（暴躁、紧张、爱钻牛角尖、容易激动）和 C 型性格（内向、抑郁、悲观、焦虑、柔弱、生闷气）易致自主神经、内分泌与免疫系统长期处于高度亢奋和紧张状态，容易导致细胞变性形成癌症，还会引起免疫功能降低而不能识别和杀灭癌细胞。

7. 慢性炎症感染致癌 慢性乙肝及丙肝病毒感染会诱发肝癌，EB病毒会引发鼻咽癌。幽门螺杆菌在胃内产生胺，胺能中和胃酸。胃中的硝酸盐在偏碱性的环境下转换为亚硝酸盐，亚硝酸盐与食物中的二级胺结合成强致癌物 N- 亚硝胺。人乳头瘤病毒是一种无处不在的病原体，几乎所有人都会被感染。人乳头瘤病毒感染会释放很多炎症介质和细胞因子，这些成分的增加会污染、恶化体内环境，进而导致宫颈癌。高危型人乳头瘤病毒感染还与肺癌、胃癌、食管癌、咽喉癌、扁桃体癌、头颈癌、口腔癌、舌癌、结直肠癌、皮肤基底细胞癌（鳞状细胞癌）、气管癌、鼻和鼻窦癌、膀胱癌、肛门癌、生殖器癌密切相关。陈旧性肺结核患者由于病变局部瘢痕、纤维化的慢性刺激最容易引发肺癌。

8. 内分泌因素致癌　饮食营养过剩等因素导致内分泌激素水平升高，与乳腺癌、卵巢癌、子宫内膜癌、前列腺癌密切相关。

9. 肥胖增加患癌风险　脂肪是内分泌代谢的活性组织，脂肪细胞中的芳香化酶高，可将体内的雄激素转化为大量的雌激素而致癌。肥胖者脂肪细胞产生的视黄醇结合蛋白4导致内分泌与脂质代谢紊乱，引起胰岛素抵抗，启动致癌基因引起癌症。中心型肥胖者分泌过多生长激素、促生长激素，导致易生组织包括肿瘤细胞生长而引起癌症。肥胖者免疫功能差，变异细胞容易逃离免疫监察和清理而致癌。

二、辨证论治

现代医学治疗肿瘤主要包括手术、放疗、化疗、生物免疫治疗、靶向治疗、抗体药物等多种治疗手段。

中医药在临床肿瘤防治方面具有独特优势，中医治疗肿瘤应贯穿各种肿瘤治疗的全过程，肿瘤早期手术治疗后配合中药治疗可迅速恢复患者正气，提高免疫功能，还有抑癌抗癌、防复发、防转移作用。中晚期肿瘤患者经过放疗、化疗及生物免疫治疗后，身体经受重大打击，容易导致"瘤去人亡"的结局，应用中药既可恢复正气，提高生存质量；又可抗癌抑癌，延长生存期；还可减轻放疗、化疗的毒副作用，达到解毒增效的目的。应用中药要贯彻整体观念，既坚持局部治疗，又重视整体上杀灭癌细胞，充分体现扶正培本、标本兼治的原则。

1. 扶助正气，巩固根本　正气虚衰、免疫功能低下是患者在康复期肿瘤复发转移的首要因素。人体的免疫系统每天要清除体内成千上万的肿瘤细胞，如果免疫功能低下，就会有大量的肿瘤细胞存活下来。肿瘤细胞会通过淋巴管、血液、腔道到达其他部位，形成新的转移灶。新复发和转移肿瘤比原病灶发展更快，更难以治疗，直接危及生命。

现代研究表明，扶正固本中药对免疫系统有双向调节作用，可诱导产生干扰素而抗癌。扶正药物既能抗癌、防止肿瘤复发转移，又能有效减轻放疗、化疗及手术后的虚弱状态，有效促进患者体质恢复，提高患者生存质量，延长生存期。

扶正固本要根据患者体质情况，酌情应用以下方法辨证治疗。

（1）补脾益气法：适用于神疲乏力，少气懒言、语音低微，自汗、动则加重，面白无华，以及倦怠、食少、腹胀、便溏等症。药物可选用红参、党参、太子参、西洋参、白术、茯苓、黄芪、山药、黄精、大枣、灵芝、木蹄层孔菌等。

（2）养肝补血法：黄芪、当归、川芎、白芍、熟地黄、鸡血藤等。

（3）补肾填精法：适用于面白、头晕、腰酸腿软、小便清长等症。肾阴虚选用熟地黄、枸杞子、山药、西洋参、北沙参、麦冬、女贞子等。肾阳虚选用鹿茸、杜仲、巴戟天、肉苁蓉、山萸肉、锁阳、菟丝子、淫羊藿、仙茅、补骨脂、肉桂、制附片等。

2. 抗癌攻毒　癌症的病机是"毒发五脏"。毒邪深陷，非攻不克。清热解毒、以毒攻毒、活血化瘀、散结消积、清热化湿、化痰散结等方法具有抗癌抑癌作用。

（1）清热解毒法：喜树、龙葵、青黛、金荞麦、白英、半枝莲、半边莲、白花蛇舌草、蛇莓、石见穿、山慈菇、长春花、石上柏、青蒿、芙蓉花、土茯苓、紫草、夏枯草、草河车、臭椿皮、树舌、马勃、桑黄、桦树菇等。

研究显示，紫草中的紫草素及其衍生物具有多种生物活性，可抗病毒、抗菌、抗肿瘤、抗免疫力低下。紫草衍生物紫草肟抗肿瘤，对肿瘤细胞有高效杀伤力，对正常细胞无毒性，且使用时无恶心、呕吐、脱发等传统化疗的副作用。

（2）以毒攻毒法，拔毒消恶疮：常用药物如斑蝥、蟾蜍（衣）、黄药子、蜈蚣、全蝎、壁虎、蜂房、雄黄及砒制剂、紫硇砂。以毒攻毒类药物主要包括具有毒性的矿物类、动物类和植物药物。动物药以虫类药为主。虫类药其性剽悍，善于走窜入络，搜剔逐邪，有祛瘀消坚、化痰散结、通络止痛之功，可引药力直达病所搜毒、剔毒、散毒而增强疗效。应用动植物类毒剧药物要区别药物的毒性大小和患者的体质状况，安全用药，既不应因噎废食，也不应孟浪太过。力求既能减缓癌毒，又能抗癌增效。还要注意毒药的蓄积作用，慎防伤肝损肾。

（3）活血破瘀法：适用于有形、坚硬、不动的肿块（痛有定处），出血或血块，瘀血发热，紫斑（化疗后指甲黑斑），舌黯，舌下瘀滞等症。药用穿山甲（代）、土鳖虫、水蛭、虻虫、䗪虫、蜣螂、三七、三棱、莪术、大黄、丹参、桃仁、红花、赤芍、郁金、姜黄、当归尾等。

肿瘤患者由于新生血管肆意生长，导致肿瘤疯长。现代研究表明，活血化瘀药物能抑制血管生长因子，控制血管新生。姜科植物姜黄、莪术、郁金的主要成分姜黄素含有多种抗炎、抗氧化和抗癌的成分，对多种肿瘤细胞的产生、增殖、转移均有抑制作用。

（4）燥湿化痰、软坚散结法：适用于肥胖、胸闷气短、咳嗽有痰、困倦乏力、结节肿块、流注、舌胖苔腻等症。药用山慈菇、瓜蒌、薏苡仁、天南星、法半夏、浙贝母、僵蚕、海藻、葶苈子、瓜蒂等。

3. 减毒增效　减毒增效药物能减少放疗、化疗的毒副作用，防止术后并发症和肿瘤复发，加快术后恢复，增强放化疗的治疗效果。

（1）升高红细胞、白细胞、血红蛋白、血小板，促进骨髓造血：药用黄芪、红参、枸杞子、菟丝子、当归、补骨脂、鸡血藤等。

（2）健脾开胃法：四君子汤加藿香、炒麦芽、炒谷芽、山楂、建曲等。

（3）和胃降逆法：六君子汤加减。

（4）养阴益胃法：北沙参、麦冬、百合、石斛、乌梅、五味子等。

4. 自拟止癌痛方

主治：各类癌性疼痛及外伤疼痛。

（1）内服方：延胡索 10g，罂粟壳 10g，没药 10g，姜黄 15g，血竭 3g，冰片 0.5g，白屈菜 15g，鸡矢藤 30g。

服法：水煎，日服 3 次，每次 200mL。

白屈菜镇痛作用类似吗啡；鸡矢藤镇痛作用出现缓慢但持久，有局部麻醉作用。目前西医治疗癌症疼痛首选的安全止痛药物是口服阿片类药物吗啡或用鞘内吗啡泵。临床应注意吗啡类药物过量服用会引起呼吸抑制，长期服用可能产生耐受性增加，或产生痛觉过敏及成瘾；甾体类止痛药物易致肝肾及胃肠损害。

（2）外用方：延胡索 40g，姜黄 30g，白芷 30g，生川乌 15g，生草乌 15g，肉桂 10g，甘松 10g，钩吻 15g，血竭 15g，乳香 15g，没药 15g，冰片 5g，麝香 1g。

制法及用法：延胡索、姜黄、白芷、生川乌、生草乌、肉桂、甘松、钩吻共研细末，血竭、冰片、乳香、没药以乙醇溶化后（加透皮剂）兑上药外敷，上覆热水袋。或上药用 75% 乙醇浸泡 1 周后过滤，于滤液中分别加入血竭、冰片溶解过滤，加入麝香，装入 50mL 塑料喷雾瓶中喷用（每毫升含生药 0.1g）。或共碾细末，用水或醋调（醋、酒不能同用），外敷痛区。

钩吻又有"断肠草""大茶药"等别称，是一种具有极高毒性和生物学活性的马钱科钩吻属藤本植物，主要活性成分为生物碱类，钩吻素甲是其中重要成分。20 世纪 60 年代，我国就有将钩吻提取物用于治疗癌症疼痛有效的临床报道。新近研究表明，钩吻素甲对骨癌疼痛具有强效的镇痛作用，且与吗啡不同，长期给予钩吻素甲不产生耐药。

5. 中成药

（1）参一胶囊：本品含 Rg3，是我国第一个上市的口服肿瘤新生血管抑制剂，可显著抑制肿瘤新生血管生成，抑制 VEGF（血管内皮生长因子）、bFGF（碱性成纤维细胞生长因子）表达，降低肿瘤细胞微血管密度，进而抑制肿瘤复发和转移。

（2）复方黄黛片：本品与维A酸联合口服，治疗急性早幼粒细胞白血病根治率达到90%。

（3）复方皂矾丸：治疗骨髓异常增生综合征、再生障碍性贫血、白血病减少症、血小板减少症。

（4）青蒿素：适用于胰腺癌、乳腺癌、脑胶质瘤等。

（5）其他具有特异抗癌活性的药物：紫杉醇、香菇多糖、喜树碱、长春花碱、华蟾素、金复康、金蒲胶囊、平消胶囊、西黄丸、小金丸、复方鹤蟾片、红升丹、白降丹等。

三、预防与调护

治癌在医生，防癌在自身。人的身体有60M～100M个细胞，细心呵护自身的细胞，才能减少它们转变成癌细胞的概率。人类生活在有众多致癌因素的环境里，有人患癌，而大多数人终生不患癌，说明人体自身的内在因素（体质）对癌症的发生与否起到重要的作用。突变的细胞就像"种子"，身体的内环境就像"土壤"，有了癌的种子，又有适合癌症细胞生长的土壤，加上外环境因素作为肥料，肿瘤才得以生长。外环境污染是普通个人无法控制的，但保持健康的生活方式，在癌症尚未形成时，通过健康的饮食、适度的运动、有序的生活、良好的心态可以防患于未然，降低癌症的发病率和病死率。

1. 精神防癌 癌症与精神因素息息相关，不少肿瘤患者在发病前有长期不正常的精神状态，癌症患者更有心理障碍、躯体功能障碍，严重影响患者及其家庭的工作和生活。好的情绪如愉悦、欢快、乐观、安全感、满足感、美感、理解感、荣誉感等，可使体内神经内分泌系统的功能协调平衡，大脑的情感中枢会分泌一种有利于健康的"脑内啡肽"物质，这种物质既可镇痛，又抗衰老，且能激活免疫系统功能，抑制癌细胞和有害微生物的生长。长期处于忧愁、悲情、愤怒等不良情绪状态者，会使肾上腺素皮质酮分泌增加，这种激素进入血液后，可损害人体免疫功能，通过心理－神经－内分泌－免疫轴的作用，就会促进肿瘤细胞发展、转移、扩散，导致人体患病或加速死亡。

癌症不可怕，就怕精神垮。培养良好的个性人格，合理处理好各种压力，消除恐惧、绝望情绪，对人生充满信心，坚定战胜癌症的信念。同是肿瘤患者，明显焦虑、抑郁、消极情绪者，其生存时间明显缩短；而放松心情、客观对待、不卑不亢、生活张弛有度、忘病，学会与癌长期共存和充满希望等积极情绪，就会提高生存质量，延长生存期。

2. 运动防癌　运动是抗癌良方，人体免疫细胞的数量随活动量的增加而增加，长期不动的人体内 T 细胞、B 细胞、自然杀伤细胞及白细胞介素 1 等免疫细胞会减少，大大增加患癌概率。运动可增加体内的结合蛋白 I，这种结合蛋白 I 有抗氧化、预防肿瘤的作用。增加身体活动可以消耗热量，降低性激素水平和体重指数，有利于维持不利于癌细胞生长的内环境，降低结直肠癌、胰腺癌、乳腺癌、子宫内膜癌、前列腺癌、肺癌等发病率，并使静态生活方式引起热量、脂肪蓄积和内分泌紊乱有关的肿瘤发病率降低。

3. 饮食防癌　饮食防癌的关键是做到平衡饮食，因为人体的细胞需要各种营养素的供给，癌细胞同样需要营养，如果营养摄入不平衡，过多地摄入高蛋白、高脂肪、高糖食物就会增加患癌风险，而多吃植物性食物有助于降低多种癌症的风险。

（1）控制高蛋白、高脂肪、高糖等高热量食物的摄入量。致癌因子如黄曲霉素、二噁英、亚硝酸盐等是启动癌症的种子，而高蛋白饮食则是富有营养的促发癌症的土壤。动物类蛋白特别是酪蛋白可促进癌细胞快速分裂、疯长，是癌细胞的"口粮"，掐断肿瘤的"口粮"可预防癌症。过量摄入蛋白质，最易在肠道与亚硝酸盐结合产生胺类、甲酚及硫化氢等致癌物质。铁是细胞氧化的关键物质，过量摄入红肉等引起铁过量，会加速细胞氧化，损伤 DNA 而致癌。长期过量食用红肉等高脂膳食使胆汁分泌增多，胆汁酸代谢物在肠道厌氧菌的作用下形成多环芳烃（烤制后更高）等致癌物。肉中的饱和脂肪酸、N-硝基化合物、亚硝酸盐（加工后更高）均有致癌作用。另外高脂饮食还影响小肠菌群，促进致癌物吸收。

膳食中蛋白和脂肪含量越高，血胆固醇水平越高，性激素水平就越高。滥用性激素，过量摄入滋补品如蜂王浆、蛋白粉、维生素 E，再加上热量摄入过多、营养过剩，导致肥胖及内分泌激素水平升高，最易诱发乳腺癌、卵巢癌、子宫内膜癌、前列腺癌、胆囊癌、胰腺癌、结直肠癌、肾癌等。

另外，全素饮食使蛋白质、脂肪摄入不足也会致癌。以胃癌为例，胃黏膜层平均 4 天会更新，而更新必须依赖蛋白质，如果蛋白质缺乏，黏膜层不能及时修复更新，抗酸能力下降，就会引起糜烂性胃炎、胃溃疡，甚至癌变。长期缺乏蛋白质会导致免疫功能低下，免疫系统所需要的补体、抗体水平就会下降，使免疫功能减退，直接导致对突变细胞的监视、清除能力下降，增加罹患各种肿瘤的风险。长期脂肪摄入不足引起胃腺管长度缩短，胃酸分泌减少，导致胃黏膜屏障减弱甚至破坏，引起杂菌生长和致癌物增多。

（2）勿食过烫、刺激、过硬及过咸食物。常喝滚烫的奶茶、功夫茶、烫粥、热面烫食，会损伤口腔、食管和胃的黏膜，长期刺激会诱导组织恶变，形成口腔癌、食管癌、贲门癌、胃癌等消化道肿瘤。过食咸味食物（包括咸菜、咸鱼、咸肉）及其他腌制食品等，容易诱发消化道癌及鼻咽癌。高浓度盐的高渗透性对食管、胃黏膜可造成直接损害，导致黏膜暴露，在胃酸直接侵袭下可引起弥漫性充血、水肿、糜烂、出血、坏死或溃疡，一旦遭到致癌物质的入侵，就会引起癌症。通过饮食摄入的食盐过多，会刺激胃酸大量分泌，最易引发食管癌变。另外，腌菜、盐渍食品中所含亚硝酸盐在胃酸和细菌作用下会转变为亚硝胺，易致胃癌。

（3）不吃腌制、熏制、烧烤、久置、霉变的食物。80% 的亚硝酸盐来源于蔬菜。久置的蔬菜、酸菜、咸菜、酱菜、隔夜剩菜、卤菜、腊肉、香肠、方便面、火腿肠、咸鱼、熏鱼干、熏肉干、香肠、陈萝卜干、陈玉米面、嫩肉粉等含亚硝酸盐较多。硝酸盐、亚硝酸盐在胃酸的环境下与食物中微量的氨基酸分解产物胺类结合，形成一级致癌物质 N- 亚硝胺（二甲基亚硝胺、二乙基亚硝胺，以及甲基苄基亚硝胺），是胃癌、肝癌等多种癌症的诱因之一。酿造酱油在发酵的过程中要产生仲胺，仲胺与亚硝酸盐、蛋白质结合易形成致癌物质亚硝胺，一般炒菜和拌菜应尽量少用酱油。维生素 C、硫化物、类黄酮如玉米黄酮（煮玉米时应保留内皮及玉米须的水）是一种抗氧化还原剂，可阻断亚硝酸盐合成 N- 亚硝胺，改变、降低胺的损害。

勾兑酱油、半勾兑酱油及可乐中的焦糖色素(4- 甲基咪唑)有致癌、致畸作用。

硫黄熏制或泡制的核桃、银耳、药物及添加硫黄蒸制的馒头易致癌。

各种霉变、变质粮食，久置有哈喇味及苦味的坚果、食用油、芝麻酱、花生酱等，除含有亚硝胺外还含有高致癌物黄曲霉素。

（4）勿食高温烹调食物。煎、炒、炸、焙、烧、烤制食品，尤其是焦脆食物，有较强的促癌作用。油炸、煎炒、烘烤食物在烹制时会导致水分子化学链断裂，易致过氧化损伤（上火），形成慢性炎症反应，诱发肿瘤。含有糖类和氨基酸的食物经过煎、炒、炸、焙、熏烤等烹调方法（卤肉、烤肉加亚硝酸盐）加工，会产生致癌物苯并芘（油烟）、杂环胺和丙烯酰胺，丙烯酰胺在动物和人体内均可代谢转化为致癌活性代谢产物环氧丙酰胺。另外，高温放入味精生成的焦谷氨酸钠、油壶中油垢生成的环氧丙醛、塑料器皿中的增塑剂等均致癌，应避免接触。

（5）勿饮用含亚硝酸盐高的水。部分井水及泉水亚硝酸盐含量高，应避免饮用。久煮的水及久置的水，亚硝酸盐会升高；瓶装水应在当天饮完，桶装水应在1周内用完，开水一般烧开3分钟含氯消毒剂可完全释放，开水放置时间不宜超过16小时。不喝被蓝绿藻毒素、腐殖酸等致癌、促癌物质污染的水。

4. 控制慢性炎症　控制体内慢性炎症如乙肝、丙肝、脂肪肝、幽门螺杆菌、陈旧性结核杆菌感染、人乳头瘤病毒及EB病毒感染可有效预防癌症。

5. 行为防癌

（1）不吸烟。烟草中有4000多种有害物质，其中与癌症相关的有69种，这些有害的致癌物质经过长时间对黏膜的影响和刺激，最终可能引起支气管上皮癌、肺癌、鼻咽癌、口腔癌、食管癌、膀胱癌、肾癌、胰腺癌和胃癌。吸烟（包括二手烟、三手烟）对健康的危害是一个漫长的、滞后的过程，有可能在未来的几十年之后，才真正发现吸烟带来的健康危害。

（2）不酗酒。酒具辛热之性，长期过量饮酒也是诱发癌症的重要因素。早在1964年，世界卫生组织就认为乙醇饮料的过度消费与肝癌、口腔癌、喉癌、食管癌、胃癌等密切相关。

（3）避免污染。避免大气污染及各种物理、化学性质的污染，如辐射、不锈钢餐具、保鲜膜、塑料袋等。另外，某些劣质塑料瓶在装水、醋、饮料或遇热时会析出锑。锑及其化合物可以通过呼吸道、消化道或皮肤等途径进入人体。锑及其化合物有致癌作用，可引起甲状腺、肝、胸腺、脾和脑垂体等组织相应的结构变化。

（4）晚上10时以前入睡，可有效提高免疫功能，睡眠可使血液回流至肝，以提高肝的解毒功能。晚睡最好不要超过10时，如果加班到凌晨，最好找一间窗帘有遮光布的房间睡觉，漆黑的环境有助于身体褪黑素的生成。

（5）与性激素相关的癌症有前列腺癌、乳腺癌、子宫内膜癌等。性刺激过多，会使性激素分泌旺盛，是性激素相关癌症的诱因。晚婚、晚育与乳腺癌发病相关，因为怀孕后孕激素分泌增加，对抗雌激素，且哺乳期妇女体内雌激素水平低。

多囊卵巢综合征

多囊卵巢综合征（PCOS）是育龄期妇女的生殖内分泌临床常见病，为妇产科疑难病症之一。属于中医"月经失调""月经过少""闭经""崩漏""不孕"等范畴。

多囊卵巢综合征不但严重影响患者的生殖内分泌功能，而且使雌激素依赖性肿瘤如子宫内膜癌、乳腺癌发病率增加。患者多伴有糖脂代谢异常，孕时显著，增加患糖尿病、高血压病、心脑血管病、早产的风险。多囊卵巢综合征在我国有庞大的患者群，目前在女性人群中的发病率已达 10%~22%，患病率呈不断增加甚至迅速增长的趋势，如果不引起足够的重视，将会导致疾病进行性发展，甚至会危及民族的繁衍。

一、病因病机

现代医学对 PCOS 的病因还不十分明了，多认为其可能是一种多基因遗传病，同时受环境因素影响。余长期临床观察认为，多囊卵巢综合征应该是生活方式病，其发病率与社会经济发展程度密切相关。膳食结构不合理，恣食肥甘厚味，暴饮暴食，过量摄入高脂肪、高糖、高蛋白等高热量食物导致营养过剩，再加上运动不足，致使肝失疏泄，脾失健运，脾不升清，胃不降浊，水谷精微不得布达，积成痰浊膏脂，壅滞体内，形成肥胖。痰瘀脂浊流注冲任，壅塞胞宫，使胞宫失荣，管络不通，导致肾－天癸－冲任－胞宫轴的功能紊乱，出现卵巢多囊改变、排卵障碍、月经稀发、闭经和不孕等症。即《素问·奇病论篇》云："此肥美之所发也。"

另外，先天禀赋不足，长时间运动不足，则脏腑功能低下，阳气失于振奋;阳气不足、阳气不振导致精气膏脂留滞瘀积而成肥胖。当今由于多食少动,催生了大批"小胖墩","这些"小胖墩"就是多囊卵巢综合征的后备军。

总之,本病病机错综复杂,病程迁延不愈,且内外因互相影响,互为因果。核心病机是痰瘀脂浊阻滞,导致脏腑功能(包括阴阳、气血)失调,脏腑功能失调反过来又导致痰湿脂浊(包括痰浊、瘀血、热毒)停聚而加剧病情,以上病理改变多同时并存。其中痰瘀脂浊积聚是上述病理变化的始动因素,痰瘀脂浊流注冲任,壅塞胞宫,使胞宫失荣,管络不通,导致肾–天癸–冲任–胞宫轴的功能紊乱,出现卵巢多囊改变、排卵障碍、月经稀发、闭经和不孕等症。

现代医学认为,多囊卵巢综合征是多因素影响下丘脑分泌促性腺激素释放激素失去周期性,以致垂体分泌的促性腺激素比例失调,造成卵泡虽然发育了,但却不成熟或不排卵,时间久了就形成很多囊状的卵泡,使卵巢变成了类似于葡萄状的多囊卵巢。儿童期营养过剩,过多的能量以脂肪的形式沉积在体内,导致糖脂代谢紊乱,形成肥胖(青春期启动后高雄激素血症、胰岛素抵抗引起的高胰岛素血症又促进内脏脂肪的积聚,加重肥胖),引起胰岛素抵抗,而胰岛素抵抗是 PCOS 病理生理过程的中心环节。西班牙学者研究发现:一般排卵性 PCOS 患者或伴有稀发排卵、卵巢多囊性改变的患者,胰岛素抵抗程度相对较轻;伴有高雄激素血症的患者,胰岛素抵抗和代谢紊乱程度更为严重;非高雄激素血症患者胰岛素抵抗和代谢紊乱程度较低。此外,排卵障碍越严重,胰岛素抵抗越明显。

二、诊断

1. 临床表现 排卵障碍(稀发排卵或不排卵),如卵泡数量多、长速快或慢、卵泡发育迟缓、停滞甚至闭锁、扁卵泡、质量差;月经稀发、闭经或月经频发、月经不规则、经间出血、月经过多或过少、不孕、卵巢多囊样改变等。

2.诊断标准 多囊卵巢综合征的诊断标准目前多采用国际基本统一的 2003 年鹿特丹会议诊断标准。中华医学会妇科学会 2008 年依据该标准制定的诊断标准是：①稀发排卵或无排卵：初潮后 2～3 年不能建立规律月经，如闭经（停经时间超过 3～6 个月）、月经稀发（周期 ≥ 35 天）及每年 ≥ 3 个月不排卵者（月经规律不能作为判断有排卵的证据，可测基础体温或 B 超检测排卵或月经后半期孕酮测定判断有无排卵）。②高雄激素临床表现和（或）高雄激素血症。③卵巢多囊改变 [一侧或双侧卵巢中直径 2～9mm 的卵泡 ≥ 12 个和（或）卵巢体积 ≥ 10mL]。④上述 3 条中符合 2 条，并排除其他致雄激素水平升高的病因，包括先天性肾上腺皮质增生、库欣综合征（Cushing）、分泌雄激素的肿瘤，以及其他引起排卵障碍的疾病，如高催乳素血症（20%～35% 的 PCOS 患者可伴有催乳素水平轻度升高）、卵巢早衰、垂体和下丘脑性闭经、甲状腺功能异常。

多囊卵巢综合征常伴有胰岛素抵抗及高胰岛素血症，内分泌改变的主要特征是高雄激素血症、黄体生成素与尿促卵泡素的比值升高等。

三、辨证论治

1.脾肾两虚、痰浊阻滞型

症状：形体肥胖或腹型肥胖，头晕头重，肢体困重，胸闷泛恶，神疲倦怠，善太息，面色虚浮，肢体沉重或肿，甚则形寒肢冷，腰骶酸楚，大便或溏或结。白带清稀量多，月经量少，经色淡，经期延后或淋沥不净，甚至闭经，婚久不孕。舌质淡胖或有齿痕，舌苔白或滑，脉沉迟弱。

脾肾阳虚不能化气行水，水湿内停，痰浊阻滞，气机不畅则肥胖、肢体困重，肢体沉重或肿，甚则形寒肢冷，腰骶酸楚；痰湿中阻，清阳不升，则头晕头重、神疲倦怠，善太息，面色虚浮、多睡少动，胸闷泛恶；脾肾两虚导致精微之气难以升清，化为痰湿脂浊下流，壅塞胞宫，故不能摄精成孕；阻滞冲任，月事不以时下；胞宫失于温煦，故月经后期，甚则闭经、不孕；水湿流注下焦，损伤任带，使带脉失约，任脉不固，故带下量多。

治法：补脾益肾，化痰降浊。

处方：红参6g，苍术15g，茯苓15g，鹿茸粉（冲服）2g，熟地黄30g，淫羊藿10g，巴戟天15g，泽泻15g，覆盆子15g，荷叶30g，石菖蒲6g，胡芦巴10g，甘草3g。

可根据情况加入当归、石菖蒲、肉桂、仙茅、枸杞子、肉苁蓉、紫石英、丹参等。

附注：脾肾两虚、痰浊阻滞是肥胖之本，故补脾益肾、化痰降浊是治疗胰岛素抵抗所致代谢异常及内分泌紊乱的关键。研究表明，补脾益肾法可提高营养性肥胖大鼠胰岛素敏感指数，降低脂肪细胞肿瘤坏死因子（TNF-2α）表达，从而改善胰岛素抵抗。临床实践证明，补脾益肾化痰药物不仅改善PCOS患者糖脂代谢异常，同时也能调节生殖功能。方用红参、苍术、茯苓健运脾气，散精化浊。鹿茸、熟地黄、淫羊藿、巴戟天、覆盆子补肾填精，助阳化湿，温宫暖巢，促性腺成熟与卵泡发育生长。石菖蒲、苍术、茯苓、荷叶升清降浊，利湿减肥，祛痰利窍；全方以补脾益肾固其本，本固则湿去；化湿降浊治其标，浊降则本固。

现代药理研究表明，人参、鹿茸可改善子宫内膜容受性，提高排卵质量。鹿茸、肉桂、二仙、巴戟天、肉苁蓉补肾阳，且升高雌二醇水平；覆盆子有类似雌激素样作用，能促进卵泡发育，淫羊藿、巴戟天对促性腺功能有双向调节作用。淫羊藿等补肾药可以作用于下丘脑－垂体－卵巢轴，调节性激素分泌，促进卵泡发育及排卵。肉苁蓉有增强下丘脑－垂体－卵巢功能，提高垂体对黄体生成素释放激素的反应性及卵巢对黄体生成素的反应性，而不影响自然生殖周期的内分泌平衡。国外研究表明，胡芦巴种子提取物中类固醇部分有抗雄激素活性作用。淫羊藿、人参有类似磺脲类降糖作用，还可使胰岛细胞功能恢复正常；人参能增加胰岛素受体的敏感性。

2. 肝肾阴虚、相火偏旺型

症状：经期提前或延后，月经稀少或经量多，或淋沥不净，或有血块，经色淡或黯红，渐至闭经、不孕，体形正常或偏瘦，上唇胡须，四肢多毛，面部痤疮。伴有头晕耳鸣，腰膝酸软，口干舌燥，五心烦热，多汗，便秘。舌质红或黯红少苔或无苔，脉弦细或细数。

头晕耳鸣，腰膝酸软，月经稀少，经量多或淋沥不净，经期提前或延后，闭经与不孕，此乃肝肾阴亏，天癸竭乏，冲任不充，胞宫失养所致（不能生化成熟的卵泡）。阴虚则生内热，故出现口干舌燥、五心烦热、多汗、多毛、痤疮、便秘等症。

治法：滋补肝肾，养阴清热。

处方：熟地黄30g，当归15g，白芍15g，山萸肉15g，菟丝子15g，女贞子15g，墨旱莲30g，覆盆子10g，紫草10g，知母3g，黄柏3g，甘草3g。

肝血充足，肾阴充实，肾精旺盛，气血、天癸、冲任、胞宫的功能平衡协调，卵巢才能温煦生化出成熟的卵泡，恢复和建立周期排卵以达到受孕之目的。方用熟地黄、当归、白芍、山萸肉、女贞子、墨旱莲、菟丝子、覆盆子滋养肝肾，益气养血，填精补髓，濡养天癸，使气血充盈，任脉通，冲脉盛，有利于卵巢功能恢复生机。熟地黄、墨旱莲、女贞子、知母、黄柏、紫草养阴清热。现代药理研究表明，熟地黄、女贞子、香附、覆盆子、菟丝子等药均有雌激素样作用。熟地黄、墨旱莲、女贞子、紫草、知母、黄柏等滋阴清热药能使 FSH、LH 下降并升高 ER（雌激素受体）。

3. 肝郁肾虚、冲任失调型

症状：闭经，月经稀发或先后无定期，经色黯，量少，或崩漏、婚久不孕，形体壮实或消瘦；经前乳胀胁痛、小腹胀痛，精神忧郁、烦躁易怒，或有溢乳；四肢多毛，或上唇胡须、下颌、乳晕周围、下腹正中线等部位出现粗硬毛发，面部或后背痤疮。伴见心悸、失眠、五心烦热、目赤、大便秘结等症。舌质红或黯红而干，舌尖、边红绛，或见瘀点，苔薄黄，脉弦或弦细而数。

肝经郁火，肾阴耗伤，痰瘀互结，脉络壅塞，气血逆乱，血海失充，故月经失调；肝郁气滞，情志不畅，故经前乳胀胁痛，小腹胀痛，或有溢乳（精神压力大导致泌乳素升高，影响排卵）；情志不舒，肝失条达，气血不和，冲任不能相资，不能摄精成孕；气机阻滞，水湿停聚为痰，痰浊壅塞冲任、胞宫则不能摄精成孕；肝郁化火，则烦躁易怒、心悸、烦闷、失眠、五心烦热、大便秘结或神倦目赤；火热痰浊壅塞则见痤疮、多毛。

治法：疏肝解郁，滋肾调冲。

处方：牡丹皮 10g，栀子 10g，当归 15g，白芍 15g，柴胡 15g，香附 15g，熟地黄 30g，墨旱莲 30g，女贞子 30g，黄柏 10g，土茯苓 30g，甘草 3g。

可根据病情酌加知母、蒲公英、薏苡仁、野菊花、茯苓、胡芦巴等。

方用丹栀逍遥散为主疏肝解郁，熟地黄、当归、白芍、女贞子、墨旱莲滋养肝肾，养血调冲。牡丹皮、栀子、黄柏、土茯苓清肝降火，清热利湿解毒、祛痤疮。研究显示，牡丹皮、栀子、黄柏有对抗雄激素作用。柴胡、香附疏肝理气解郁，其中香附通三焦之气，香附挥发油有轻度雌激素样活性，有效成分具有雌激素样作用，在体内转化后活性增强。

四、病案举例

例1 刘某，女，28岁。2013年1月5日初诊。

主诉：月经紊乱，经量减少3年，不孕2年。

现病史：结婚3年，近3年来经期提前或延后，月经量少，经色黯红。近2年未避孕未孕。1年前在成都某医院确诊为多囊卵巢综合征，经多方治疗不见好转。现症：头晕耳鸣，腰膝酸软，口干舌燥，五心烦热，多汗，面部及后背有痤疮，便秘。舌质黯红少苔，脉弦细。

女性激素水平测定：雌二醇48.3pg/mL，尿促卵泡素8.9U/L，黄体生成素7.31U/L，睾酮93ng/dL，泌乳素10.2ng/mL，孕酮0.3ng/mL。

证属：肝肾阴虚、相火偏旺。

治法：滋补肝肾，养阴清热。指导患者调整生活方式，保持精神愉快。

处方：熟地黄30g，当归15g，白芍15g，山萸肉15g，香附15g，女贞子30g，墨旱莲30g，覆盆子15g，紫草10g，知母10g，黄柏10g，甘草3g。2日服1剂，连服10剂。

复诊（2013年1月24日）：月经周期稍延后，痤疮减少，余症好转，舌脉同前。前方去白芍，加薏苡仁30g。连服1个月。

三诊（2013年3月3日）：近期月经于2013年2月18日来潮，量偏少，色红，有少量血块，3日后量多，第10日经净。原方再服1个月。

四诊（2013年4月4日）：近期月经于2013年3月14日来潮，开始2天量少，3天以后量适中，色红，少量血块，经期6天，诸症明显好转，面部仍有痤疮。仍按原法加减治疗。

处方：熟地黄200g，当归150g，枸杞子150g，山萸肉200g，山药200g，女贞子200g，墨旱莲200g，覆盆子150g，肉苁蓉100g，黄芩150g，甘草30g。共细末蜜丸，每次服3g，每日服2~3次，连服3个月。

患者连续服药6个月余，月经周期恢复正常并怀孕，末次月经2013年7月8日，2014年4月15日顺产一男孩（2014年5月因小儿患脐疝来诊）。

例2 陶某，女，29岁。2013年6月4日初诊。

主诉：月经稀发3年、不孕2年。

现病史：13岁月经初潮，初潮后月经周期规律，月经量中等，无痛经。近3年来月经周期逐渐延后，30~40日一行，近1年延长为40天至2个月行经1次，月经量少或淋沥不净，经色黯淡。婚后2年零3个月未采取避孕措施未孕。伴见头晕头重，神疲倦怠，面色虚浮，腰骶酸楚，白带清稀量多，大便或溏或结。诊见：形体肥胖，身高158cm，体重65kg，舌质淡胖有齿痕，舌苔白滑，脉沉弱。

B超：子宫未见明显异常，卵巢呈多囊样改变，双侧卵巢内可见多个直径0.7cm×0.5cm卵泡。轻度脂肪肝。

证属：脾肾两虚、痰浊阻滞胞宫。

治法：补脾益肾，化痰降浊。指导患者调整生活方式，通过运动和控制饮食减轻体重。

处方：红参6g，苍术15g，茯苓15g，鹿茸粉（冲服）2g，熟地黄30g，淫羊藿10g，巴戟天15g，泽泻15g，覆盆子15g，荷叶30g，当归15g，胡芦巴10g，甘草3g。

二诊（2013年8月5日）：患者连服上方30余剂，诸症明显好转，近2个月月经周期32~35天，经量稍增。仍按原方去苍术、巴戟天、泽泻，加枸杞子、肉苁蓉，改汤剂为散剂服，每次服2~3g，每日服2~3次。

患者连续服药4个月后，经期经量恢复正常，体重减至58kg，并于2014年1月怀孕。末次月经2014年1月20日。2014年10月10日分娩一男婴。

五、预防与调护

引发本病的原因很多，发病机制复杂，但儿童期营养过剩、不运动引起肥胖是导致多囊卵巢综合征的主要因素。本病的治疗没有突破性的进展，所以建立健康的生活方式才能减少发病，进而减少本病的危害。患病后的一线治疗首先是调整、纠正不良生活方式。

1. 保持精神愉快，避免紧张焦虑 保持平和、开朗的性格，减少精神压力和紧张焦虑，以免干扰神经内分泌功能，加重病情。

2. 合理饮食，避免摄入高热量饮食 以粮食、蔬菜等低热量、低糖饮食为主，控制肉、油、蛋、奶等高蛋白、高脂肪、高糖及饱和脂肪酸食物的摄入量，控制辛辣、煎炸、烧烤、烘烤、膨化食品及碳酸饮料的摄入。父母营养过度（雄激素增高会遗传下一代），就可能为胎儿埋下多囊卵巢综合征的祸根。所以，从上一代开始就要注意科学合理的生活方式，才不至于影响后代的孕育。

3. 坚持运动，控制体重 肥胖与本病直接关联，长期坚持有氧运动、降低体重是治疗本病的重要措施，体重下降即有利于排卵功能的恢复、提高妊娠活产率、减轻雄激素过多和胰岛素抵抗。

4. 避免服用紧急避孕药 过多服用紧急避孕药可能会对卵巢、子宫的发育产生不良影响，导致内分泌失调、多囊卵巢综合征、不孕症、卵巢衰竭等。

不孕与不育

男欢女爱，繁衍后代，是人类生活中一件大事。一旦步入婚姻的殿堂，人们会面临性的欲望、生殖、避孕、性功能乃至性病等生殖健康的一系列问题。不孕与不育和生殖健康密切相关，而生殖健康不单是指疾病问题，更是一个健康的概念，是衡量生活质量的重要方面。生殖不健康不仅会损害家庭稳定与社会和谐，还会直接影响民族的整体素质和繁衍。

当今，不孕不育群体在不断扩大，有人甚至把是否能生育作为结婚的首要条件。20多年前，我国育龄人群中不孕不育率仅为3%。当今却呈迅猛增长的态势，已成为影响我国国计民生的重要问题。

一、病因病机

1. 饮食不当 过食肥甘厚味产生内湿，困遏脾气，致其运化失常，进而酿湿生热；饮食内伤导致脾虚，脾虚不运则升降失常，脾不散精，导致水谷精微壅滞化浊；脾虚导致精微之气难以升清而随浊气下流，壅塞胞宫及下焦，郁滞不通，血行不畅，瘀血内生，痰瘀互阻，形成不孕不育。

人类性欲的产生是以性激素的分泌为背景的，而肥胖导致控制性腺发育和运作的脑垂体后叶脂肪化，使垂体功能下降甚至丧失，性激素释放减少，进而形成不孕不育。长期大量摄入反式脂肪酸，对生殖健康的影响更大。一方面反式脂肪酸会影响精子、卵细胞的质量，增加不孕不育和胎儿畸形、胎儿发育的风险；另一方面，还影响性激素合成，引起黄体生成激素、卵泡刺激素、睾酮值降低。性激素合成障碍会导致月经不调、性功能障碍、增加不孕不育的概率。胆固醇是类固醇激素合成的主要底料，可影响男女激素内环境和类固醇激素合成，高胆固醇可降低男女生育能力。

女性肥胖影响怀孕的主要原因是肥胖影响到了与排卵、受孕有关的内分泌激素（包括体形偏瘦而体脂偏高者）。因为一旦肥胖就会发生胰岛素抵抗和高胰岛素血症，使肝、肌肉等组织对胰岛素反应不敏感，导致胰腺制造过多的胰岛素来补偿。卵巢对胰岛素的反应比肝和肌肉敏感，高胰岛素血症会刺激卵巢分泌更多的雄激素，从而引起稀发排卵或无排卵、促性腺激素减少，出现女性性欲降低，最终导致闭经、不孕。过度肥胖还可能引起女性生殖系统无菌性炎症，影响怀孕。肥胖者由于长期稀发排卵或不排卵导致雄激素叠加，还容易导致子宫内膜增生，成为子宫内膜癌的高危人群。肥胖者虽然可以通过服用促排卵的药物提高受孕率，但卵子质量低，所以人工授精成功率最低，容易导致流产，胚胎丢失的可能性在整个怀孕期都增高。肥胖者怀孕可能导致妊娠期高血压、糖尿病等，这些疾病都是导致流产、早产的因素。

2. 情绪因素 长期处于紧张、焦虑、压抑、恐惧、忧郁等负面情绪，男性精子数量和质量均会下降；女性会出现肾上腺皮质激素过度分泌，导致雄激素、泌乳素增高而影响排卵。女性剧烈情绪波动会使交感神经兴奋，释放儿茶酚胺，使下丘脑–垂体–卵巢轴的正常运行受到干扰，影响正常卵子成熟及排出过程（阻碍卵巢中卵泡的生长与黄体生成素的分泌），导致输卵管痉挛、宫颈黏液改变、盆腔瘀血及性功能障碍，增加怀孕的困难性。

3. 体质因素 素体虚弱，或追求骨感、过度减肥，或营养单一，脏腑功能低下，以及免疫因素，都可引发不孕不育。女性如果太瘦，就像贫瘠的土地不出好庄稼一样，不但会引起不孕，还不会有细腻润泽的肌肤和丰满匀称的体形。女性青春期发育的一个重要表现就是皮下脂肪增加，尤其是乳房、臀部的脂肪，既使体态保持曲线美，又为生儿育女做好准备。在促进女性性器官发育、月经来潮、第二性征出现等方面，脂肪起着举足轻重的作用。在少女体内，脂肪参与性激素的转化和储存，它将体内肾上腺素分泌的雄激素转化为雌激素，并储存起来，供人体需要。正常女性体内 24 小时雄激素分泌量 0.3mg，这就需要通过脂肪来转化。如果体内脂肪太少，或其他原因使雄激素分泌过多，不能有效地将其转化，则引起女性男性化。女性体重正常，脂肪储量到一定程度时，女性的性别基因才能把遗传密码传递给下丘脑，使之产生促性腺激素，促使月经初潮的来临和形成卵巢排卵功能，卵巢才能正常工作。如果过度追求"骨感"美人，脂肪太少，就没有足够的促性腺激素，卵泡就不会正常发育，自然就会出现闭经与不孕。即使受孕，受精卵也很难在子宫内着床；即使着床成功，也无法为胚胎提供足够的营养。另外，太瘦同样会导致胰岛素抵抗而影响排卵和精子的生成。

4. 感染因素 当今由于婚育观念改变，未婚同居、性生活过早过乱、不洁性生活、随意反复人流，最易造成感染（包括衣原体、支原体）、输卵管阻塞而引起不孕不育。子宫就像土地，越肥沃则种子越容易生根发芽。每次人工流产，都是对子宫内膜、对生殖健康的严重伤害。感染也是引起男性生殖器炎症，导致睾丸无法正常排精而不育的因素。

5. 环境污染及生活习惯　如长期接触废水、废气、辐射、无线电波、微波、超声波、激光、红外线、紫外线、噪声、油烟、重金属、化学制剂（如呋喃妥因、麻醉剂、杀虫剂、氯乙烯、溴氯丙烷、二硫化碳）等会引起基因改变，使生育能力降低。大量吸烟会增加精液中硫氰酸的含量，抑制精子、卵子的活动力。长期过量饮酒可致体内合成性激素的酶的活性受到严重影响，引起不孕不育。男性常泡温泉、蒸桑拿，或局部温度升高，长时间开车、骑车、电焊作业，长时间使用手机、手提电脑等，都是精子的隐形杀手。

6. 年龄因素　女性的最佳生育年龄是 26 岁左右。30 岁以后优势卵泡的数量会明显减少。男性的最佳生育年龄是 25～35 岁。20 岁时精子的合格率达到 100%；30 岁以后合格率就会下降 50%；35 岁以后精子 DNA 损伤水平明显增高，精子活力下降，体内的雄激素开始以 1% 的速度衰减，精子的合格率为 25%；40 岁以后合格率仅为 10%。男性年龄与胚胎质量、流产率和妊娠率相关。高龄男性的精液量、形态正常的精子数量和精子活动力等指标均下降。随着年龄增长，男性精子染色体的遗传异常会不断增加（美国组织库协会将 40 岁作为献精者的上限年龄），是男性不育、复发性自然流产及辅助生殖技术治疗失败的重要原因之一。

二、女性不孕症辨证论治

1. 肾气不足，冲任虚乏型

症状：婚久不孕，月经稀发，经量少，色黯淡，质清稀，或闭经，腰膝酸软，小腹冷感，舌淡苔白，脉沉细或沉迟。

治法：补肾填精，滋养冲任。

处方：熟地黄 30g，山茱萸 30g，枸杞子 10g，覆盆子 10g，肉桂 5g，肉苁蓉 15g，鹿茸（冲服）3g，淫羊藿 10g，红参 6g，当归 15g，炒麦芽 30g，甘草 3g。

兼肾阴虚者，证见咽干口燥，手足心热，舌红少苔，脉细数，去淫羊藿、鹿茸、肉桂、红参，加知母、女贞子、西洋参、五味子。

2. 痰湿下注，壅塞胞脉型

症状：体形肥胖，婚久不孕，月经紊乱，白带量多，质黏稠，面色㿠白，胸脘痞闷，腰酸乏力，舌质淡，苔白腻，脉沉滑。

治法：健脾益气，燥湿化痰。

处方：党参 30g，白术 15g，茯苓 15g，法半夏 10g，陈皮 10g，苍术 15g，川芎 15g，当归 15g，香附 10g，巴戟天 10g，菟丝子（包煎）30g，甘草 3g。

3. 肝郁气滞，冲任失调型

症状：婚久不孕，月经紊乱，经行不畅，经期延长，经期乳房、少腹胀痛，情志抑郁，烦躁易怒，舌淡红，脉弦细。

治法：疏肝解郁，养血调经。

处方：当归 15g，白芍 15g，柴胡 15g，白术 15g，茯苓 15g，香附 10g，党参 30g，茺蔚子 10g，覆盆子 10g，炒麦芽 30g，甘草 3g。

附注：一般月经期属于阳气至盛、重阳转阴的阶段。由于体内阳气日盛，血海按期满盈，在肾阳的作用下，溢泻排出，使经血来潮。月经期如果旧血不去，则新血不生，关键在于"通"，使胞宫泻而不藏。可在辨证治疗的基础上加以泽兰、赤芍、川芎等推动气血运行，活血调经。

月经周期的 4~13 天为卵泡期，本期为阴长时期，即阴精积累期，多出现肾阴不足，癸水不充，不能滋养肾精而影响排卵。宜在辨证的基础上加重滋养肾阴之品，能提高肾阴（癸水）水平，使精血充盈，奠定物质基础，促进卵泡发育。

月经周期的 14 天左右为排卵期，此时是阴阳交替，重阴转阳，阴盛阳动的"的候""氤氲之时"。此期可出现小腹隐痛、乳房微胀、白带突增且质稀透明、基础体温升高等排卵症状，正是种子育胎的时候。宜在补肾的基础上加活血之赤芍、泽兰、茺蔚子，以促发排卵。

月经周期的 16～28 天，即排卵后至行经前的一段时间，约 14 天。此期阴充阳长，肾阳之气渐旺，为宫暖待孕的阶段。基础体温呈双相曲线，子宫内膜在增生的基础上呈现分泌现象，为孕卵着床准备条件。治疗应侧重温肾养阴、气血双调。

子宫发育不全多兼经期延后或闭经、经量少色淡、腰痛肢乏等肾阳虚的表现，宜在辨证的基础上加淫羊藿、仙茅、人参、鹿茸等补肾壮阳之品，以调节下丘脑－垂体－卵巢轴，改善子宫内膜容受性，促进性激素分泌和卵泡发育，若已妊娠，可连续服药 2～3 个月。

闭经泌乳综合征者加紫草、生麦芽；免疫性不孕症患者加黄芪、薏苡仁至 50g，以诱导排卵；促排卵治疗出现腹胀、纳差等卵巢过度刺激症状者可重加茯苓，以加强健脾利水之效。

4. 输卵管阻塞

治法：活血化瘀，温经通脉。

处方：当归 15g，红花 3g，赤芍 15g，肉桂 4g，丹参 30g，莪术 15g，石菖蒲 8g，血竭 3g，水蛭 4g，制香附 15g。

输卵管阻塞属于中医学"胞脉瘀阻"的范畴。对于输卵管间质部和峡部的阻塞，可用输卵管导管介入治疗后配合中药调理。输卵管壶腹远端、伞端阻塞者，不宜行再通术，此类患者的输卵管伞的拾卵功能及输卵管的蠕动功能已受损，复通、恢复其功能，难度较大。

三、男性不育症辨证论治

1. 肾虚精亏，下元不足型

症状：头晕心悸，神疲乏力，早泄遗精，或性欲减退，阳痿不举，或举而不坚，精冷稀少，活力低。舌淡、苔白，脉弱。多由于烦劳过度，劳倦思虑伤脾，恣情纵欲，致精血暗耗，肾元亏损，命门火衰而成。

治法：补肾填精。

处方：熟地黄 30g，鹿茸粉（冲服）3g，肉苁蓉 30g，雄蚕蛾 30g，枸杞子 15g，淫羊藿 15g，茯苓 15g，覆盆子 15g，仙茅 15g，蛇床子 15g，菟丝子（包煎）15g，甘草 3g。

2. 脾肾两虚，湿浊内蕴型

症状：体形肥胖或腹型肥胖，倦怠嗜睡，疲惫健忘，体力下降，肢困乏力，动易出汗，性欲减退，阳痿难举或勃起不坚，时有滑精，伴口腻、口苦、口臭。小便短赤，大便秘结或黏稠不畅，舌淡红，舌苔厚腻，脉濡滑。多由饮食不节，过食肥甘厚味致脾胃受损，湿浊内生。湿浊下注，扰动精室，则频发遗精；湿浊下注，宗筋弛缓，则阳痿不举，嗣子无能。

治法：补脾益肾，化湿利浊。

处方：红参 6g，鹿茸粉（冲服）3g，黄精 30g，巴戟天 15g，覆盆子 15g，枸杞子 15g，苍术 15g，茯苓 15g，泽泻 15g，荷叶 20g，车前子（包煎）30g，甘草 3g。

以上两方以补肾填精为主，补脾为辅，兼顾清热利湿。方中熟地黄、鹿茸、红参、肉苁蓉、巴戟天、雄蚕蛾、黄精、枸杞子、淫羊藿、覆盆子、仙茅、蛇床子、菟丝子等补肾填精，补中益气，可增加精子数量，提高精子活性，修复精子损伤；苍术、茯苓、荷叶、车前子、泽泻、甘草健脾利湿，化浊减肥。

如为精液不液化，则与蛋白酶缺乏有关，可适当加入谷芽、乌梅、萆薢、车前子、石菖蒲等。

四、预防与调护

1. 健康饮食，避免肥胖，应该从胎儿和儿童期抓起，避免胎儿超重和儿童肥胖引起孕育障碍。

2. 坚持有氧运动，促进体内多余的热量消耗，是减肥最有效的方法。

3. 注意生活细节，调整生活方式，不抽烟、不喝酒、不熬夜。

4. 避免精神紧张，避免和减少患者因剧烈情绪波动、心理压力引起的应激性变化和内分泌紊乱。

5. 性生活要规律、安全、有节、有度。避免过早性生活、性放纵引起感染和性传播疾病，诱发不孕不育。

6. 重视第一胎孕育，避免意外多次怀孕、多次人工流产，增加子宫、输卵管病变风险。

7. 避免过度晚婚晚育，增加不孕不育风险。

8. 避免接触油漆中的甲苯、甲醛、重金属，以及环境激素等污染物。

9. 男性避免蒸桑拿、汗蒸、盆浴、长期坐软沙发及穿牛仔裤及紧身裤影响睾丸散热（温度超过34℃就会影响精子质量和数量），引发不孕不育。

10. 谨防电磁伤害，距离电磁炉、电吹风、电脑、电饭煲、电热毯、电视机、音响等电磁辐射强的家电1米以上，以减少对精子的伤害。

11. 男性要积极预防和治疗腮腺炎，防止诱发睾丸炎。

12. 男性3~5天射精1次属正常现象，过多或过少射精，精子质量均会下降。精子在女性体内存活时间约为48小时，在女性排卵期前

1~2天或排卵期同房，受孕概率较大。

13.均衡饮食，全面营养，补充富含钙、磷、维生素C、维生素A、维生素E类食物有利于孕育。含硒高的龙虾、口蘑能促进精子的产生，对抗对精子的危害；含锌高的生蚝、口蘑能维持精子活力，有利于精子健康。

盆腔瘀血综合征

盆腔瘀血综合征是由于盆腔静脉慢性瘀血引起的一系列特殊妇科病变，多见于晚婚、独身、性生活不协调或生活方式不当的育龄期妇女。

一、病因病机

本病的主要发病机制为"瘀血内结"。传统观点认为瘀血的成因多源于寒，如"血得热则行，遇寒则凝"。本病的发生机制主要有二：一是由于所愿不遂，肝郁气滞，气滞血瘀所致（盆腔及性器官受性意识影响充血而不能完全消退）；二是由于过食肥甘厚味，致湿热内生，热灼血结所致（营养过剩所致体内性激素水平偏高之盆腔及性器官充血）。

二、诊断

本病的主要表现为范围广泛的慢性疼痛，包括下腹痛、腰骶部痛、性交痛、乳房胀痛、外阴阴道灼热胀痛、尿道痛、肛门坠痛等，尤以小腹正中、两侧或一侧疼痛为主，可牵及同侧或两侧髋关节疼痛。腹部可有局部压痛，但无肌紧张、反跳痛。可伴见失眠、多梦、头晕、头痛、易怒、胸闷、气短、大便干结、排尿不畅、月经不调、经血有块、经色污黑、白带量多、眼周乌青、颜面蝴蝶斑及唇舌紫黯等。

三、辨证论治

1. 肝郁气滞型

症状：月经前期小腹正中或两侧疼痛、乳房胀痛，外阴及阴道灼热、坠胀、疼痛，尿道痛、排尿不畅。伴见心烦、失眠、多梦、抑郁、易怒、胸闷等症。舌黯红，苔薄黄，脉弦细。

治法：疏肝解郁，行气活血。

处方：丹栀逍遥散加减。牡丹皮 10g，栀子 10g，当归 15g，赤芍 15g，白术 15g，柴胡 10g，泽兰 10g，薄荷 10g，川芎 15g，合欢皮 15g，香附 10g，甘草 5g。

2. 湿热阻滞型

症状：少腹时痛、乳房胀痛，外阴及阴道灼热、坠胀、疼痛，尿道痛、排尿不畅。伴见烦躁失眠、月经量多、经色紫红、白带量多色黄、大便干结等症。舌质黯红，舌苔黄，脉弦滑或弦数、弦实。

治法：清热利湿，凉血逐瘀。

处方：苍术 15g，黄柏 10g，薏苡仁 30g，土茯苓 30g，生地黄 10g，萆薢 15g，车前草 15g，牡丹皮 10g，赤芍 15g，茜草 10g，川牛膝 15g，甘草 5g。

四、预防与调护

1. 合理饮食，避免营养过剩。

2. 坚持有氧运动。

3. 避免过度晚婚晚育，已婚者应规律性生活，避免性生活过少或过频；未婚青少年可适当自慰以缓解压力，避免盆腔充血。

痛 经 病

痛经是指经行之前或行经期小腹、腰骶疼痛，常为渐进性加重。

重者出现恶心、呕吐、面色苍白、四肢厥冷，甚至昏厥等。有人形容痛经的痛苦症状为"吃下一肚子图钉，再被压路机碾过""对肚子里的肉同时或分别进行刮、撕、抠、掐、捶、打、蹦、捏"等。

一、病因病机

痛经多由感受外邪，或情志失调、虚损不足，导致冲任、胞宫气血运行不畅，不通则痛；或冲任、胞宫失于调养，不荣而痛。

二、诊断

痛经分为原发性和继发性两种。

原发性痛经的特点是行经的第一、二天痛，以后不痛。原发性痛经多数是由于宫颈管狭窄（细长）或未发育完好，经血流经该处引起宫颈痉挛、刺激子宫收缩引起疼痛，或子宫位置不正，导致经血排出不畅而引起疼痛，原发性痛经占90%以上。

继发性痛经多由盆腔器质性疾病引起，包括子宫内膜异位症、巧克力囊肿、子宫腺肌病、盆腔炎症、子宫肌瘤、子宫内膜息肉、超重引起的月经流出通道梗阻。

继发性痛经以子宫内膜异位症最为常见，其疼痛的特点是月经前2~3天及整个月经期痛经，而且一次比一次痛，伴随大便稀或大便不畅，绝经后不痛。若病变部位在子宫直肠陷窝，则伴肛门坠痛或性交痛，并有相当一部分患者不孕。异位于卵巢的巧克力囊肿最易诱发卵巢癌。子宫内膜异位症系具有活性的子宫内膜组织（腺体和间质）出现在子宫腔以外的全身各个部位。子宫内膜异位症具有癌一样的特性，可侵犯全身任何部位，如脐、膀胱、肾、输尿管、肺、胸膜、乳腺，甚至手背、大腿等处，但多数位于盆腔内，如宫底韧带、子宫、卵巢、直肠子宫陷凹、腹膜脏层、阴道直肠隔等。

盆腔炎症（充血性）导致痛经的特点是行经前1周开始出现小腹

坠胀疼痛，行经后不痛。多由于婚后性生活、分娩、流产引发盆腔慢性炎症或盆腔瘀血所致。

三、辨证论治

1. 气滞血瘀型

症状：经前乳房、胸胁、少腹胀满不适，经行小腹下坠疼痛，经血紫黯、量少，经行不畅，血块多，舌质紫黯或有瘀点，脉弦。为气滞血瘀，瘀血内停所致。

治法：活血化瘀，散结止痛。

处方：川芎 15g，山楂 30g，延胡索 10g，乌药 15g，香附 10g，血竭（冲服）4g，水蛭 5g，三七粉（冲服）3g，莪术 15g，没药 10g。

共碾细末，每次服 2g，每日服 3 次。或每剂水煎 3 次，取汁 1200mL，每次服 200mL，每日服 3 次。经前 3~4 天开始服药。

2. 阳虚寒滞型

症状：腰膝酸软，经行下腹坠胀剧痛，肢冷畏寒，经期延后，经量少伴有瘀血块，舌黯淡，苔白，脉沉紧。

治法：温经散寒，活血化瘀。

处方：肉桂 5g，当归 15g，赤芍 15g，吴茱萸 6g，红参 5g，延胡索 10g，莪术 15g，炒蒲黄 10g，小茴香 10g，甘草 6g。

共碾细末，每次服 2g，每日服 3 次。或每剂水煎 3 次，取汁 1200mL，每次服 200mL，每日服 3 次。经前 3~4 天开始服药。

3. 外用方 乌药、肉桂、细辛、冰片等量为细末，酒或醋调为糊状，于经前 3 天敷神阙穴；经至，可加敷关元穴，再以麝香止痛膏外贴。神阙为冲、任经气汇聚之地，且渗透力强，敷药可疏通经络，温经止痛。

附注：伴有子宫内膜异位症者，以上处方可加海藻、薏苡仁各 30g。以上方中，川芎活血祛瘀、行气通经。山楂、血竭、三七、水蛭活血祛瘀止痛。血得寒则凝，得温则行，配肉桂温肾阳，鼓动元气，促进血液循环，可达到温通活血之效。痛经病位多在胞宫胞脉，为肝经所过之处，故临床以气滞血瘀常见，气行则血行，气滞则血瘀，方中延胡索、乌药、没药等行气之品或血中气药助气行血活。延胡索、莪术、肉桂等具有抑制合成和释放前列腺素的作用。

四、病案举例

刘某，女，33 岁。2013 年 9 月 25 日初诊。

主诉：经行腹痛 1 年余，加重 4 个月。患者 2012 年 2 月行人工流产术，3 月无明显诱因从经行第一天起腹痛，持续 7~8 天，可忍耐，未治疗。近 4 个月，经行腹痛加剧，疼痛难忍。至某医院就诊，经 B 超及内诊检查，确诊为"子宫内膜异位症"。

症状：患者自诉平时失眠多梦，经行头痛，经前乳房胀痛，经行腹痛难忍。本次行经时间为 29 日左右。舌黯红，苔薄白，脉细弦。舌下脉络增粗，色紫黯。

诊断：痛经。证属气滞血瘀。

治法：活血化瘀，散结止痛。

处方：川芎 15g，山楂 30g，延胡索 10g，乌药 15g，肉桂 4g，血竭（冲服）4g，水蛭 5g，三七粉（冲服）3g，莪术 15g，没药 10g。5 剂。

经前 3~4 天开始服。每剂水煎 3 次，取汁 1200mL，每次服 200mL，每日服 3 次。连服 10 天。

2013 年 10 月 20 日二诊：上次行经第一天是 2013 年 9 月 29 日，服药后腹痛明显减轻。按原方再服 3 个月经周期。

2014 年 2 月 20 日患者来诊，诉前 3 个月按方服药后腹部仍有轻微疼痛，但不影响日常工作。

五、预防与调护

1. 保持精神愉快，避免经前紧张、焦虑、恐惧情绪。

2. 冬天注意保暖，夏天不过分贪凉。

3. 前列腺素释放增加是非器质性痛经的真凶，应保持平衡膳食，多吃粮食、蔬菜和水果类食物，控制高蛋白、高脂肪、高糖食物的摄入量，以预防前列腺素分泌过多造成的恶果。富含 Ω-3 脂肪酸的食物能抑制前列腺素分泌，应经常食用。经前多吃富含钾和镁的食物，钾对神经的传导及血液的凝固过程及维持细胞功能极为重要，能缓解情绪、抑制疼痛；镁能帮助大脑神经冲动传导，有助于消除紧张情绪，减轻压力。多吃富含维生素 B_6 的食物能缓解经前期紧张，稳定情绪，减轻痛经。

乳腺增生症

乳腺增生症国际上称为良性乳腺病（BBD），包括乳腺腺病、囊肿、纤维囊性乳腺病、乳腺导管扩张症、乳腺纤维化、纤维腺瘤、上皮增生、组织化生和乳头状瘤。女性从青春发育期、成熟期、妊娠期、哺乳期直到围绝经期，受体内雌激素、孕激素、甲状腺素等多种激素的调节，乳腺呈周期性增生增殖、淋巴扩张、轻度分泌状态，随后增生增殖消退，扩张分泌吸收，恢复到原来的组织状态。良性乳腺病是正常发育和退化过程中失常的双向概念，即乳腺正常结构紊乱，生理增生与复旧不全所致，主要表现为乳房胀痛和乳房结块，多随月经周期或情志改变而变化。本病属于中医"乳癖""乳中结核"等范畴。

一、病因病机

1. 乳房的周期性增生与复旧是维持乳房健康的基础，乳头为肝经所主，乳房中气血消长的变化与肝调节外周血量的功能密切相关。情志不遂，肝失疏泄，肝气郁结而为癖，形成气滞痰凝或气滞血瘀、经络阻塞，乳房胀痛和结块。

2. 乳房和胞宫是性腺轴的靶器官，肾气化生天癸，天癸激发冲任，任脉之气上布于膻中，冲脉之气散于胸中，共司乳房之生长、发育、衰微。冲任经脉充盈通盛，上行为乳，下行为经，乃为正常。乳腺增生病的发生，与阴阳消长转化不利密切相关。如经后肾失充养、肝血不足则冲任不足，至经间期而不能达到重阴水平，影响经前的阴消阳长，下不能充盈胞宫，上无以滋润乳房。经脉壅阻，冲任失和，气滞阴痰凝结、乳腺复旧不全，气血不和，故乳房致癖胀痛。本型多由于肾虚、孕酮分泌不足使乳腺周围性增生与复原变化不正常所致。

3. 乳腺增生病中所表现出的周期性疼痛与肿块的发生与月经周期中阴阳消长转化的关系非常密切。这种周期转化是在肾气－天癸－冲任性腺轴调控下完成。天癸作为促发生殖生理功能的重要物质，虽来源于肾，却必须和以气血，通过肝之化藏和疏导注入冲脉，行于胞宫，方能发挥作用。同时肝与肾，一疏泄，一闭藏，相互制约，共同保障子宫、乳房正常的周期性生理过程。脾胃虽为生化之源，但脾升胃降有赖于肝之疏泄功能的正常。肝郁肾虚，则女性激素平衡紊乱而致乳腺增生。

二、辨证论治

1. 肝郁气滞型

症状：乳房、乳核增大胀满，刺痛或胀痛，腺体肥厚，肿块较软呈薄片状。多发于双乳，皮色如常，乳核推之稍有移动。经前或生气后加重。伴见胸闷，嗳气，失眠，多梦，舌淡红，苔薄白或薄黄，脉弦细或细涩。肝郁气滞型多为雌激素分泌偏高，孕酮相对不足而致乳腺增生、增殖、扩张所致。

治法：疏肝理气，软坚散结。

处方（逍遥散加减）：当归 15g，赤芍 15g，白术 15g，柴胡 15g，薄荷 10g，茯苓 15g，香附 15g，王不留行 15g，蜂房 15g，莪术 15g，橘叶 10g，夏枯草 15g，甘草 3g。

本方理气开郁，气行则郁解，气行则血行，气畅则痛止，祛瘀而不伤新血，补新血而不滞瘀血。香附、夏枯草、王不留行、莪术等软坚散结消瘀、疏通乳腺管，改善局部血循环，减轻乳房充血水肿，有利于肝对雌激素的灭活能力，平衡激素代谢，使乳房组织顺利地从增殖转入复原。乳房局部肿块明显者，手诊肿块软韧的多为乳腺囊性增生，质硬韧的多为纤维化增生，可根据情况加入三七、海浮石、浙贝母、昆布、海藻、穿山甲（代）等活血化瘀、软坚散结之品。若为乳腺导管扩张或导管炎，可加鹿衔草、蒲公英、薏苡仁、白花蛇舌草等。

2.肾虚型

症状：乳房松弛，肿块呈厚片状或结节状，硬韧难消，伴有疼痛且无规律，反复发作，缠绵难愈。伴面色不华，心烦易怒，腰酸无力，月经不调。舌淡苔白，脉弦细或濡。

治法：补肾调冲，行气散结。

处方：鹿角片 15g，淫羊藿 15g，巴戟天 15g，沙苑子 30g，白芍 15g，香橼 15g，紫草 15g，海藻 30g，王不留行 15g，柴胡 15g，姜黄 15g，莪术 15g。

本型由于雌激素相对不足，孕激素绝对不足，多项激素平衡紊乱所致。本方鹿角味咸入血软坚，性温通络，能消肿止痛，又善治恶疮，伍淫羊藿、巴戟天、沙苑子补肾调冲；白芍、香橼入肝平气，入脾通壅，能解木土之郁，但香橼辛散有余，酸敛不足，故配白芍酸甘化阴，柔肝体而平肝气；辅以海藻（含硒）、姜黄、莪术增强软坚散结抗癌之力；紫草、王不留行、柴胡宣络理气，化瘀理血，直达病所。全方共奏补肾调冲、行气散结之效。

3. 肝郁肾虚型

症状：多见于 30～40 岁的女性，其症状表现以上两型兼而有之。本型多见于雌激素水平偏高而孕酮相对不足，造成乳腺的生理性增生与复原不全，引起乳腺导管（扩张则形成囊肿）、小叶或其周围结缔组织的细胞过度增生而发病。

治法：补肾调肝。

处方：经前用肝郁气滞型方，经后用肾虚型方。

4. 乳腺增生外敷方

处方：穿山甲（代）10g，山慈菇 30g，生地黄 30g，红花 10g，穿破石 30g，透骨消 30g，血竭 10g。

用法：上药共为末，醋或油调成糊状软膏，外敷乳腺后加微波治疗，每次半小时。或用乙醇浸泡 3 个月，纱布浸药外敷加微波治疗。

三、预防与调护

1. 避免过早恋爱、未婚同居、不稳定婚姻、多个性伴侣，避免长期服用紧急避孕药。

2. 避免使用含有雌激素的软膏、面霜及丰乳产品。

3. 避免过晚结婚、怀孕和哺乳。

4. 减少非正常怀孕和流产，以免乳腺因不良刺激受到损伤与恢复不全。

5. 放松心情，缓解压力，避免情绪波动。

6. 平衡膳食，避免高脂肪、高蛋白、高糖饮食。

7. 规律、高质量的性生活能保持乳腺健康。

急性乳腺炎

急性乳腺炎是乳腺组织的急性化脓性感染，中医称该病为乳痈。本病多发生在哺乳期的前 3 个月，以初产妇发病为多。

一、病因病机

产后乳汁淤积为急性乳腺炎的主要发病原因。产后乳汁淤积多由于产后营养过剩导致乳汁分泌过多、过稠，或婴儿吮吸量少，或乳头发育不良、乳头内陷而乳腺管不通畅导致乳汁排出不畅。乳汁淤积最适宜细菌生长繁殖，一经感染，乳房迅速发炎，易于化脓；加之产后抵抗力下降，或情绪波动，均可加重感染。此外，产后乳头裂口或婴儿口腔炎症亦可导致乳腺发炎。

二、辨证论治

1. 炎症期

症状：乳房肿胀疼痛，局部表皮发红发热，伴见全身不适。舌质红，舌苔薄黄或黄厚，脉数。

治法：清热解毒，通乳消肿。

处方：金银花 15g，野菊花 15g，蒲公英 30g，紫花地丁 15g，鲜三匹风 30g，柴胡 15g，全瓜蒌 15g，夏枯草 15g，赤芍 15g，炒麦芽 60g，路路通 15g，甘草 3g。

外用方：鲜芙蓉叶、鲜蒲公英、鲜三匹风等量捣绒外敷，或芙蓉叶干粉加适量凡士林，和匀外敷。

2. 脓肿期

症状：乳腺红肿，呈波状性疼痛且伴寒战、高热，腋窝淋巴结肿大。舌苔黄厚，脉数。

治法：清热解毒，托里透脓（脓已成者宜尽快采用放射状切开引脓，勿切至乳晕处，以免导致漏乳而成瘘管）。

处方：金银花 15g，蒲公英 30g，赤芍 15g，瓜蒌皮 10g，连翘 15g，白芷 10g，桔梗 15g，穿山甲（代）3g，皂角刺 4g，青皮 10g，甘草 3g。

3. 收口期

症状：乳腺化脓溃口或切开引脓后久不敛口生肌。

治法：扶正祛邪，敛口生肌。

处方：党参 30g，黄芪 30g，金银花 15g，白术 15g，茯苓 15g，熟地黄 30g，当归 15g，川芎 15g，蒲公英 30g，鹿角霜 15g。

汗 病

汗病是指汗出过多、自汗不止或出汗时间及颜色异常的病理性出汗。长时间病理性出汗会使体内水分丢失，导致血液黏稠度增高、血容量降低、血流速减慢而诱发心脑血管疾病。本篇所指出汗不包括生理性出汗、活动性佝偻病、活动性肺结核、糖尿病、甲状腺功能亢进症、嗜铬细胞瘤、低血糖、结缔组织病、自主神经功能紊乱、交感神经兴奋等疾病因素引起的出汗。

汗是由水谷精气化生，由阳气蒸发阴津形成，即《素问·阴阳别论篇》所云："阳加于阴谓之汗。"生理性出汗是人体生命活动的正常生理现象，具有调节阴阳平衡和荣卫气血运行通畅的重要作用，津液敷布于体表，和皮脂混合形成乳状脂膜，能滋养润泽肌肤和毛发。

现代医学认为，汗是人体在生命代谢过程中的产物，在变生汗液之前是体液的组成部分。人体每天最大生理出汗量约为 6L，其作用有二：一是调节人体体温，保持体温的恒定，即"天寒衣薄则腠理闭，天炅衣厚则腠理开"。二是排泄一部分废物。假如在气温高于 33℃ 或体温超过 37℃ 时汗腺不排汗，体内积聚的热量就会逐渐增多，促使体温上升。当体温上升到 40℃ 以上时，体内重要的生物催化剂——酶的活性就会受到破坏，部分细胞就会受到损伤，体温调节中枢会逐渐失去调节能力，严重者在数小时内可发生死亡。如果生理性出汗减少，可导致肥胖或衍生一系列慢性疾病。

传统汗病有自汗、盗汗、绝汗（脱汗）、魄汗、炅汗、黄汗、红汗、臭汗、战汗、头汗、胸汗、手足汗、腋汗、阴汗、半身汗出之分，并认为汗病以虚劳居多。随着人民生活水平不断提高，由营养过剩引发的实证汗出极为常见。将汗病分为虚汗、实汗两大类辨治，针对性强，易于辨识掌握。

一、病因病机

1. 虚汗

（1）先天秉赋不足或后天营养不良，劳倦伤气导致化源不足，卫外阳气不固，腠理（汗腺）不密，津液外泄。

（2）大病、久病（如大失血、失水、高热）之后或处于高温环境，阴劫气耗导致阳气衰弱，不能敛阴，使汗液外泄或阴阳离决而致亡阳汗脱。

（3）滥用抗生素或长期使用抗风湿、抗肿瘤、解热镇痛类西药及苦寒泻火、辛温发散类中药，导致正气克伐，阳失顾护，腠理疏松，汗液外泄。

（4）五志过极，色欲无度而致阴虚相火妄动，迫汗外泄或阴津不足，虚火内生。扰于心营，使心液外泄为汗。

（5）过度烦劳，脾胃受损，致脾运失职，精微气血不能上输于肺，致肺气不足，肌表疏松，表卫不固，腠理开泄。

2. 实汗

（1）素体阳盛，阳热内蕴，迫汗外越。

（2）滥用补气、补阳及辛温燥热中药使阳热偏亢，迫汗外越。

（3）嗜卧懒动，饮食不节，过食肥甘厚味（高热量食物）、辛辣炙煿致脾胃受伤，聚湿生热，热蒸津液，外溢为汗。此即《素问·经脉别论篇》所谓："饮食饱甚，汗出于胃。"

（4）感受湿热之邪，熏蒸肌表，迫汗外越。

（5）情志不遂，所愿不得，恼怒伤肝，致肝气不疏，进而肝气郁结，使血行不畅，瘀而化火，火热郁蒸，迫津外泄。

二、虚汗辨证论治

1. 卫气虚弱型（自汗）

症状：不因劳动、炎热等因素而全身性出汗，动则益甚，伴见畏寒，神倦懒言，面色无华，胃纳久佳。舌淡红，苔薄白，脉弱。为卫气虚弱，腠理不密，营卫失和所致。

治法：益气固表止汗。

处方：玉屏风散合四君子汤加减。黄芪 10g，党参 30g，白术 15g，茯苓 15g，防风 5g，冬桑叶 15g，麦芽 30g，甘草 3g。

汗出恶风伴周身酸痛者，用黄芪桂枝汤加党参调和营卫。

2. 卫外阳虚型

症状：汗出不止，淋漓不绝。伴见面白无华，畏寒肢冷（重者四肢拘急，屈伸不利）。舌淡，脉弱。为阳虚阴耗，阴失阳护，腠理疏泄所致。

治法：扶阳益阴敛汗。

处方：芍药甘草附子汤加减。白芍 30g，甘草 30g，制附片（先煎）10g，党参 30g，怀牛膝 15g，冬桑叶 15g。

3. 阳虚欲脱型（脱汗或绝汗）

症状：见于高热暴泄或各种危重病证，气血大量耗损，阴阳相离而突然大汗淋漓，或汗出如油，扪之冰冷，精神疲惫，四肢厥冷，声短息微。舌卷无津，脉微欲绝或脉大无力。

《灵枢·经脉》云："六阳气绝，则阴与阳分离，离则腠理发泄，绝汗乃出。"张介宾注云："汗本阴精，固于阳气，阳气绝则阴阳离决而腠理不闭，脱汗乃出。"属于阴阳离决、阳脱阴泄之证（亡阳证），西医多见于心力衰竭、虚脱的患者。

治法：益气固脱，回阳敛阴。

处方：生脉散加减。红参 10g，山萸肉 60g，白芍 30g，制附片（先煎）10g，煅龙骨 30g，煅牡蛎 30g。急煎频服。

本方人参大补元气，附子回阳，白芍、山萸肉、煅龙骨、煅牡蛎敛阴并收敛浮阳。

4. 气阴两虚型

症状：以夜间出汗为多见，或胸部出汗，或前阴腿内汗出漐漐。伴见心悸气短，头晕耳鸣，腰膝酸软。舌红苔少，脉细或数。为气阴两虚，津液外泄。

治法：益气养阴敛汗。

处方：熟地黄 30g，白芍 30g，山萸肉 30g，墨旱莲 30g，冬桑叶 15g，牡蛎 30g，五味子 6g，白人参 10g，怀牛膝 10g，甘草 3g。

5. 阴虚内热型

症状：虚烦少眠，睡则汗出，醒则自止（盗汗）。伴见形体消瘦，骨蒸潮热，两颧潮红，手足心热，男子梦遗，女子月经不调。舌红少苔，脉细数。为阴虚热扰，津液外泄。

治法：滋阴清热敛汗。

处方：熟地黄 30g，冬桑叶 15g，墨旱莲 30g，女贞子 15g，知母 15g，龙骨 30g，牡蛎 30g，牡丹皮 15g，甘草 3g。

三、实汗辨证论治

1. 心肺脾胃积热型

症状：汗出，夜间尤甚，或以头汗（热郁阳明，不得四散，循经上越）、鼻汗（肺热）、手足汗（湿热熏蒸脾胃之津，旁达四肢）、胸及乳房部位汗（心经积热）为主要表现。伴见脘胀口腻或口渴欲饮水，小便短赤，大便不畅。舌红苔黄，脉数或滑数。为热郁心脾，蒸迫汗出。

治法：清热化湿。

处方：冬桑叶 15g，牡丹皮 15g，连翘 30g，黄芩 15g，石膏 30g，通草 8g，牡蛎 30g，建曲 30g，白茅根 30g，甘草 3g。

胃有宿食加消导和胃之品，大便秘结加大黄。

手足汗外用方：明矾、芒硝、葛根、石菖蒲、佩兰各 20g，煎汤浸泡手足。

2. 肝胆湿热型

症状：汗出，多见于胁肋腋下或汗出而臭，或汗出色黄如柏汁，染衣着色，或出血汗。伴见口苦口干，或渴而饮少，小便短赤，舌红苔黄或腻，脉滑数。为湿热熏蒸，汗液外渍。

治法：清热利湿。

处方：栀子 15g，茵陈蒿 30g，黄柏 10g，藿香 15g，茯苓 15g，泽泻 15g，苍术 15g，冬桑叶 15g，甘草 3g。

臭汗外用方：密陀僧、寒水石各 60g，枯矾 30g。共研细末，铺洒腋窝、外阴、脚及乳房处。

3. 下焦湿热型

症状：前阴部或大腿内汗出黏腻、腥秽，内裤时被浸透（湿热下注，水湿之气从阴下向外蒸发）。或伴见阴痒起疹，小便短涩（湿热下注，膀胱气化失司）。舌红，苔白腻，脉滑数。

治法：清热利湿，令汗改道走膀胱。

处方：《内经》术泻鹿衔汤加减。白术 15g，泽泻 15g，鹿衔草 15g，冬桑叶 15g，苍术 15g，薏苡仁 30g，怀牛膝 15g，甘草 3g。

四、预防与调护

1. 平衡膳食，避免过量摄入高热量食物。

2. 勿滥用补气、补阳及辛温燥热食物及药物使阳热偏亢，迫汗外越。

3. 勿滥用辛温解表、苦寒清热药物和抗生素，以免正气克伐，阳失顾护，腠理疏松，汗液外泄。

4. 出大汗后，因氯化钾、氯化钠丢失而表现为烦渴，应及时进补淡盐水，以预防脱水、电解质紊乱和缺血性卒中。但不宜过多过快补水，应缓慢多次补水。人体内的钾元素会随汗而丢失，钾为机体重要的电解质，它参与心肌收缩、神经传导、肌肉兴奋。若钾离子丢失过多，可发生心律紊乱、肌肉酸痛、乏力甚至死亡，应及时补钾。口服补液盐为体液补充剂，可调节体内的水、电解质与酸碱平衡，适用于轻、中度脱水患者。

5. 无汗，多由阳盛灼伤阴津，导致阴不足，化汗无源；当清热养阴、润燥生津。可选增液承气汤或玉女煎加减治疗。

复发性口腔溃疡

复发性口腔溃疡（RAU）是一种最常见的口腔黏膜病，流行病学调查显示，每5个人中即有1人至少发生过1次口腔溃疡，且不论男女、年龄、种族均可发生。属于中医"口疳""口疮"范畴。

一、病因病机

现代医学对复发性口腔溃疡的病理机制尚不十分清楚，可能与精神紧张、疲劳、内分泌功能紊乱导致自身免疫功能失调有关。形成复发性口腔溃疡的致病主因是湿热内蕴和正气虚衰两端，主病之脏在于心和脾（胃），本病的形成机制主要有以下几点。

1. 感受湿、热、燥邪，或过食辛辣煎炒、肥甘厚味使心脾（胃）积热，循经上攻口舌，致口腔糜烂溃疡。即《太平圣惠方》所说："夫手少阴，心之经也，心气通于舌；凡太阴，脾之经也，脾气通于口。腑有热，乘于心脾，气冲于口与舌，故令口舌生疮也。"

2. 情志过极，酒色过度，思虑过度，心烦不寐，五志郁而化火，心火亢盛，上炎熏灼口舌，致口疮发生。

3. 素体阴亏，或久病阴损，虚火内生，上灼口舌，致口舌生疮。

4. 劳倦内伤，或滥用苦寒（包括抗生素），或久病正气虚损，导致脾阳不升，浊阴不降，口舌失养，久致口腔糜烂溃疡缠绵难愈。正如明·薛己云："口疮……中焦虚寒，下焦阴火。"

二、诊断

主要表现为唇、颊、舌面、舌尖、齿龈等处溃疡。一般初起先见小红点，1~2 天形成黄豆大小的灰白色溃烂斑，少则 1~2 个，多则十几个。溃烂斑如发生在黏膜表层，痊愈后不留痕迹；如果溃烂斑严重，伤及黏膜下层，愈后还会留有痕迹，影响患者的工作和生活。

复发性口腔溃疡的诊断主要是基于病史及临床表现，缺少可作为确诊依据的实验室指标，临床要与口-眼-生殖器综合征（白塞病）相鉴别。如果口腔溃疡经久不愈，溃疡疮面的直径在 1cm 以上，且每次都发生在固定部位，溃疡周围组织有增生、高起，溃疡中心凹陷呈火山口状，边缘变硬，则应与有恶变倾向的口腔溃疡鉴别。

三、辨证论治

1. 心脾（胃）积热型

症状：口腔溃疡数目较多，大的溃疡中央凹陷，上附黄白色假膜，周围红肿，稍隆起，有灼痛感，说话或进食时加重。伴见心烦身热、口干、口苦、口臭、尿黄、大便秘结等症。舌质红，苔黄或腻，脉弦数。

治法：清心泻脾，清热除湿。

处方：栀子 10g，金银花 10g，连翘 15g，蒲公英 30g，大青叶 15g，薏苡仁 30g，茵陈蒿 30g，生地黄 15g，通草 8g，甘草 8g。

方用栀子清心泻火；金银花、连翘、蒲公英、大青叶清解热毒，其中蒲公英泻胃火而不损土；薏苡仁、茵陈蒿健脾清热利湿；地黄清热生津，治疗诸疮不合，生肌；通草引热下降而利小便，通草多糖还具有一定调节免疫和抗氧化的作用；甘草补脾益气，缓急解毒，用于痈疽疮疡，具有增强和抑制机体免疫功能的不同作用。

2. 阳虚气弱型

症状：口舌溃疡多而久不愈合，溃疡中央稍凹陷，上附白色伪膜，周围稍隆起，有轻微灼痛感，愈后易复发。伴见颜面萎黄，畏寒，神疲乏力，气短，口淡无味，大便时干时溏。脉弱，舌淡苔白。

治法：温阳益气。

处方：红参 5g，茯苓 15g，干姜 10g，淫羊藿 8g，怀牛膝 15g，肉苁蓉 10g，枸杞子 10g，甘草 8g。

清·黄元御曰："中气之治，崇阳补火，则宜参姜；培土泻水，则宜甘苓。"黄氏还说："中土在二土之交，土生于火，而火死于水，火盛则土燥，水胜则土湿，泻水补火，扶阳益阴，使中气轮转，清浊复位。"方中红参大补元气，干姜温中散寒，淫羊藿补肾阳，茯苓利水渗湿，益脾和胃；肉苁蓉、枸杞子补肾益精，甘草补脾益气，缓急解毒；《神农本草经》谓肉苁蓉"主劳伤补中"，现代药理研究发现，其含有大量氨基酸、胱氨酸、维生素和矿物质等营养滋补成分；怀牛膝补益肝肾，引药下行，李时珍谓其："滋补之功，如牛之力。"方中多数药物对机体免疫功能有双向调节作用。全方共奏温阳益气之功，用于治疗虚寒型口腔溃疡疗效颇佳。

3. 气阴两虚型

症状：口腔溃疡伴见头晕耳鸣，两颊发红，口燥咽干，五心烦热，失眠多梦，腰膝酸软，疲倦无力等。舌质红，舌苔薄少或花剥，脉沉细或数。

治法：益气养阴。

处方：熟地黄 30g，山萸肉 30g，墨旱莲 30g，枸杞子 10g，太子参 30g，白术 15g，蒲公英 30g，怀牛膝 15g，甘草 8g。

思虑过度，睡眠不足，心肾失交，肾精亏损，无以上濡，导致虚火上炎，灼熏口腔肌膜而成口腔溃疡，且溃疡多缠绵难愈。方用熟地黄、山萸肉、墨旱莲、枸杞子补肝益肾养阴；太子参、白术、甘草补益脾肺生津；枸杞子、甘草等含有植物活性多糖，具有免疫原性，能显著调节机体免疫功能；蒲公英清热；怀牛膝味苦降泄，导热下行，《本草正义》谓其："味苦性降，清热降火……牛膝下行为顺，则气火自潜……濒湖谓其主治喉痛、口疮齿痛，则又导热下泄之功效也。"

四、病案举例

曾某，女，53岁。2010年6月12日初诊。

病史：反复口腔溃疡1年，加重1个月。症见下唇、右侧面颊及下齿龈、舌尖4处溃疡。大的溃疡如黄豆大小，呈灰白色溃烂斑，溃疡中央凹陷，溃疡周围色红，稍隆起，灼热疼痛，说话和进食时加重。伴见心烦、口苦、口干、口臭、小便色赤。舌质红，苔薄黄，脉弦细数。既往患慢性胆囊炎。

诊断：复发性口腔溃疡。

辨证：心脾积热。

治法：清心泻脾，清热利湿。

处方：栀子10g，薏苡仁30g，茵陈蒿30g，金银花15g，连翘15g，蒲公英30g，大青叶10g，生地黄15g，通草6g，甘草6g。

5剂，每剂水煎3次，取汁1200mL，每次服200mL，每日服3次，每剂服2天。

6月22日二诊：患者服上方3天后，口腔溃疡之灼热疼痛明显好转，但进食刺激性食物仍有痛感，5剂药服完后，除下唇溃疡已缩小未愈合外，其余3处溃疡均愈合。除疲倦无力外余无不适。舌质红，舌苔薄黄，脉弦细。此为湿热渐去，脾胃气虚。拟清热利湿、健脾益气法治之。

药用：栀子 10g，薏苡仁 30g，茵陈蒿 30g，蒲公英 15g，党参 30g，白术 15g，茯苓 15g，甘草 6g。5 剂，煎服方法同前。

7月3日三诊：患者已痊愈，拟补益扶正法以善后。

处方：党参 30g，白术 15g，茯苓 15g，山萸肉 15g，枸杞子 15g，肉苁蓉 15g，墨旱莲 30g，炒麦芽 30g，甘草 6g。嘱连服 5~10 剂。

2011 年 7 月 18 日，患者因头晕来诊，诉口腔溃疡已 1 年未复发。

五、预防与调护

复发性口腔溃疡与个人身体素质有关，注重预防，尽量避免诱发因素，可以降低患病率。

1.饮食清淡，戒除烟酒，尽量不吃辣椒、胡椒、八角等辛辣刺激性食物。注意营养均衡，增加水果和蔬菜等富含维生素和矿物质食品的摄入。尤其要注意饮食的烹调方法，少吃爆炒、油煎、油炸、烘焙及烧烤食品，因其容易使口腔黏膜干燥破损，进而出现溃疡，应多吃蒸、煮、凉拌食品，多饮水。

2.避免过度疲劳，加强体育锻炼，提高机体抵抗力。

3.注意生活起居有规律，保证充足的睡眠时间。

4.保持心情舒畅，乐观开朗，避免烦躁、忧郁、压抑等不良情绪产生"郁火"。

5.注意口腔卫生，避免损伤口腔黏膜。

6.如口腔黏膜病程较长，不痛不痒、突出黏膜表面、形状不规则白斑，则应警惕癌前病变（吸烟者多见）。

痤　疮

痤疮多发于颜面，亦见于颈部、胸背部及肩膀、上臂等部位，临床以炎性丘疹、脓疱、结节、囊肿等为主要表现。初期为皮色丘疹、白头或黑头粉刺、脓疱，后期可出现结节、囊肿，毛孔粗大、瘢痕及色素沉着。其病损愈合缓慢，一个痤疮刚有痊愈迹象，其他的又会冒头，影响患者身心健康。痤疮最早记载于《素问·生气通天论篇》："劳汗当风，寒薄为皶，郁乃痤。"属中医"肺风粉刺""粉刺""酒刺""酒皶""面粉渣""粉化疮""粉疵""皶""暗疮""面疱"等范畴。

一、病因病机

引起本病的主要原因多为素体阳盛，或饮食不节，过食肥甘厚味，导致食积胃肠，蕴郁化湿、化热、化火，湿热火毒凝滞，久蕴不解，致阳热偏甚。阳热脂浊循经上熏，壅滞上焦，上焦心肺之居。心其华在面，肺主皮毛，火热脂浊壅聚，上蒸头面等处，使毛窍塞闭，蕴而生热酿毒，红肿化脓，形成局部丘疹、结节、囊肿，脂浊热毒瘀结日久则生瘢痕。主要病机为阳热偏盛，血热外壅，气血痰湿郁滞，蕴阻肌肤。

现代医学认为，痤疮是多种因素综合作用所致的毛囊皮脂腺疾病，其中包括性激素分泌对皮脂腺调控异常、皮脂分泌过多、毛囊口过度角化、蠕虫感染、痤疮丙酸杆菌增殖过度的免疫反应，还与遗传及心理因素有关。

二、辨证论治

1. 湿热蕴结型

症状：面部及胸背部丘疹红肿疼痛，周围色红。伴见口干口苦，手足心热，大便干燥，小便黄赤，舌红苔黄腻。

治法：清热利湿解毒。

处方：连翘30g，金银花15g，野菊花8g，白花蛇舌草10g，紫花地丁15g，苍术15g，薏苡仁30g，赤芍15g，地骨皮30g，土茯苓30g，黄柏10g，生甘草8g。

2. 血热郁滞型

症状：面部及胸背部毛囊性丘疹，红肿热痛或有脓疱结节，用手挤压有小米粒样白色脂栓排出。伴见颜面潮红，皮肤油腻，心烦易怒，失眠，烦躁口干，口苦目赤，大便秘结等。舌质红，苔薄黄，脉弦数。

治法：清肝解郁。

处方：连翘 30g，牡丹皮 15g，栀子 15g，知母 10g，黄芩 15g，地骨皮 30g，蒲公英 30g，赤芍 15g，生地黄 15g，白花蛇舌草 15g，甘草 3g。

上两方均以连翘为主药，《素问·至真要大论篇》言："诸痛痒疮，皆属于心。"《药性论》言连翘"主通利五淋，小便不通，除心家客热"。连翘入心、肺二经，既能清心消痒疮，又入肺经清肺散邪。辅以牡丹皮、栀子、赤芍、生地黄清肝解郁、清心凉血祛瘀；苍术、薏苡仁、赤芍、土茯苓清热利湿、软坚散结；金银花、野菊花、白花蛇舌草、紫花地丁、蒲公英、黄芩、地骨皮等清肺热、治疮痈，使邪毒外泄，且白花蛇舌草还具有抗雄激素样作用。

3. 外用方　白芷 10g，硫黄 10g，黄柏 10g，黄连 10g，鲜白果 10g，大黄 10g，豆蔻粉 10g，冰片 5g。研细末，和匀，用蜂蜜或醋调敷患处。

三、预防与调护

1. 合理饮食，勿过量摄入高脂肪、高蛋白、高糖等高热量食物。
2. 忌食烧烤、火锅、酒类及辛辣刺激食物。
3. 坚持运动。

湿　疹

湿疹是一种常见的慢性皮肤病，其特征是多形性皮损，弥漫性分布，对称性发作，以瘙痒为特征的病变。属中医"浸淫疮""湿癣""湿毒疮""血风疮"等范畴。

一、病因病机

本病的发生多由于精神紧张、过度劳累引起正气不足，风、湿、热邪客于肌肤所致，或秉承父母过敏体质，对外界致敏物过敏所致。脾主运化，若脾胃虚弱，运化失调，则湿从内生；过食五辛发物、鱼腥海味及酒类易化生湿热；心绪烦扰，神志不宁则血热内生；无风无湿不作痒，湿热内蕴，复受外风，或血燥生风，故皮肤发痒。

二、辨证论治

1. 风湿型

症状：皮损潮红、水疱、糜烂，剧烈瘙痒，伴大便干结，小便黄赤，苔薄黄腻，脉滑数。

治法：清热利湿，祛风止痒。

处方：苍术 15g，荆芥 10g，防风 8g，牛蒡子 15g，地肤子 30g，紫草 15g，蝉蜕 8g，白鲜皮 15g，土茯苓 30g，白茅根 30g，甘草 8g。

2. 血热型

症状：皮损以红斑、丘疹、抓痕、血痂为主，瘙痒剧烈，伴口苦口干，舌红，苔薄黄，脉数。

治法：清热凉血，祛风止痒。

处方：生地黄 30g，牡丹皮 10g，赤芍 15g，白茅根 30g，白鲜皮 15g，姜黄 15g，土茯苓 30g，地肤子 30g，紫草 10g，紫荆皮 30g，茜草 15g，甘草 8g。

3. 血虚风燥型

症状：湿疹反复发作，缠绵难愈，夜间瘙痒加重，搔抓后脱屑较多。一般患者多消瘦，常伴有颜面无华，倦怠乏力，手足心热，心烦易怒。舌淡苔薄，脉濡细。

治法：养血益阴，祛风止痒。

处方：荆防四物汤加减。

药物：荆芥 10g，防风 8g，熟地黄 30g，当归 15g，白芍 15g，大枣 30g，珍珠母 30g，酸枣仁 15g，地肤子 30g，蛇床子 15g，紫草 10g，甘草 8g。

三、预防与调护

1. 避免剧烈搔抓，忌用热水烫洗或肥皂、香皂、沐浴液等刺激物洗澡。

2. 忌食五辛发物、鱼腥海味及各种酒类饮品。

3. 调畅情志，避免紧张焦虑情绪。

4. 急性湿疹期间，避免预防接种。

自 创 医 方

病有专方，早见于《金匮要略》《千金要方》，延及各家方书。其长处在于药专力宏，直捣黄龙，取效甚捷。

治感退热方

药物组成：青蒿（后下）30g，金银花15g，连翘15g，薄荷10g，大青叶15g，柴胡15g，黄芩15g，芦根30g，贯众10g，紫草10g，甘草3g。

根据四时感邪不同，酌加荆芥、防风、紫苏叶、薄荷、白薇、香薷、葛根、草果、薏苡仁等；咽痛加僵蚕、射干；兼阴虚者柴胡改银柴胡；高热抽搐加钩藤、地龙；病毒性肠炎加葛根、车前子、乌梅；气分热甚加石膏、知母；营分热重加玄参、生地黄；血分热重加水牛角、白茅根、牡丹皮；神昏谵语者酌加温病三宝（安宫牛黄丸、紫雪丹、至宝丹）；属细菌感染者配合使用抗生素。

服药后有微汗或小便增多或泻下稀便，继而体温下降，病后精神状态恢复快，无不良反应。

功效：解表宣透、清热解毒。

主治：急性上呼吸道感染。初起表现为鼻塞流涕、发热、畏寒、咽痛或声嘶，继而可出现全身酸痛、咳嗽，重者胸骨后痛或痰中带血。多属中医"时行感冒""风温"等范畴。检查可见咽部充血或扁桃体肿大。实验室检查：属病毒感染者白细胞（WBC）相对减少，淋巴细胞相对增加，属细菌感染者白细胞、中性粒细胞增高。本病多由病毒感染所致，如鼻病毒、流感病毒、副流感病毒、腺病毒、呼吸道合胞病毒、柯萨奇病毒等，细菌感染多继发于病毒感染后。

方义：方中青蒿苦辛寒，具有清热宣气、透邪化湿之功，既能清热解暑，又能领邪外出，使邪从汗解。因其入脾，又宜于血虚有热之人，为退热之佳品。现代药理研究表明，青蒿有解热抗炎、抗菌、抗内毒素、抗寄生虫及免疫抑制作用。柴胡、薄荷助青蒿宣通透表，透解郁热，为方中主药。黄芩苦平，泻实火、清上焦湿热。芦根清热生津。金银花甘寒，有清热解毒之功，临床常用于温热病的治疗，其退热力专。连翘苦平，功可清宣散结、解毒利咽、清心除烦、泻六经郁火，用于无名肿毒与一切外邪所致的发热，有退热消肿、止痛排脓之功。贯众微寒、味苦，有小毒，清热解毒、杀虫、止血，对流感杆菌、流感病毒、脑炎双球菌、志贺痢疾杆菌和福氏痢疾杆菌有抑制作用。大青叶性寒味苦，清热解毒、凉血透斑，对金黄色葡萄球菌、白葡萄球菌、脑炎双球菌、甲型链球菌、肺炎球菌、流感杆菌有抑制作用；紫草性寒、味甘咸，凉血活血、解毒透斑，用于血热毒盛、斑疹紫黑、麻疹不透、疮疡、湿疹、水火烫伤，现代药理研究表明其含乙酰紫草素和紫草红等成分，对皮肤真菌、流感病毒均有抑制作用，对心脏有明显兴奋作用，有利于外周血液循环，促进毒素排泄。全方透风于热外，渗湿于热下，共奏清热宣透、泻火解毒之功效。用于外感发热、四时温热病有较好的疗效。本方还可用于感染及不明原因所致的高热和久热不退。

扶正防感方

药物组成：黄芪 30g，墨旱莲 15g，山萸肉 30g，太子参 30g，白术 15g，茯苓 15g，山药 30g，甘草 3g。

兼脾虚厌食者加山楂、炒麦芽；兼热者加连翘；兼汗多者加桑叶；兼阴虚便秘者加女贞子。

功效：补脾益气，扶正防感。

主治：肺脾两虚之易感症（包括反复上呼吸道感染）。

方义：方用黄芪补中益气、升阳固表止汗，伍太子参大补元气，四君子汤、山药补脾益气。山萸肉收敛元气，与墨旱莲合用滋补肝肾，提高免疫功能。共奏补脾益气、补肝益肾、扶正防感之功。

病案举例

例 1　张某，男，4 岁。住址：绵阳市高新区。1999 年 12 月 23 日初诊。

父母诉患儿出生后体重偏低，在保温箱内 15 天，产后经常感冒、发热、咳嗽。4 岁前几乎每月感冒发热住院 1 次，最多 1 个月住院 3 次，花费 5 万余元，因当年没有医保，全家的工资几乎全用于治病。

诊见：患儿虚胖，面色无华，精神倦怠，动易出汗。患儿由于反复感冒、发热（上呼吸道感染），长期反复使用抗生素，导致免疫功能低下，致病情反复，体质更虚。予以扶正防感方连服 6 个月后，已经 1 年未再发感冒（该患儿服上方 1~2 个月曾经发生上呼吸道感染 3 次，均在门诊服中药治疗，短期痊愈）。

例 2　刘某，女，8 岁，住址：四川省计划生育委员会。2006 年 1 月 26 日初诊。

患儿 4 岁开始常患急性上呼吸道感染，几乎每月输液。

诊见：患儿偏瘦，面色萎黄，动易出汗，不思饮食。

予扶正防感方加山楂、炒麦芽连服 3 个月，上呼吸道感染极少复发。

帕安方

药物组成：熟地黄 30g，红参 5g，山萸肉 20g，当归 15g，肉苁蓉 50g，白果 8g，钩藤 30g，怀牛膝 15g，柏子仁 10g，石菖蒲 6g，葛根

30g，炙甘草 3g。

肝肾虚甚者症见肢体震颤、肌强直、动作不协调、头昏目眩、善怒、耳鸣健忘、失眠多梦、腰膝酸软等，加鹿角胶、龟甲；兼气血亏虚者，症见肢体震颤、动作困难、面色无华、神疲乏力、少气懒言等，加黄芪、白术、白芍；兼气滞血瘀者，症见手足震颤、动作减少、屈伸不利，躯干肢体疼痛，固定不移等，加丹参、鸡血藤、姜黄；兼痰湿阻络者，症见手足震颤、手不能持物、动作迟缓、胸闷不适、口角流涎或咯痰等，加法半夏、陈皮、茯苓。

功效：滋补肝肾，填精养筋。

主治：帕金森病。

帕金森病是一种严重影响生活质量的慢性进展性运动障碍疾病。普通人群患病率为 1‰，55 岁以上患病率 1%，75 岁以上患病率 2.5%，临床以抖、僵、慢（三个特点有二即可确诊）以及姿势平衡障碍（身体屈曲，走路不稳，走路往前冲，姿势异常）等为主要临床表现。"抖"的特点为静止性震颤（单侧手像搓泥丸、数钞票一样抖动。但有 1/3 的患者不抖，不抖者病情更重）。"慢"的特点是行动迟缓，如走路缓慢、不协调、不灵活。"僵"的特点主要是肌肉僵直，无法完成穿针等精细活动。早期表现为嗅觉减退或丧失、听觉减退或丧失（60 岁以上听不到 10000Hz 以下音频）、视觉障碍、快动眼睡眠障碍（噩梦或攻击别人）或睡眠瘫痪症（大脑清醒了，负责支配躯体的神经还未清醒，表现为全身软瘫麻木，无法动弹）、面具脸（面部高兴及忧伤无表情、极少眨眼）、便秘、腰腿肌肉僵硬疼痛，脖子痛、全身肌肉僵硬，流口水，口肌僵硬则无法进食，吞咽困难，说话声低或无法说话。小写症表现为字越写越小，写字不灵活。呼吸肌僵硬可影响呼吸、咯痰，严重者导致呼吸困难，可多次伴发肺部感染等严重并发症。

方义：帕金森病属于中医"颤证"的范畴。本病的病位主要在脑，病机关键在于肝肾不足，髓海失充，筋脉失荣，虚风内动，肢体失控。

方用熟地黄、山萸肉、当归、肉苁蓉、怀牛膝补益肝肾，填精补髓，滋养筋脉；人参大补元气，开心益智，人参皂苷 Rg1 治疗帕金森病有显著的效果。钩藤平肝息风除颤；柏子仁、白果、葛根、石菖蒲安神开窍、醒脑通络，其中葛根能增加脑血流量，引药透过血脑屏障。

附：帕金森病的预防与调护

1. 本病由于病情发展，患者常伴发非运动症状包括精神症状，如抑郁、焦虑、冲动强迫行为、幻觉、认知障碍、听觉障碍、嗅觉障碍、睡眠障碍，如快速动眼睡眠行为紊乱、不宁腿综合征和周期性肢体运动等自主神经症状。非运动症状也会加重疾病，导致生活质量明显下降，患者应树立乐观的心态，消除恐惧、紧张、害怕、情绪低落等精神心理影响。

2. 帕金森病在出现运动症状之前，病变已存在和发展多年，体内神经递质等的失衡处于恶性循环中。其主要病理生化改变为大脑深处的黑质多巴胺能神经元进行性变性和缺失，导致纹状体多巴胺含量减少（纹状体多巴胺是控制运动的黑质，和情感有一定关系。西医用左旋多巴复方制剂外源性补充脑内多巴胺，但不能阻止其减少）。大脑中深处的黑质多巴胺神经元约有 300 亿个，分管全身各组织器官功能。其中大脑黑质的纹状体多巴胺能控制和调节运动，是身体的"运动开关"。此类多巴胺神经元死亡 70%～80% 就会发生运动不协调。引起大脑黑质减少的原因主要与衰老、重金属锰等化学物质中毒及与农药三氯乙烯、菊酯接触相关。从事锰矿开采及加工、焊接工，以及使用劣质不锈钢产品可能诱发帕金森病，应注意防护。锰每天摄入量为3.5～10mg，黑芝麻含锰较多，每天食用不宜超过 20g。

3. 多巴胺与乙酰胆碱支撑平衡，帕金森病为多巴胺降低、乙酰胆碱升高所致。食入的多巴胺很难进入大脑，会被大脑的血脑屏障屏蔽掉。酪氨酸是合成多巴胺的原料，花生、核桃、松仁、葵花子、豆制品、鱼、蛋、红肉、香蕉、黑米、糙米中的酪氨酸含量高。B 族维生素、维生素C、铁、锌是酪氨酸转化为多巴胺的推手。一旦酪氨酸和转化多巴胺的推手摄入不足,大脑合成的多巴胺就会减少。多巴胺能保护患者残存的纹状体多巴胺神经元,增加脑内纹状体多巴胺神经元含量以缓解病情。使用富含磷脂和蛋白质的鸡蛋、鱼类、豆制品、瘦肉能增加脑细胞和脑组织的含量,预防脑细胞过早凋亡。每百克蚕豆含100mg左旋多巴胺,可经常食用。食用含有尼古丁的茄子、辣椒、土豆等有助于防治帕金森病。自由基会加速大脑衰老,抗氧化剂番茄红素、β-胡萝卜素、花青素、维生素E、维生素C等能清除自由基,抗衰老,预防帕金森病。钙维持神经细胞传导、镇静,维持细胞膜功能,多吃含钙高的食物可预防痴呆及帕金森病。牛奶影响治疗帕金森病药物的吸收,服用牛奶应错开帕金森病的服药时间。

4. 坚持运动有助于产生多巴胺而防止本病的发生与发展。

5. 勿过量补铁。意大利研究人员在2014年最新出版的《美国流行病学杂志》的报告中指出,铁元素是帕金森病的诱因之一,因为它加速大脑的氧化受损。非血红蛋白铁与其他种类的铁相比,更不易被人体吸收,因此更易在脑内形成堆积。脑内铁元素过量堆积可能诱发帕金森病。

6. 老年性震颤(拿笔、拿筷子等动作性震颤)、特发性震颤(手、头、嘴抖)、继发性帕金森综合征(感染、药物、中毒、脑动脉硬化、外伤、脑血管病)、帕金森叠加综合征亦有震颤的症状表现,应与帕金森病鉴别。

益智健脑方

药物组成:红参10g,鹿茸粉(冲服)2g,枸杞子15g,熟地黄30g,刺五加15g,红景天15g,三七粉(冲服)2g,益智仁20g,远志10g,淫羊藿10g,石菖蒲6g,葛根30g,川芎15g。

功效：补肾益心安神，益智健脑开窍。

主治：记忆障碍、老年认知功能障碍、小儿智力低下等症。

老年认知功能障碍早期表现为认知速度减慢，反应时间延长，短时间记忆容量减少。其他表现有置物异常（如藏东西）、行为刻板、嗜食甜食、行为改变（变好或变坏）等。

典型症状：①记忆、计算能力减退（近期记忆减退明显）。②语言障碍（表达、理解困难，词不达意）。③执行能力下降（无法完成原来熟悉的工作）。④时间、空间、定向功能下降（不知当时的时间和季节、迷路）。⑤判断力下降（不会随季节更换衣服，或极度节俭，不能分辨简单的事物）。⑥思考归纳能力极度下降。⑦行为、性格、人格及精神障碍。⑧失去主动性。⑨情绪、行为障碍。

方义：记忆是人脑对过去经历和发生过的事物的重现，其有 3 个基本过程：识记、保存、再现。在这个过程中对事物进行分类、概括、对比、联系和加工。这 3 个基本过程之一或全部受损均可出现记忆障碍。

记忆障碍一般分为两类：凡不能再储存新近获得的信息为顺行性遗忘，患者易忘近事，而远期记忆仍存在（多见于慢性酒精中毒患者）。凡在正常脑功能发生障碍之前一段时间内脑的记忆丧失（不能回忆本症发生前一段时间的经历），称为逆行性遗忘（多见于脑震荡、电击等非特异性脑疾患和麻醉）。

引起认知功能障碍的原因很多，如衰老、情绪、饮酒、脑外伤、抑郁症、电击、麻醉、躯体疾病、营养状况都可导致记忆障碍，其中衰老是主要因素。衰老主要影响记忆的速度和灵活性，人类智力的高峰年龄为 35 岁左右，此后开始逐渐减退。其次，情绪因素对记忆有明显干扰，各种不良情绪，如紧张、担心、恐惧、害怕、抑郁等都可引起记忆障碍。长期饮酒使胃受损（包括胃切除），阻止维生素 B_1 吸收，可导致大脑神经细胞受损而失智及周围神经病变。血管性认知功能障碍除了脑卒中外（与梗死的部位、面积、次数及受损程度相关。额叶、颞叶、边缘叶海马部位梗死易致急性认知功能下降），无卒中但肥胖、高血压、高血脂、高血糖、低血糖、高尿酸导致动脉硬化→供血不足→海马体缩小和大脑皮质神经元坏死→神经细胞凋亡，可造成认知功能下降。大量出汗引起血黏度高，导致脑部双侧海马体小血管堵塞（各微小血管均易堵塞）会立即引起失忆。最新研究表明，素食者多缺乏维生素 B_{12}，容易发生脑萎缩（脑体积缩小），进而发生记忆障碍和认知功能障碍。

中医对记忆障碍早有认识，如《灵枢·海论》谓之"髓海不足"。清·王清任谓："高年无记性者，髓海渐空。"明·张景岳说："痴呆证，或以郁结，或以不遂，或以思虑，或以惊恐。"

认知功能障碍的病机为本虚标实。本虚为肾精亏虚，气血不足；标实为痰浊阻窍，气滞血瘀。方用鹿茸、枸杞子、熟地黄、益智仁、淫羊藿补肾益髓，增智健脑；《神农本草经》谓淫羊藿有"益气力，强志"的作用。红参、刺五加、远志益气养心、开心益智、安神定志。石菖蒲、远志化痰通窍；益智仁补肾健脑，还有抗自由基作用，可改善记忆（自由基造成脂质过氧化，致缺血性脑损伤进而导致记忆障碍）；熟地黄"滋肾水，益真阴""长骨中脑中之髓"，可通过抗氧化、上调脑 M 受体、钙拮抗作用及抑制 HPA 轴功能亢进、恢复 HPA 的功能平衡等多途径、多环节、多靶点发挥益智作用。远志，《神农本草经》记载其具有"主咳逆伤中，补不足，除邪气，利九窍，益智慧，耳目聪明，不忘，强志倍力"之功效。中国医学科学院药物所从远志中提取得到三萜皂苷单体，可显著改善小鼠学习记忆障碍。枸杞子、川芎对改善学习记忆有明显的影响；鹿茸、人参、刺五加、三七补肾益气，促进脑内蛋白质和核酸的合成，可奠定人脑记忆的物质基础；钙超载与缺血再灌注与血管性痴呆关系密切，三七具有拮抗钙超载的作用；老年痴呆还与缺乏神经生长因子有关，淫羊藿、益智仁有神经生长因子样作用。葛根、川芎、三七行气活血通络，有标本同治之功，且葛根、川芎能扩张脑血管，增加脑血流量，还有抗缺氧、提高乙酰胆碱能神经功能，可有效提高脑组织中胆碱乙酰化酶的活性，故可延缓智力退化。

附：记忆障碍的预防与调护

1.人老脑先老，健康长寿要勤用脑。大脑与人体的肌肉一样，用进废退。肌肉不用就要萎缩，大脑如果不用，下丘脑（神经内分泌网络系统）分泌的各种重要激素就会减少，各个脏腑的功能随之下降，神经细胞中的脂褐素沉积会随之增多，大脑细胞就开始衰老、死亡，进而损害人的认知功能和精神状态。从古至今的事实证明，勤用脑的人更长寿。因为学习可以在大脑形成新的神经回路，是记忆的神经基础。要不断学习新东西，强化已学会的东西，练习音乐、书写、打麻将、下棋、绘画、计算和分析能力，可以刺激神经细胞，保持头脑灵敏，保持记忆功能。

2.合理饮食。合理饮食的原则要做到主副食、粗细粮、荤素合理搭配。注意清淡饮食，忌食高糖、高脂肪、高胆固醇、高盐、含铝、含铅、含汞食物。

民以食为天的"食"其实主要是指主食，不吃主食会增加患老年痴呆的风险。大脑的营养需要稳定的血糖水平，主食中的糖类才能转化糖。大脑每天需要100～150g糖分，过多或过少都不好，低血糖会导致大脑神经细胞死亡，单糖（葡萄糖）进得快、出得快，对大脑不利；双糖次之；升糖指数慢和低的果糖及一些淀粉类多糖可避免血糖升高，有利于大脑糖分的补充。高血糖会使大脑衰老，严重损害认知功能。因为高血糖使大脑中的生物垃圾生成过多、清除过少而加速大脑衰老。这种生物垃圾如果附着在骨骼，就会引起骨质疏松，引起关节屈伸不利；附着在血管就会引起血管硬化和斑块；如果血糖高同时伴有肾病，这种垃圾就更难以清除。阻止这些生物垃圾的方法主要是控制血糖，控制血糖的主要方法是合理饮食，多吃粮食、蔬菜类低血糖生成指数食物。还要注意低升糖指数食物与高升糖指数食物搭配食用、少吃多餐等稳定血糖的方法。

大脑需要脂质，脂质包括磷脂和胆固醇，多食富含DHA、EPA的深海鱼类能预防神经细胞萎缩。高脂肪、高胆固醇食物如动物油脂、棕榈油、肥肉、腊肉、猪肝、内脏、蟹黄、猪蹄、肥肠等富含饱和脂肪酸、过氧化脂质的食物使胶质细胞增多，容易导致大脑毒性反应，损伤神经细胞。高盐食物如味精、果脯等易致高血压、脑动脉硬化，影响大脑供血供氧。添加明矾的油条、麻花、松花蛋、含铝粉条、传统爆米花、铝箔包装、劣质罐头包装、铝锅、海蜇及污染的贝类、海水鱼中的铝进入体内聚集，可引起神经细胞减少或死亡，铝还会替换铁、锌等微量元素而影响大脑功能。

正常人大脑的神经递质在27岁以后逐渐减少，记忆力开始衰退。大脑中主管记忆的神经递质记忆素——乙酰胆碱是大脑的建筑师，其合成减少则为记忆力减退（远事遗忘），这种递质没有了就是老年痴呆症（近事遗忘1~2年为轻度，早期治疗最佳；2~3年为中度；3~5年为重度，重度难以恢复，必须治疗）。乙酰胆碱由胆碱和乙酰辅酶A在胆碱乙酰移位酶（胆碱乙酰化酶）的催化作用下合成，应经常食用富含胆碱的黄花菜、大豆、西蓝花、菜花、蜂蜜、茶叶、木耳等。富含维生素B_1的杂粮、玉米、全麦面包、酵母等能保障乙酰辅酶A的活力。此外，富含卵磷脂、锌、硒的食物有益于提高记忆力，防止脑细胞过早凋亡。富含卵磷脂的食物有大豆制品、蛋黄、大豆油、玉米胚芽油（均富含胆碱）；锌、硒在坚果和动物性食物中含量最高，且动物性食物中的锌、硒在人体内的吸收利用率比植物性来源的锌、硒高。豆腐中的磷脂酰丝氨酸是组成神经细胞的重要物质，能减少神经细胞死亡。蚕豆中的左旋多巴能被人体直接利用而增强大脑活力。

大脑神经细胞之间进行信号传递需要神经递质的帮助，而神经递质多巴胺的制造需要酪氨酸，还需要多种B族维生素、维生素C、维生素E、叶酸（燕麦、猕猴桃、绿叶菜含量高）、钙（神经的营养剂和兴奋剂)、钾、铁和锌的参与合作。荞麦中的铬元素能增加胰岛素的敏感性,可稳定血糖,延缓大脑衰老。自由基是人体正常新陈代谢产生的副产物,自由基过多,没有及时清除,会加速大脑衰老,富含维生素C、维生素E、花青素、白藜芦醇、虾青素等抗氧化剂的食物如菠菜、蓝莓、西红柿、紫甘蓝、花生芽、桑葚等能清除自由基,保护大脑神经细胞免受氧自由基的损伤,延缓大脑衰老。含镁高的榛子、葵花子、花生等对神经元有重要作用,能预防认知功能障碍。含 Ω-3、DHA等多不饱和脂肪酸及含黑色素的核桃、蘑菇等也具有预防大脑衰老作用。

3. 坚持运动,保证脑部供血。运动可以有效保证脑部供血,促进神经生长素如兴趣素(多巴胺)、放松素(镁)、动力素(去甲肾上腺素)的产生,预防大脑退化,有益于脑健康。还可做鸣天鼓和智力游戏以延缓智力衰退。

4. 保持心情舒畅,避免不良情绪刺激。鼓励老年人积极参加社会活动,有助于维护智力。和谐的家庭氛围是延缓老年痴呆的良药,老年人身心愉悦有助于增强脑部血液循环,提高抗病能力。要注意保持乐观情绪,清心寡欲,要减思虑、去忧愁、防惊恐、恬淡虚无,做到外不受物欲的诱惑,内不存情感的激扰。

5. 戒烟限酒。

6. 有认知功能障碍症的患者,其神经元已经坏死,难以逆转,积极控制高血压、高脂血症、肥胖、糖尿病、高尿酸血症、颈椎病等全身疾病可预防和逆转血管性认知功能障碍。适当使用脑活素等对记忆有改善的药物,以及治疗老年性认知功能障碍的药物,有助于改善脑功能。

宁 动 方

药物组成：钩藤 15g，桑寄生 10g，龙齿 15g，珍珠母 15g，当归 10g，太子参 15g，白术 10g，茯神 10g，酸枣仁 10g，葛根 15g，甘草 3g。

功效：疏肝健脾，宁心安神。

主治：抽动障碍。抽动障碍好发于儿童和青少年时期，是以运动性抽动或发声性抽动为主要特征的一组复杂的、慢性的神经精神综合征。运动性抽动指头面部、躯干或四肢肌肉不自主、突发、快速收缩运动。发声性抽动是累及发声相关肌群的抽动，使通过口、鼻和咽喉部的气流发出声音。根据临床症状和病程长短，可分为短暂性抽动障碍、慢性抽动障碍和 Tourette 综合征三种类型，病程中可以互相转化。

抽动障碍患者普遍具有内向化个性特征，性格孤僻、封闭。多数患者情绪不稳，易激惹，易发生焦虑及抑郁，自控力差。有的患儿还可能表现出敌视心理倾向，社会适应能力低下，可能出现癔症性变态人格或偏执人格，常伴有精神行为障碍，如注意缺陷多动障碍、强迫障碍、学习困难、睡眠障碍、自伤行为和猥亵行为等。本病易误诊为慢性咽炎、支气管炎、眼结膜炎、慢性鼻炎等。属于中医"肝风""筋惕肉瞤""痉病""慢惊"等范畴。

方义：本病主要由秉赋不足或五志过极所致，如家长、教师对小孩过于严厉和苛刻，使孩子生活在紧张、恐惧的环境中，其情绪得不到放松或不能获得温暖也是致病因素之一。饮食失节，恣食甘厚，酿生痰热，扰动肝阳，造成脾虚肝旺，肝旺则情绪急躁，紧张易动，心脾不足则心神失养，心神不宁，难以静谧，诱发抽动。方用钩藤、桑寄生、龙齿、珍珠母平肝息风，当归、太子参、白术补肝健脾养心，茯神、酸枣仁宁心安神，葛根滋养津液、解肌除烦。

病案举例

张某,男,5岁6个月,住址:绵阳市涪城区。2010年4月2日初诊。

主诉:干嗽6个月。

病史:患儿自2009年9月开始干嗽,经门诊3个月治疗不见好转。后经化验及胸部X线摄片、肺功能测试等检测,初步考虑系慢性支气管炎、慢性咽炎、咳嗽变异性哮喘等,服中西药、激素吸入及静脉输液治疗3个月仍不见丝毫减轻。

现症:患儿反复出现连续干咳及清嗓子,无痰,且在诊病时频频发作,烦躁易怒、多动,大便干燥。舌质淡红,舌苔薄黄,脉沉细。

诊断:抽动障碍。

中医辨证:脾虚肝旺,心神不宁。

治法:补脾抑肝,宁心安神。

处方:太子参15g,白术10g,茯神10g,钩藤15g,柏子仁10g,远志8g,珍珠母20g,百合10g,连翘8g,山楂15g,甘草3g。

二诊(2010年4月9日):服上方3剂后,干嗽等明显减轻,睡眠及食欲均较前好转,原方再服5剂。

三诊(2010年4月19日):患者服上方5剂后,干嗽等发作很少,但在紧张情况下仍有发作。效不更方,原方间断服用1个月后仅见轻微发作。

附:抽动障碍的预防与调护

1.抽动是一种病,而非患者有意乱动、出怪样或不专心学习。抽动症状的频度和幅度起伏波动,时好时坏,可以暂时或长期自然缓解,也可因某些诱因而使抽动症状加重或减轻。部分年长儿为避免别人耻笑或指责,出现抽动或发声后,可迅速以一另外的有意识的动作企图掩饰,结果反而又出现一些更为复杂的动作。家长和老师要理解和宽容,对患儿不歧视,不过分关注或过分迁就保护。过分注视他们的冲动或阻止或强行要求他们控制自己，反而会加重抽动的频度和强度。

2.重视少年儿童的心理状态，注意教育方式，减少患儿学习及生活压力，消除考试前后及环境紧张因素；多鼓励，多安慰，不要轻易惩罚责骂。

3.避免过度兴奋、刺激的活动。如不玩电子游戏，不看过度激烈、紧张和恐怖的影视片。

4.增强体质。积极参加体育活动，避免过度疲劳，保持营养均衡。

静 宁 方

药物组成：党参 10g，白术 10g，茯神 10g，远志 5g，石菖蒲 5g，珍珠母 15g，琥珀 3g，炒麦芽 10g，甘草 3g。

功效：补脾益心，镇惊安神。

主治：注意缺陷多动障碍（ADHD）。注意缺陷多动障碍又称儿童多动综合征、注意缺陷障碍。表现为与年龄不相称的主动注意力不集中，注意广度缩小，不分场合过度活动，任性（多动、易怒、少寐）冲动，并伴有认知障碍和学习困难，智力正常或接近正常。治疗不及时可出现许多不良行为，影响儿童学业和情绪控制，可能发展为青少年违法、药物滥用或反社会人格等。

方义：方用党参、白术、茯神、远志补脾益心，安神益智。远志具有安神益智之功，《本草从新》谓其："行气散郁，并善豁痰。"《名医别录》谓其："定心气，止惊悸。"石菖蒲与远志配伍，使痰湿得除，心神明畅。《重庆堂随笔》曰："石菖蒲，舒心气，畅心神，益心智，妙药也。清热药用之，赖以祛痰秽之浊而卫宫城，滋养药用之，借以宣心思之结而通神明。"《本草从新》："石菖蒲辛苦而温，芳香而散，开心孔，利九窍。"珍珠母与琥珀凉血清心、安神定志为佐使。珍珠母甘寒无毒，功能滋肝阴、清肝火、潜阳安神，对 5-羟色胺及肾上腺素能神经元系统功能有一定影响，对中枢神经系统有一定抑制作用。琥珀味甘平无毒，能镇惊安神、散瘀止血、利水通淋、祛翳明目，具有中枢抑制作用。炒麦芽消导健脾，甘草调和诸药。

安神定志方

药物组成：太子参 30g，白术 15g，茯神 15g，酸枣仁 30g，合欢皮 15g，柏子仁 15g，丹参 30g，百合 15g，莲子心 6g，琥珀 3g，甘草 3g。

功效：协调阴阳，安神定志。

主治：竞技（考试）综合征。适用于竞争、竞技（考前、赛前）精神紧张，考场"发蒙"，失眠心悸、烦躁紧张、焦虑多汗、食欲不振等症。系由紧张焦虑所致的机体阴阳平衡失调，心神不宁而致以上诸证候。

方义：方用四君子汤加琥珀健脾益气、镇惊安神；丹参入血，清血中郁热；酸枣仁入肝，养血宁心安神；柏子仁补心益脾、养心安神，莲子心与百合清心安神，合欢皮解郁安神。全方健脾益气养心，清心除烦，解郁镇惊，协调阴阳，安神定志，缓解紧张情绪。

溃 疡 散

药物组成：蒲公英 30g，党参或沙参 30g，黄芪 30g，延胡索 10g，白及 15g，珍珠层粉 10g，煅瓦楞 30g，白术 15g，茯苓 15g，槟榔 15g，丹参 30g，枳壳 15g，甘草 5g。

功效：健脾益胃，制酸敛疡。

主治：胃及十二指肠溃疡。

方义：方以蒲公英为君药，《本草新编》谓该药："其气甚平，既能泻火，又不损土。"李东垣认为："阴火者，内热也。"其形成的根源在于脾胃虚弱，元气不足，其中"水反为湿，谷反为滞"是关键所在。

湿热蕴阻于中位是慢性胃炎、胃及十二指肠溃疡缠绵难愈的缘由。故凡脾胃虚弱，升降失职所致虚中夹实之热，还是肝木乘土犯胃、饮食积滞之郁热，皆为本品所宜。党参、白术、黄芪健脾益胃，补气治本；丹参、延胡索、枳壳、槟榔行气活血止痛；煅瓦楞制酸；白及、珍珠层粉、白术、茯苓愈溃敛疡。

现代药理研究表明，蒲公英、党参（沙参）、黄芪、白及、珍珠层粉对胃黏膜有保护作用；煅瓦楞、海螵蛸抑制胃酸和胃泌素（G、A、S）分泌；丹参有促进黏膜上皮细胞凋亡作用；蒲公英、槟榔、黄芪、党参有根除幽门螺杆菌作用。

利胆排石方

药物组成：栀子 15g，茵陈蒿 30g，姜黄 15g，厚朴 15g，枳壳 15g，槟榔 15g，大黄 5g，金钱草 30g，柴胡 15g，香附子 15g，黄芩 15g，甘草 3g。

功效：利胆排石。

主治：慢性胆囊炎，肝内胆管结石，胆结石。结石直径在 5mm 以下且胆囊收缩良好，胆管下段无畸形或狭窄为本方所宜，结石过多或充满型者不宜排石。

方义：情志忧郁，外邪入侵，过食肥甘厚腻，饮食不规律，蛔虫上扰，影响胆囊疏泄及脾胃运化，湿热内生，日久结沙为石。方用金钱草、栀子、茵陈蒿、厚朴、大黄清热化湿、利胆排石；厚朴、枳壳、大黄通里攻下；柴胡、香附子、枳壳、姜黄理气活血，利胆排石；槟榔杀虫消积，利胆排石。全方共奏清热化湿、通里行滞、利胆排石之功。

附：胆结石的预防与调护

1. 所有胆结石都含胆固醇，只是含量多少不同而已。胆汁中的主要成分是胆汁酸、胆固醇和卵磷脂，三者按照一定比例融合。一旦比例被打破，如常吃高脂饮食，就可能导致胆固醇饱和，在某些外界因素的作用下发生沉淀和结晶，最终形成结石。所以要少吃高脂肪、高胆固醇、高糖、高热量食物，如冰激凌、蛋炒饭（胆固醇与糖类结合，胆固醇吸收最快）、油煎鸡蛋、肥肉、炖汤、奶油、猪油、蛋黄、鱼卵、蟹黄、动物内脏等食品，不吃油煎、熏烤、油炸食品，少吃辛辣刺激食物，多吃高膳食纤维为主的食物。

进入体内的糖超过生理限度时，就会自动变成三酰甘油或胆固醇储存，所以糖尿病患者易发胆结石。脂肪多了，人就会肥胖，肥胖者不仅血液中的胆固醇升高，还导致胆囊排空差，胆汁容易淤积而形成结石。

2.胆囊一般储存胆汁50mL左右，饭后胆汁排空以消化食物。中老年人胆汁、胆色素排泄差，如果长时间素食，饮水过少，胆汁、胆色素排泄更差，容易造成胆汁浓缩，诱发胆囊结石。胆汁型体质（矮胖）或特瘦体质（胆色素代谢异常）也易诱发结石。

睡前3~4小时应禁食油腻食物（包括坚果），因为休息时胆囊功能活跃；注意少吃以减轻消化系统负担，多餐以刺激胆囊及时分泌胆汁，保持胆道通畅，有利于胆道内炎性物质引流。

3.暴饮暴食油腻过多，胆汁大量排泄，会造成胆囊剧烈收缩而引起剧痛。胆囊结石越小，意外越多。胆汁大量排泄对已有胆固醇结晶或泥沙样胆固醇结石者，最易堵塞胆管引起胆绞痛。胆总管和胰管交界处的开口细如针尖，结石容易卡在胆总管下端，引起胆汁反流到胰管，引起急性胰腺炎（腹胀明显），应高度警惕。胆结石越小，急性胰腺炎的发病越高。

平卧位胆囊结石容易掉入胆囊出口和胆管（站立时结石不易掉入），引起胆囊剧烈收缩而绞痛，睡眠宜选择右侧卧位。

4.胆结石的产生与胆汁淤积、继发感染及胆固醇代谢失调有关。在卵巢黄体的作用下，女性在妊娠期间，血液中的胆固醇可增加两倍，因此诱发胆结石的可能性更大。国际最新研究表明，维生素C能促进胆固醇转化为胆汁酸，从而预防胆结石形成。所以，应经常食用富含维生素C的大枣、柚子、柑橘、柠檬等水果和富含维生素C的绿叶蔬菜。补充维生素A，有助于胆管上皮生长和保持完整性，帮助病变胆道修复。其他维生素也应补充。

5. 忌酒。长期饮酒可致多种肝病，如脂肪肝、酒精性肝炎、肝硬化等，而多种慢性肝病是发生胆结石的"优质土壤"。肝硬化患者胆结石发生率是一般人群的数倍。

6. 长期服用雌激素类或含此类激素的药物，如口服避孕药，有对抗胆汁分泌和排泄的作用。胆汁排泄不畅，容易引起过度浓缩而形成结石。由于雌激素的原因，胆囊结石在30～50岁，尤其是40岁左右的女性发病率最高。

7. 眼周及鼻周皮肤脂质（胆固醇）沉积多属胆结石或胆囊炎。墨菲征阳性或右手食指按压右胸正中线肋缘下疼痛，为胆囊炎或胆结石。出现胆绞痛（可放射至右肩背、颈部、心前区），可按压足三里、至阳或捏脊，可迅速止痛。

8. 一般男性易患胆色素结石、碳酸钙结石、磷酸盐结石3类，40岁以上女性易患脂酸钙结石。胆结石反复摩擦胆囊，易致胆囊壁增厚、发炎，胆囊发炎又易形成结石，最终可能引发癌症之王——胆囊癌，胆囊癌难以发现，一旦发现多属于中晚期，临床需谨慎。

9. 胆囊的神经和心脏的神经几乎都传入脊髓胸段的第2～9节，特别是在第4～5节，二者的神经互相有交叉联系，胆囊疾患的刺激，可通过神经联系反射性刺激心脏，引起血管痉挛、心肌缺血。有冠心病史者容易诱发心肌梗死，应注意鉴别。

10. 勿轻易摘除胆囊，胆囊摘除最易引发消化不良和胆汁反流性胃炎，可根据病情选择保胆取石。反复胆结石、充满型胆结石、胆囊多发息肉或息肉超过1cm、胆管息肉易癌变，一般宜行胆囊摘除手术。

顽痹方

药物组成：土茯苓 30g，豨莶草 15g，葛根 30g，秦艽 15g，熟地黄 30g，淫羊藿 15g，鹿衔草 15g，全蝎 4g，蜂房 15g，白芥子 15g，甘草 10g。

病在上肢加姜黄、桂枝、桑枝；病在下肢加独活、桑寄生、鹿角霜、牛膝；透骨搜络加穿山甲（代）、乌梢蛇、蜈蚣。病情活动加雷公藤多苷 10mg，每日 3 次，连服 1 个月。

功效：补益肝肾，温养经筋骨骱，清热化湿解毒，祛痰化瘀散结。

主治：类风湿关节炎（疼痛，晨僵 1 小时以上）。

方义：类风湿关节炎（RA）是常见的以关节组织慢性炎症性病变为主要表现的自身免疫性疾病。RA 主要侵犯手足小关节，主要病理改变为关节滑膜细胞浸润、滑膜翳形成、软骨及骨的组织侵蚀，滑膜反复炎症，最终导致关节结构的破坏、畸形和功能丧失。类风湿关节炎属中医"顽痹""骨痹"等范畴。本病不同于一般的风、寒、湿、热痹之邪在经络肌肉，微汗可解。类风湿关节炎邪多在骨骱经筋，病位在骨骱经筋，病机多为肝肾亏虚，风寒湿热、痰瘀瘤结骨骱关节，瘀血痰浊胶结在一起，致使经络闭塞，"不通则痛"，难解难去。

方用熟地黄、淫羊藿、鹿衔草补肾壮骨，湿阳除湿；土茯苓、豨莶草、葛根、秦艽清热解毒，除湿利关节；蜂房、白芥子钻透剔邪，散瘀涤痰。全方共奏补益肝肾、温养经筋骨骱、清热化湿解毒、祛痰化瘀散结之功。

活血止痛方

药物组成：苏木（或紫檀）30g，红花 30g，伸筋草 30g，透骨草 30g，黄柏 10g，自然铜 15g，五加皮 15g，制乳香 10g，制没药 10g，白芷 15g，大黄 30g。

共为细末，酒调外敷。或水泡 2 小时后文火熬制取汁。用纱布浸药多次外敷。

功效：活血化瘀，消肿止痛。

主治：骨关节炎、滑膜炎等关节肿痛。

方义：方用活血化瘀、清热消肿、祛风除湿、通络止痛药为主组成，共奏活血化瘀、消肿止痛之功，还有刺激神经、促进血液循环的作用。

缩 尿 方

药物组成：红参（儿童用太子参）10g，枸杞子 15g，山萸肉 30g，锁阳 10g，补骨脂 15g，小茴香 10g，益智仁 30g，覆盆子 15g，肉苁蓉 15g，桑螵蛸 10g，酸枣仁 15g，白果 8g，甘草 3g。

功效：补益肺肾，固涩缩尿。

主治：小儿遗尿，成人尿频、尿失禁。亦用于糖尿病因肾动脉硬化、肾小管浓缩稀释功能减退引起的夜尿频频和前列腺增生所致的尿频。

方义：气虚下陷，固摄无力，或肾虚封藏失职，不能制约，或致膀胱失司，不能约束，则小便频数。本方用红参补气固涩，锁阳、肉苁蓉、枸杞子、山萸肉、补骨脂、益智仁、覆盆子、桑螵蛸补肾涩尿；小茴香助膀胱气化；酸枣仁安神定志，交通心肾，缓解神经性尿频。锁阳又名不老药，有扶阴助阳之功，有调节中枢神经的作用，能安神健脑，缓解神经性尿频；补骨脂、益智仁、桑螵蛸、肉苁蓉、白果、甘草有抗利尿作用。

附：尿频、遗尿的预防与调护

1. 膀胱训练　定时排尿，由 1 小时排尿延至 2 小时以上排尿。

2. 坚持缩肛训练　吸气时收缩肛门及尿道，呼气时放松，每日做

200 次左右。

明目驻景方

药物组成：红参 6g，白术 15g，楮实子 15g，枸杞子 30g，黄精 30g，苍术 15g，密蒙花 10g，当归 15g，三七粉（冲服）2g，女贞子 15g，白茅根 30g，甘草 3g。

功效：益气养血，凉血活血，益精明目。

主治：老年黄斑变性。老年黄斑变性早期表现为视物模糊（视瞻昏渺），眼前中央发暗，看东西发白，视野中心有黑影或闪光感（深色斑或空隙存在于视野中央），对比敏感度下降，阅读困难，到后期由于眼底反复出血，视力显著下降，视物中心变黑（出血），视物缺损如一段看不清（黄斑裂孔），视物变形如直线变弯曲（黄斑膜病变），视力急剧下降。临床分为湿性（渗出性，又名新生血管性黄斑变性，其进展为新生血管形成、渗出出血、瘢痕形成）和干性（萎缩性）两型，干性可转化为湿性。本病已取代白内障，成为老年人致盲的首因。

方义：现代医学认为，老年黄斑变性是由衰老（视网膜色素上皮细胞和 Bruch 细胞膜老化）、脉络膜血管硬化、免疫反应、自由基氧化损伤、光化学损伤及遗传因素引起的病变。"目受血而能视"，随着年龄的增长，人体功能减退，气血日渐衰弱。气血不足，血不荣睛则视力下降；另一方面，津血同源，气血不足必然影响阴液的生成，阴虚不能治阳，阴虚火旺，灼伤经络脉道血管，或者气虚，推动血液的力量不足，导致瘀血内生，这些因素互相作用，最终引起新生血管化生，眼底反复出血、渗出、水肿，影响视力。方用红参、白术、当归、枸杞子、楮实子、黄精、女贞子补益气血，益精明目。现代药理研究显示，枸杞子富含叶黄素，有助增强视网膜黄斑组织，降低细胞组织退化所致的黄斑变性的危险。苍术除湿明目，且含 β–胡萝卜素、叶黄素，有明目作用。白茅根凉血止血，三七活血止血，配密蒙花通补并行，攻守兼备，去目中赤脉，祛翳明目，有促进出血吸收的协同作用。

附：老年黄斑变性的预防与调护

黄斑位于眼底视网膜中央，约2mm宽，相当于相机中的"底片"。黄斑部色素可过滤蓝光和清除自由基，以保护黄斑不受光的氧化。黄斑变性的发生和光损害、吸烟、种族、遗传、心脑血管疾病、饮食等因素密切相关。黄斑变性治疗难、易复发，一旦失明就不可逆转。改变生活方式、养成健康的生活习惯比治疗更具有积极意义。

1. 注意眼保护 坚持做眼保健操；坚持户外极目远眺、看远看绿；避免长时间看电视、电脑及手机屏幕；避免强光刺激，在强光下工作或运动要注意避光，并戴黄色、茶色墨镜以滤除紫外线和蓝光。

2. 戒烟 吸烟是引起老年黄斑变性的肯定因素，吸烟者患老年黄斑变性的概率是正常人的两倍。

3. 合理饮食 勿吃高胆固醇、高脂特别是高饱和脂肪酸食物，以减轻氧化应激反应，降低患病的风险。

眼底黄斑部的病变和叶黄素、玉米黄素（叶黄素与玉米黄素是构成黄斑的主要物质）、锌以及维生素C、维生素E等缺乏有关，摄取富含维生素、锌、叶黄素、玉米黄素、花青素等抗氧化食物，可阻挡伤害眼睛的蓝光，减少罹患老年黄斑部退行性病变的风险。

叶黄素存在于许多蔬菜与水果中，是强效抗氧化剂，可杀死自由基，延缓组织器官衰老，保护黄斑。但叶黄素不能在人体内产生，只能通过摄入的食物或维生素补充。

甘蓝菜（芥蓝菜）每125g含叶黄素10mg，菠菜每125g含叶黄素6.3g，绿菜花及玉米每125g分别含1.7g、1.2g，每个鸡蛋黄中含有0.25mg叶黄素和0.2mg玉米黄素，开心果含有叶黄素和玉米黄素。其他的绿叶蔬菜及猕猴桃、西红柿等水果富含维生素和微量元素锌，核桃含有维生素E，蓝莓、葡萄等富含花青素，花生芽中的白藜芦醇、大蒜中的大蒜素都有较强的抗氧化作用，可以减少自由基对眼睛的伤害，促进眼睛视紫质生成，增强微血管的循环，预防白内障和黄斑变性，应注意补充。

4. 注意纠正近视 高度近视者最易引起黄斑变性。肥胖、心血管疾病等慢性病由于血管硬化、血管阻塞，致视网膜血管、神经细胞缺血缺氧、水肿、出血，视网膜玻璃疣堆积引起视物变形、眼前黑影、视野缺损甚至失明，应积极防控慢性病，延缓眼睛衰退。

5. 适量运动 坚持运动有利于周身气血的运行、经络的疏通，改善黄斑供氧，以防止黄斑血管新生并延缓该病的发展。已经患病者要避免剧烈运动，以防血管破裂出血。

消散乳结方

药物组成：螃蟹壳 30g，露蜂房 15g，赤芍 15g，香附子 15g，橘核 15g，王不留行 15g，姜黄 15g，海藻 30g，薏苡仁 30g，莪术 15g，紫草 15g。

共为细末，每次 2～3g，每日服 3 次，连服 3 个月。

功效：消瘀散结。

主治：乳腺纤维（腺）瘤。单侧乳房出现的单个结块，多位于乳房上方，内上方次之，内下方最少。其结块形似丸卵，大小不一，小如黄豆，大如鹅蛋。其表面光滑或呈结节状，边界清楚，活动度大，肿块与皮肤不相粘连，腋窝淋巴结不大。

方义：乳腺纤维瘤是一种常见的乳腺良性肿瘤（本病易与分叶型乳腺癌混淆），好发于 20～40 岁的中青年女性。本方主药螃蟹壳味咸性寒，有活血散结之功效。露蜂房解毒消肿，配赤芍、香附、橘核、王不留行、姜黄、紫草、海藻、莪术等活血化瘀，软坚散结消瘀，疏通乳腺管，改善局部血循，共奏消瘀散结之功。

女春丹

药物组成：熟地黄 30g，山萸肉 30g，覆盆子 30g，枸杞子 15g，红参 6g，淫羊藿 15g，升麻 10g，知母 10g，葛根 30g，续断 30g，酸枣仁 15g，巴戟天 15g，甘草 3g。

水煎或制作蜜丸服用。可根据不同情况酌加鹿茸、肉苁蓉、当归、沙苑子、仙茅、山药、黄柏、补骨脂等。

功效：平调肾阴肾阳。

主治：卵巢早衰、女性围绝经期综合征。

方义：方用熟地黄、墨旱莲、枸杞子滋养肾阴。熟地黄，《本草正》云："阴虚而神散者，非熟地黄之守，不足以聚之；阴虚而火升者，非熟地黄之重，不足以降之；阴虚而躁动者，非熟地黄之静，不足以镇之；阴虚而刚急者，非熟地黄之甘，不足以缓之。"鹿茸、肉苁蓉、沙苑子、巴戟天、补骨脂、淫羊藿、仙茅、续断补肾扶阳。人参能补肺益脾，生津安神。知母、黄柏养肾阴、泻相火，与滋养肾阴药协同，缓解潮热与出汗。酸枣仁宁心安神，养血敛汗。覆盆子、升麻、续断、补骨脂、巴戟天含有较高的天然雌激素，葛根含有丰富的异黄酮，这是天然的植物雌激素，对人体内分泌功能有调节作用，能明显改善雌激素下降引起的围绝经期反应、骨质疏松，能调节女性雌激素水平，增加女性血浆中高密度脂蛋白含量，降低低密度脂蛋白和胆固醇含量，起到保护心血管的作用；而对雌激素水平偏高者，又表现为抗雌激素样活性，有助于预防乳腺癌、子宫内膜癌等。本方平调肾阴肾阳，对女性荷尔蒙有双向调节作用，既能延缓卵巢早衰，还能淡化色素，增加皮肤弹性，解除疲劳，恢复精力，平和心境，缓解围绝经期的焦躁恼怒情绪。

养颜祛斑方

药物组成：熟地黄 30g，当归 15g，人参 10g，淫羊藿 15g，鹿茸 5g，砂仁 6g，枸杞子 15g，沙棘 15g，覆盆子 15g，槐花 10g，蛇床子 15g，珍珠粉 0.5g，甘草 6g。

水煎或制成蜜丸服用。可根据不同情况加入薏苡仁、百合、白芷、白及、山药、丹参、牡丹皮、槐花、蛇床子等。

功效：补肝益肾，养颜祛斑。

主治：黄褐斑。

方义：人的容颜与内在脏腑、气血、经络有着互为表现的关系，是息息相关的。人体气血是一个始终处于动态平衡的过程，气血调和则皮肤光泽红润。所谓气即阳气，阳气是身体的"面子"，它不仅能"肥腠理（肌肤）""荣四末（四肢）"，而且能"内注五脏六腑"，营养内外上下。血，是构成人体和维持生命活动的基本物质之一，具有营养和滋润作用，主要由营气和津液所组成。血液的营养和滋润功能正常，则面色红润，皮肤润泽有华，机体感觉和运动灵活自如。如果体内的气血循环失衡，就会导致皮肤的病变。

本病与肝、脾、肾功能失调有关。肝藏血，喜条达而恶抑郁，若睡眠不足，情志不遂，肝失疏泄，气滞血瘀，或气郁日久化热，灼伤阴血，致使颜面气血失和而发斑；脾主运化，为气血生化之源，运动不足，过食油腻，过度节食，损伤脾胃，脾虚失运，生化乏源，以致气血亏虚，不能上荣于面而发斑；肾藏精，属水，水亏则火旺，津血暗耗，不能濡润于颜面而发斑。病机为肝脾肾虚，气血不和，不能上荣于面。

方中熟地黄、当归、人参、淫羊藿、鹿茸、枸杞子、沙棘、覆盆子、珍珠粉等，古籍记载有治疗"烫伤""烧伤""长肌肉""充肌肤""悦颜色""驻颜"等功效。人参有美容、润肤、抗衰、防皱的功效；当归软化皮肤，抗紫外线，增加细胞活力；熟地黄、鹿茸、淫羊藿、沙棘、枸杞子等直接拮抗自由基，可增强自身 SOD 活力而美容；沙棘含有丰富的维生素 C，能有效阻断因肌肤内物质过氧化产生的自由基，防止肌肤的过早老化，修复受损的皮肤细胞组织，达到美容养颜作用；覆盆子含羟基苯丁酮，有生发美容作用；《海药本草》言珍珠粉"除面干""解毒生肌"；白及含有丰富的葡萄糖、挥发油及黏液质等，自古以来是靓容良药，具有紧致、靓白皮肤，祛斑、收敛止血、消肿生肌等功能；薏苡仁具有清热利湿排毒的功效，其中所含的薏米酯、亚油酸甲酯等成分，能改善和增进体内细胞的氧化还原能力，促进皮肤细胞的新陈代谢，减少脂褐质的形成，从而减少和消除老年斑；百合滋阴化燥，鲜品富含黏液质及维生素，对皮肤细胞的新陈代谢有益；丹参去瘀，瘀去则新生，能促进组织修复及再生，牡丹皮清血分热毒，有透皮作用，热毒去则斑无形可依；槐花、蛇床子等药物具有植物防晒剂作用。

附：黄褐斑的预防与调护

1. 科学合理饮食，保持膳食平衡，多吃粮食、豆类、蔬菜及水果。忌食烟酒及辛辣刺激食物，保持大便通畅。

2. 坚持运动。

3. 稳定情绪，缓解压力。

4. 保证足够的睡眠。

5. 适度和谐的性生活。

6. 清洁、保湿与防晒。户外活动坚持正确使用防晒霜，打深色防晒伞，穿深色衣服，戴防紫外线太阳镜。室内防止紫外线、红外线照射，抵挡皮肤杀手。

7. 禁烟酒。

8. 长期服用避孕药、苯妥英钠、氯丙嗪、螺内酯等药物可诱发黄褐斑，应避免滥用。

9. 勿用劣质化妆品、护肤品，以免损伤皮肤，诱发黄褐斑。

血宁方

药物组成：墨旱莲 30g，牡丹皮 15g，栀子 15g，焦荆芥 15g，柴胡 15g，藕节 30g，白芍 15g，生地黄 15g，山楂 30g，甘草 3g。

功效：滋阴清热，止血调冲。

主治：经间期出血。

现代医学认为，出现经间期出血的原因有三：一是卵泡发育成熟，正在排出的时期（子宫内膜增生期），体内雌激素水平也随之升到高峰，卵泡破裂排出后，雌激素或孕激素水平暂时有所下降，子宫内膜受其影响出现部分剥脱，发生少量撤退性出血，之后（子宫内膜分泌期）随着黄体的生成，分泌了足量的雌激素、孕激素，溃破的子宫内膜表层得以迅速修复而停止出血；二是排卵前，成熟的卵泡分泌了较多的雌激素而导致子宫内膜高度充血，部分红细胞外漏而出血；三是输卵管伞部摄卵时将含血的卵泡液经输卵管逆蠕动而送至子宫腔，再从阴道流出。

方义：月经排净以后，血海空虚，冲任衰少，经气逐渐蓄积，由空虚渐充盛。至两次月经之间，为由虚至盛的转折，阴精充实、阳气内动而出现氤氲动情之期。若体内阴阳调节功能正常者，自可适应此变化，无特殊症状。若肾阴不足，受阳气冲击，阴络易伤而血溢，出现少量阴道出血；或内热偏盛，使热与阳气动血而出血。其主要机制是由于氤氲期肾阴不足，或内热偏盛，或元精充实、阳气内动等因素动血而致阴道出血。本方配伍体现了滋阴清热、止血调冲的功效。

固 胎 丸

药物组成：菟丝子（包煎）30g，太子参 15g，炒白术 15g，砂仁 6g，续断 20g，黄芪 30g，枸杞子 15g，覆盆子 30g，黄芩 15g，金樱子 10g，杜仲 10g，山药 15g。

用法：共研细末，蜜丸，于最后一次滑胎发生后避孕4～6个月，于准备怀孕前4个月开始服药，每次3g，每日2～3次，至孕后4～6个月停药。

功效：健脾补肾，顾护胎元。

主治：脾肾两虚之先兆流产、习惯性流产。

方义：方用菟丝子益肾，为安胎之首选，其秉气中和，善补而不峻，益阴而固阳；太子参、黄芪、白术补脾以滋其健运；山药、覆盆子、金樱子、枸杞子益肾以封藏下窍；杜仲、续断俱入肾经，承载胎元；黄芩除热安胎，砂仁健脾止呕、固安胎气。共奏健脾补肾、顾护胎元之功。

病案举例

例1 钟某，女，28岁，住址：绵阳市高新区。2013年11月28日初诊。

患者结婚4年，分别于2000年、2010年、2011年怀孕后流产3次。患者连服上方2个月，于2014年1月10日第4次怀孕，孕后又连续服药4个月，此次怀孕足月至2014年10月22日分娩。

例2 刘某，女，31岁，住址：绵阳市高新区。2008年4月5日初诊。

26岁结婚，婚后不想要孩子，曾人工流产2次。30岁时计划怀孕，分别于2007年2月和9月怀孕后自然流产，两次怀孕均注射黄体酮保胎无效。现计划再怀孕，嘱服上方2个月。患者于2008年6月29日怀孕，继续服用至10月停药，2009年4月8日足月分娩一女孩。

胆 瘀 方

药物组成：茵陈蒿30g，栀子10g，大黄4g，柴胡15g，黄芩15g，地肤子30g，藿香15g，甘草3g。

功效：疏肝解郁，退黄止痒。

主治：妊娠期肝内胆汁淤积症。

方义：方用茵陈蒿、柴胡利湿清热、疏肝解郁为君；黄芩、栀子清热利胆安胎为臣；大黄助茵陈蒿退黄利胆，助柴胡疏肝泄瘀热，导瘀热下行；藿香、地肤子化湿止痒。

宫缩痛方

药物组成：白芍 30g，甘草 15g，山楂 30g，枳壳 15g，小茴香 10g，乌药 15g。

功效：缓急止痛。

主治：产后宫缩痛。

方义：本方以芍药甘草汤为主，辅乌药缓急止痛，小茴香、枳壳行气，山楂化瘀止痛。

产后敛汗方

药物组成：黄芪 30g，山萸肉 50g，桑叶 15g，山楂 30g，南沙参 30g，白术 15g，茯苓 15g，泽泻 15g。

功效：补虚敛汗。

主治：产后虚弱汗多。

方义：产后多虚，故用黄芪、山萸肉、南沙参、白术益气养阴，固表敛汗；桑叶止汗。产后多瘀，故用山楂化瘀缩宫。妊娠后期积聚的水湿需要在产后排泄，故用茯苓、泽泻利水渗湿，使肌肤之汗改走膀胱排出。

抗乳癌方

内服方药物组成：螃蟹壳 30g，鹿角霜 15g，巴戟天 15g，穿山甲（代）3g，红芽大戟 3g，王不留行 15g，石见穿 30g，升麻 10g，莪术

15g，海藻 20g，紫草 20g，蜂房 15g，山慈菇 10g。

外用方药物组成：青核桃枝 15kg，三七 1.5kg，甘遂 2.5kg，生甘草 1.5kg，加水 75kg，浓煎滤液去渣，浓缩为膏，加冰片少许，灭菌密封，外涂患处。或研极细末，过筛，用醋调匀，摊于油纸上，厚 5mm，敷贴患处。

功效：软坚散结抗癌。

主治：乳腺癌。

方义：本方主药螃蟹壳味咸性寒，软坚散结。清·赵学敏《串雅内编》记载用蟹壳和蟹爪焙末服，治乳岩（癌）。叶天士《种福堂公选良方》指出："治癌要选用蟹爪，炙脆，研末，一两，陈酒送。"现代药理研究表明，蟹壳所含的几丁质、几丁聚糖对人体有双向免疫调节作用，能降低胆固醇，抑制肿瘤，改善胃肠功能，还可活化细胞、延缓衰老，调节生命节律，使自主神经及内分泌达到平衡。升麻含有三萜皂苷类新化合物 60 多个，升麻中的三萜皂苷活性化合物可不同程度地激活半胱氨酸蛋白酶 Caspase-3，从而诱导癌细胞凋亡。大戟、穿山甲（代）、王不留行、石见穿、莪术、海藻、紫草软坚散结、化瘀消肿，治疗恶性肿瘤。乳腺癌患者一般泌乳素、雌激素偏高，黄体酮偏低，方中的鹿角霜、巴戟天具有升高黄体酮、平衡雌激素作用。紫草有降低泌乳素作用。另外，山慈菇能软坚散结抗癌，但易致肝、造血系统及神经系统损害，注意用量不宜过大。

附：乳腺癌的预防与调护

月经初潮早或绝经晚的女性和独身、晚婚、高龄初产、肥胖、患乳腺不典型增生或乳管内乳头状瘤易癌变。应注意定期进行 B 超、钼靶摄片、手诊检查，自我应注意观察有无乳房皮肤改变、无痛性肿块、乳头内陷、乳头偏向一侧、乳头溢液等现象。注意保持精神愉快，避免精神紧张。饮食宜清淡，控制高脂肪、高蛋白食物摄入量。

抗宫颈癌方

药物组成：红参50g，黄芪30g，白术100g，茯苓100g，薏苡仁100g，莪术100g，半枝莲50g，白花蛇舌草50g，姜黄50g，紫草60g，蜂房50g，土鳖虫30g，甘草3g。

共制细末或蜜丸内服，每次1~3g，每日服2~3次。可根据病情加入壁虎、全蝎；出血多，加化瘀止血之品，如茜草炭、海螵蛸、三七粉。

功效：扶正抗癌。

主治：宫颈癌。

方义：红参、黄芪、白术、茯苓扶助正气，提高机体免疫功能；薏苡仁、莪术、半枝莲、白花蛇舌草、姜黄、紫草、蜂房、土鳖虫清热利湿解毒，化瘀散结抗癌。共奏扶正抗癌之功。

病案举例

例1　蒲某，女，50岁，住址：绵阳市梓潼县。2001年6月18日初诊。

主诉：2001年6月5日经绵阳市中心医院确诊为宫颈癌。在该院化疗2周后，因不能忍受化疗的副作用而停止化疗来诊。诊见患者消瘦，精神不佳，颜面委黄，自觉倦怠无力，活动时易出汗，不思饮食，进食则呕吐，大便溏薄，一日2~3次。阴道时有黑褐色臭秽分泌物流出。舌黯淡，苔薄白，脉沉细。

为气血两虚，脾虚胃弱。以大补气血，健脾养胃法治之。

处方：红参5g，白术15g，茯苓15g，黄芪30g，藿香15g，砂仁8g，炒麦芽30g，薏苡仁30g，山楂30g，陈皮10g，茜草炭15g，甘草3g。2日服1剂，连服3剂。

2001年6月28日二诊：患者连服上方3剂，食欲好转，进食已不呕吐。又守方服药 3 剂，患者食欲恢复正常，精神好转，喜欢下床活动。

患者正气及脾胃功能已渐渐恢复，以扶正抗癌法治之。

处方：红参 5g，黄芪 30g，白术 15g，茯苓 15g，薏苡仁 30g，莪术 15g，白花蛇舌草 10g，半枝莲 15g，姜黄 15g，紫草 10g，蜂房 15g，土鳖虫 5g，山楂 30g，甘草 3g。

患者以上方加减服用半年，病愈（其女赠锦旗和感谢信）。

例2 患者邓某，女，68 岁，住址：绵阳市涪城区。2010 年 11 月 8 日初诊。

2010 年 11 月 5 日确诊为宫颈癌，液基薄层细胞学诊断（绵阳市中医院病理检验细胞序列号：25810）：查见鳞状细胞癌细胞。服用抗宫颈癌方 1 年，病愈。液基薄层细胞学诊断（绵阳市中医院病理检验细胞序列号：371-11）：未见上皮内病变及恶性细胞。

消囊方

药物组成：党参 30g，白术 15g，茯苓 15g，山楂 30g，赤芍 15g，枳壳 15g，薏苡仁 30g，莪术 15g，瞿麦 30g，川牛膝 15g。

功效：健脾利湿，活血化瘀，软坚散结。

主治：卵巢囊肿。

方义：本方以四君子汤为主，健脾益气，加薏苡仁、瞿麦助脾利水化湿，枳壳行气，山楂、赤芍、莪术、川牛膝活血化瘀、软坚散结。共奏健脾利湿、活血化瘀、软坚散结之功。

病案举例

例1 杨某，女，25 岁。2010 年 6 月 23 日初诊。

3 个月前体检发现左侧卵巢 5.6cm×4.2cm 囊肿，西医嘱手术治疗，患者因畏惧手术来诊。服消囊方 1 个月后 B 超复查痊愈。

例2 白某，女，41岁。2000年9月18日初诊。

1个月前体检发现右侧卵巢5cm×6.2cm囊肿，西医嘱手术治疗，患者服消囊方1个月后B超复查，痊愈。

例3 管某，女，30岁。1997年9月26日初诊。

1997年9月10日在某医院B超检查示：左侧卵巢囊肿5cm×5cm×7cm，嘱手术治疗。患者服消囊方1个月，B超复查痊愈。

按：卵巢是排卵、分泌性激素的器官，卵巢囊肿多发于生育年龄妇女，一般卵巢生理性囊肿多发生在生育期女性排卵期前后，通常可自行消失。病理性卵巢囊肿多由于饮食结构不合理、心理压力过大；食物污染，如蔬菜使用植物生长激素，肉类含有瘦肉精、雄激素过量、滥用性激素等，引起体内多种内分泌系统功能异常所致。

中医认为，卵巢囊肿多由湿浊凝聚，久积为癥瘕（卵巢囊肿）。方用四君子汤健脾，脾健则水湿得运，加薏苡仁、瞿麦增化湿降浊之力；山楂、赤芍、枳壳、莪术、川牛膝行气活血、散结消癥。

卵巢囊肿属于广义卵巢肿瘤的一种，有各种不同性质，如一侧性、囊性或实性、良性或恶性，其中以囊性为多见，本方适用于良性囊性卵巢囊肿患者。较大的病理性卵巢囊肿可能发生下腹部不适或疼痛、蒂扭转、出血、破裂甚至感染。服用本方1个月无效或卵巢实性囊肿应手术治疗，以免发生癌变。

误 治 救 误

古人有云："医不难治病，而难于知病。"诊治疾病，谁都希望准确无误，药到病除。但是，误诊和误治难以避免，任何先进检测手段都不是万能的，都不是百分之百准确，任何医生包括医学泰斗在内都可能误诊。因此医生（包括患者）既要理性看待误诊误治，又要积累多学科知识，精准判断和施治。

古代对疾病的解释是，身体不适，轻者为疾，重者为病。中医所指的"病"代表疾病的病因、病机、发生、发展预后的规律，反映疾病的本质。所辨之"证"是指疾病的发生发展过程中，不同病理状态的归纳，包括症状和体征两部分。正如朱良春先生所讲："病是证产生的根源，证是疾病反映出来的现象，因此证和病是一种因果关系，有着不可分割的联系。"辨病是前提，辨证是手段。辨证是基于疾病核心病机的分类和细化。脱离了辨病，单靠辨证，就会割舍疾病的总体特征。

胃食管反流误诊案（4例）

例1 吴某，女，82岁，住址：成都。2000年5月13日初诊。

主诉：咳嗽伴气喘6个月。

现病史：患者6个月前出现咽部不适，干咳，气喘。在成都市多家中西医院诊为间质性肺炎、支气管哮喘，住院治疗不见好转，又经多处中医门诊治疗亦不见减轻。咳嗽、气喘越来越重。

观其咳嗽呈连续性剧烈呛咳伴气喘，咳时面部憋得通红，说话、喝水时易发作。患者性情急躁，加之长期患类风湿关节炎伴严重骨质疏松，只能坐轮椅活动，躺在床上的时候多，但躺下时则喉咙发痒，如有物梗阻，随即出现剧烈呛咳、气喘，吐少量黏痰，严重时咳吐出食物，饮水及进食后加重。伴见口咽干燥，五心发热，嗳气，反酸，脘腹胀满，剑下有烧灼感，大便干结。舌质黯红，少苔，脉弦细。

纠正诊断：胃－食管反流性咳嗽。

辨证：为郁火伤阴损胃，致胃失和降，胃气上逆，影响肺的宣肃而致咳喘。

治疗：当即嘱患者上半身垫高20°以上斜躺，咳嗽立即缓解。内服中药用清肝养阴、降逆止咳法治之。

处方：炙麻黄6g，黄芩15g，栀子10g，北沙参20g，麦冬10g，浙贝母10g，海螵蛸10g，降香10g，旋覆花（包煎）10g，枳实20g，白术30g，竹茹6g，甘草3g。

每剂水煎3次，取汁1200mL，分6次服，每日服3次，连服5剂。

医嘱：避免饱食，不吃酸辣刺激性食物，不吃炖汤等高脂肪和油炸食物，不吃巧克力、咖啡、浓茶、酒类，以及碳酸饮料和橙汁饮料。少吃多餐，多吃蔬菜，避免便秘。

二诊（2000年5月22日）：服上方2剂后咳嗽、气喘减轻，但讲话或进食、喝水后仍咳嗽、气喘。5剂服完后咳喘明显好转。仍觉口干，反酸，胃脘部灼热，大便干燥，脉舌如前。原方去降香、竹茹，加蒲公英20g，火麻仁30g，再服5剂。

三诊（2000年5月31日）：服上方5剂后，咳喘进一步好转，大便通畅。进食、喝水、讲话时仍喉痒、咳嗽，时有嗳气，胃脘部有轻微灼热感，倦怠无力。舌黯红，苔薄白，脉弦细。拟扶正祛邪法善后。

处方：黄精30g，南沙参30g，白术15g，百合15g，旋覆花（包煎）10g，栀子10g，蒲公英20g，海螵蛸10g，浙贝母10g，甘草3g。连服5～10剂。

2012年6月10日随访，患者服上方10余剂后，时有轻微咳嗽、气喘。

例2 宛某，女，30岁，住址：九寨沟县永丰乡菜园村2组。2015年3月17日初诊。

主诉：咳嗽8个月，加重45天。

现病史：怀第二胎后经常咳嗽，时轻时重。2015年2月初临足月时，咳嗽逐渐加重，呈剧烈暴咳，咳得死去活来，伴见胸闷憋气，吐大量清稀泡沫痰，在九寨沟县医院诊为急性支气管炎、支气管哮喘等住院治疗8天不见好转。因预产期已过，于2015年2月25日剖宫产一重4.1kg小孩。产后仍暴咳不止，伴见胸闷、气喘，咯痰，暴咳时伤口剧痛。又住院治疗15天不见丝毫减轻。于3月12日转绵阳市某中心医院诊为肺部感染，在呼吸内科住院治疗4天，仍暴咳不止，夜间平卧时尤甚，每次咳嗽时必须用双手捂伤口以缓解伤口疼痛，已将手捂得麻木、疼痛、颤抖，痛苦万分。3月17日经同室病友介绍来我处诊治。

诊见：呈极度痛苦表情，颜面无华，身困乏力，伸手时双手细微震颤，剧咳频频，喘息气短，胸中窒闷，喉间痰鸣，吐清稀痰涎及酸水，餐后及卧位时加重。伴见纳差，便溏。舌淡红，苔白腻，脉虚无力。

纠正诊断：胃－食管反流性咳嗽。

治则：健脾利湿，降气豁痰止咳。

处方：党参30g，白术15g，茯苓15g，法半夏10g，橘红10g，炙麻黄8g，干姜10g，前胡15g，旋覆花（包煎）10g，海螵蛸10g，瓦楞子30g，紫苏子15g，甘草3g。

2日服1剂，每剂煎3次，取汁1200mL，每次服200mL，每日服3次，连服3剂。

医嘱：半躺卧位，半饱饮食，少吃多餐，睡前2小时不能进食，不吃酸、甜、咸、辣刺激性食物，不吃炖汤等高脂肪和油炸食物。

二诊：3月23日晚电话告知，患者于3月18日出院回家，中药服完第2剂后，咳嗽明显减轻。服完第3剂后，仅在饭后或夜间轻微咳嗽，仍觉疲乏无力。嘱原方再服3~5剂善后。

例3 马某，男,77岁，住址：绵阳市游仙区。2015年5月8日初诊。

主诉：反复暴咳伴气喘13年。

现病史：患者自诉1998年从教师岗位退休，定居绵阳，其原教学生经常邀请其外出吃饭，曾经连续吃火锅8天。2002年初开始出现喉痒、咳嗽、气喘，病情逐渐加重，呈剧烈暴咳，无法入睡，伴有胸闷气喘，咳吐大量清稀痰涎，暴咳发作时颜面憋得通红。先后在绵阳各医院门诊及住院中西医治疗不见丝毫减轻，又分别往返四川大学华西医院及中国人民解放军第三军医大学大坪医院各10余次诊治，仍不见丝毫减轻。

在多家三甲医院做耳鼻喉科喉镜、胃镜、CT检查，发现右肺上叶尖端见纤维条索状结节影，右肺中叶纤维条索影；右肺上叶后段及左肺中下叶感染性病变，右肺中、上叶少许间质性改变，右肺上叶肺气囊；右肺上叶钙化灶，右侧胸膜局部增厚；右肺上叶尖段及前段、右肺中叶外侧少许炎症改变，病灶趋于纤维化、钙化。

结论为：慢性咽喉炎、慢性支气管炎、肺部慢性感染，细支气管炎？结核？肺气肿伴双肺下叶轻度支气管扩张等。

刻诊：体形适中，颜面通红，重63kg。暴咳伴干呕、气喘，咳吐清稀白色痰涎，夜卧时加重。咽部有异物感，时嗳气，脘腹胀满，时有泛酸、烧心，饭后咳嗽易呕吐。伴见烦躁易怒，五心发热，口干口苦，舌质红，舌苔薄黄或苔少而干，脉弦细数。

纠正诊断：胃－食管反流性咳嗽。

治则：清肝肃肺，降逆止咳。

处方：炙麻黄6g，黄芩15g，法半夏10g，橘红10g，栀子10g，蒲公英20g，浙贝母10g，前胡15g，旋覆花（包煎）10g，瓦楞子30g，南沙参30g，甘草3g。

2日服1剂，每剂煎3次，取汁1200mL，每次服200mL，每日服

3次，连服3剂。

医嘱：半躺卧位，食勿过饱，睡前2小时不能进食，不吃酸、甜、咸、辣刺激性食物，不吃炖汤等高脂肪和油炸食物，禁酒，勿喝浓茶及咖啡。

二诊（2015年5月15日）：患者服药1剂后咳嗽大减，3剂服完后咳嗽明显好转，夜间能入睡，精神好转。效不更方，原方再服3剂。

患者万分高兴，来诊时书赠藏头诗1首："张祖国医学瑰宝，耀华佗盖世之术，医德高尚，药到病除。通州景仰，人之鸿福！"

三诊（2015年5月22日）：自诉咳嗽已经好转大半，觉胃脘部痞闷不适，轻微烧心、泛酸，觉倦怠乏力，口干，食欲不佳。舌红苔薄黄，脉弦细。为郁热渐退而现脾虚气滞之症。拟疏肝清肝、健脾止咳法。

处方：南沙参30g，白术15g，百合15g，山药30g，栀子10g，旋覆花（包煎）10g，浙贝母10g，前胡15g，橘红10g，瓦楞子30g，炒麦芽30g，甘草3g。连服3剂。

四诊（2015年5月29日）：患者仅有轻微干咳，时有轻微烧心，颜面微红。舌红，苔薄黄，脉弦细。仍按前方加减。

处方：南沙参30g，白术15g，百合15g，山药30g，黄精30g，栀子10g，浙贝母10g，前胡15g，橘红10g，瓦楞子30g，炒麦芽30g，甘草3g。连服3剂。

2015年7月3日，其介绍女儿及亲属来诊，告知除有轻微干咳外，诸症痊愈。

例4 黄某，男，52岁，住址：绵阳市涪城区。2007年1月30日初诊。

主诉：心前区疼痛8个月。

现病史：自诉平素嗜食肥甘及辛辣、烟酒，患高脂血症、冠心病、高血压多年，1998年确诊高血压时已伴有肾衰竭，2000年在四川大学华西医院做肾移植手术，现每日服药 10 余种。2006 年 4 月因胸部憋闷、刺痛，诊为冠心病心绞痛，于市中心医院住院治疗 9 天，此后胸部憋闷、胸骨后刺痛经常发作，少则每日发作 5～6 次，多则 7～8 次，餐后及夜间发作频繁，夜间平卧时加重，坐起后好转，含硝酸甘油可暂时缓解。伴见胃脘胀闷疼痛、嗳气、烧心，偶有反酸，口苦口干。诊见舌质黯红，苔薄黄，脉弦数。

纠正诊断：胃－食管反流引发心绞痛。

辨证：湿热阻滞，气机郁滞。

治则：清热利胆，行气化瘀。

处方：栀子 10g，旋覆花（包煎）10g，赭石 30g，瓦楞子 30g，降香 15g，姜黄 15g，薤白 15g，枳实 15g，柴胡 15g，白术 15g，三七粉（冲服）3g，甘草 3g。

2 日服 1 剂，每剂煎 3 次，取汁 1200mL，每次服 200mL，每日服 3 次，连服 5 剂。

医嘱：半躺卧位，半饱饮食，少吃多餐，睡前 2～3 小时不能进食，不吃酸、甜、咸、辣刺激性食物，不吃炖汤等高脂肪和油炸食物。

二诊（2007 年 2 月 10 日）：患者服上方 5 剂后，心前区憋闷疼痛大减，仅在每日夜间发作 1～2 次。原方再服 10 剂。

抑郁焦虑症误诊案（3 例）

例 1 王某，女，52 岁，住址：成都。2008 年 9 月 9 日初诊。

主诉：全身极度恶风寒、多汗、疲乏 4 年，加重 1 年。

病史：患者先后于 27 岁做剖宫产手术、31 岁做刮宫术、47 岁做痔疮手术、48 岁做子宫切除术。因丈夫很少照顾家庭，平时和手术后短期内均由自己照顾自己，并包揽了全部家务活。自诉长期受寒受湿。患者供职于某医院收费室，看见很多面瘫患者，自诉工作时时常受风，总担心自己会不会患面瘫。4年前某晚，其夫在外饮酒晚归，开窗睡觉，下半夜风雨交加，患者惊醒后更担心患面瘫，第二天即出现周身怕冷，左侧面部及左侧肢体不适，感觉口角流涎，先后去多家中西医医院神经内科诊治半年之久，自觉面瘫的症状有好转，但周身怕冷，容易出汗。此后又因患子宫肌瘤经常大出血，于2004年8月行子宫切除术，术后出现全身极度怕冷，活动时易出汗。近4年来经多位中医治疗不见好转。就诊时带来厚约3cm的一叠处方，其处方多为补中益气汤、玉屏风散、四君子汤、真武汤，或桂枝汤加龙骨、牡蛎、干姜、附片，麻黄附子细辛汤合小青龙汤加龙骨、牡蛎等温阳益气、固涩敛汗之剂。2006年10月30日至2007年6月10日连续在成都某医生处治疗，每周诊治1次，每剂处方服1天。其每剂处方均有附片60~75g，淫羊藿20~30g，桂枝尖30g，黄芪60g等。连续服药8个月，症状不见减轻，自觉更加虚弱，更加怕冷。在家需厚着衣物，密闭门窗不敢外出。来诊时已卧床休息半年，整天躺在床上需盖严被子，感受开门透进的风或有人从身边经过的风都会觉得很不舒服，稍活动就出汗，时发潮热汗出，全身疲乏无力，站立行走困难。伴有心慌烦躁，焦虑不安，腹胀纳差，心悸气短，失眠多梦，郁郁寡欢。

诊见：患者衣帽厚着，颜面不华，精神极度疲乏，唇微绀。舌黯淡，苔薄白，脉沉细微数。

纠正诊断：围绝经期抑郁焦虑症伴躯体形式障碍。

辨证：脾肾两虚，心神失养。

治则：补脾益肾，疏郁安神。配合心理疏导。

处方：红参（先煎）6g，白术15g，茯神15g，淫羊藿10g，山萸肉30g，珍珠母30g，合欢皮15g，酸枣仁30g，远志10g，白果8g，丹参30g，炒麦芽30g，甘草3g。

2日服1剂，每剂煎3次，取汁1200mL，每次服200mL，每日服3次，连服5剂。

医嘱：嘱放松心情，忘病，不再卧床休息，适当参加户外运动，并逐渐增加运动量。

二诊（2008年9月18日）：诉服药后心情好转，全身恶寒畏冷明显减轻，疲乏及自汗略减，仍然失眠多梦、精神疲乏。口中淡而不渴，时有潮热。舌黯淡，苔薄白，脉沉细。原方再服5剂。

三诊（2008年9月29日）：诉恶寒畏风已除，出汗明显减少，精神转佳，睡眠好转。已脱掉厚衣帽裤，换上了轻薄毛线外衣。现仅觉双下肢时感畏冷、无力，时有潮热、疲乏等症。舌黯淡，苔薄白，脉细。原方去酸枣仁、白果、合欢皮，加熟地黄、百合、怀牛膝，改汤为丸，缓缓图治，以善其后。

2008年12月21日，患者专程从成都来绵，告知病已痊愈。并赠锦旗一面，上书"着手成春"。

按：患者平素多愁善感，自尊心强，具有完美主义性格，于围绝经期抑郁焦虑，其情绪不能通过正常途径表现而转化为躯体症状，变得非常怕冷。朱丹溪云："气血冲和，乃病不生；一有怫郁，百病生焉。"方用四君子汤加味，益气补中，脾胃运化功能振奋，则气血生化旺盛，心血充足，其神可安。山萸肉补益肝肾；丹参活血化瘀，安神除烦；百合清心安神镇静；淫羊藿、白果等药具有多种与抗抑郁有关的生物活性物质，可改善睡眠、舒缓压力和疲劳；远志安神益智而解郁，能醒发脾气，治思虑郁结；酸枣仁甘酸，宁心安神；远志与酸枣仁，一开一收，敛浮越之心神；茯神静以宁之，引魂入舍，使心神复归原位。在心血之濡养下，阳藏于阴则不浮越而自宁，惊悸怔忡，失眠多梦自愈。

例2 赵某，女，42岁，住址：宁夏银川市。2015年4月4日初诊。

主诉：全身怕冷3年，加重6个月。

现病史：3年前因家庭企业纠纷后出现腰及下肢怕冷，逐渐蔓延至后背及全身，夏天外出需厚着保暖衣裤。近6个月来密闭门窗，不敢外出。虽天暑炎热亦不能开空调、风扇。先后在宁夏服用中西药治疗不见丝毫减轻。又连续去北京某中医处诊为阳虚寒证，服用助阳解表的麻黄附子细辛汤加减 4 个月不见丝毫减轻。

现症：全身怕冷，活动易出汗。伴见精神疲乏，焦虑不安，倦怠乏力，心悸烦躁、健忘失眠、多梦易惊。诊见面色委黄，舌淡红，苔薄白，脉细弱。

纠正诊断：抑郁焦虑症伴躯体形式障碍。

辨证：心脾两虚，心神失养。

治则：补益心脾，养心安神。配合心理疏导。

处方：党参 20g，黄芪 30g，白术 15g，当归 15g，茯神 15g，远志 10g，酸枣仁 15g，珍珠母 30g，合欢皮 15g，淫羊藿 8g，陈皮 10g，甘草 3g。

2 日服 1 剂，每剂煎 3 次，取汁 1200mL，每次服 200mL，每日服 3 次，连服 3 剂。

医嘱：嘱放松心情，忘病，勿过劳，每天坚持参加户外运动。

二诊（2015 年 4 月 21 日）：诉全身恶寒畏冷明显减轻，出汗明显减少，仍然失眠多梦、精神疲乏，脉舌如前。原方再服 3 剂。

三诊（2015 年 4 月 28 日）：诉轻微恶寒畏冷，以双下肢为甚，活动时间稍长则易出汗，精神转佳，睡眠好转，觉口燥咽干。舌淡红少津，苔薄白，脉细弱。

原方去黄芪、合欢皮，加黄精 30g，百合 15g。再服 3 剂。

四诊（2015 年 5 月 5 日）：自觉双下肢仍有轻微冷感，时有失眠，脉舌如前。嘱以三诊方长服，以巩固疗效。

按：患者平素性格内向，多愁善感，操劳过度，思虑过度，劳心伤脾而致气血两虚。遇家庭企业纠纷而致抑郁焦虑，转化为躯体症状而表现为怕冷。方以归脾汤为主，用党参、白术、黄芪、甘草补脾益气，资生气血之源；当归补血，酸枣仁、远志、茯神、珍珠母养心宁神，合欢皮安神解郁，淫羊藿补肾壮阳安神，使悸定、神可藏、意可存。《难经》曰:"损其心者,调其营卫。"张介宾亦说:"凡人以劳倦思虑太过者,必致血液耗亡,神魂无主……只宜培养气血,气血足则诸症自退。"

例3 王某,女,41岁,住址:绵阳市涪城区。2008年9月9日初诊。

主诉:尿频、尿急1年,加重6个月。

现病史:自诉近1年来尿频、尿急伴阴部灼热胀痛1年,去多家医院妇科及泌尿科诊为尿路感染,服中西药治疗不见好转。近半年来病情有加重之势,夜间尿频、尿急加重,伴有外阴部灼热坠胀,不能触碰,触碰则疼痛,裤子紧了也会加重疼痛,因疼痛不能触碰和担心感染加重,已半年未行房事。多次尿液检测分析均正常,某医院泌尿科主任认为系雌激素下降所致,要求其补充雌激素,由于患者畏惧而转我处治疗。患者月经规律,经量正常,伴有心慌心跳,浑身难受,心烦意乱,惊悸失眠,五心烦热,动易出汗。舌红,苔薄黄,脉弦细数。

纠正诊断:焦虑症。

辨证:肝郁气滞,心神不宁。

治则:疏肝解郁、宁心安神。

处方:珍珠母30g,合欢花15g,栀子10g,连翘15g,牡丹皮10g,百合15g,白术15g,酸枣仁30g,远志10g,茯神15g,南沙参30g,石菖蒲6g,甘草3g。

2日服1剂,每剂煎3次,取汁1200mL,每次服200mL,每日服3次,连服3剂。

医嘱:①坚持运动,保持良好心态,释放压力,忘病。②坚持规律性生活,以缓解盆腔充血。

二诊(2008年9月16日):患者于就诊的当时即感到如释重负,心情好转。服完中药后诸症若失,仍有轻度失眠、心悸。原方去牡丹皮、石菖蒲,加丹参再服5~10剂。

抽动障碍误诊案

蒋某，男，6岁6个月，住址：绵阳市游仙区。2012年6月6日初诊。

主诉：咳嗽、吭咔9个月。

病史：患儿自2011年9月初开始咳嗽、吭咔，经附近门诊治疗不见好转。9月下旬去市三医院门诊诊治，经化验及胸部X线摄片等检测，初步考虑系急性支气管炎，服中西药治疗20余天不见好转。10月中旬去市中心医院门诊治疗3个月，经数次血常规检测、胸部X线摄片、肺功能检测，初步考虑系咳嗽变异性哮喘。用静脉输注和口服抗生素、吸入糖皮质激素和β受体激动剂3个月，咳嗽不见丝毫减轻，患儿反而出现精神倦怠、烦躁易怒、面色及眼眶等处紫黑等不适反应。又去多家医院求治于中西名家，治疗不见好转，来诊前已在我院门诊治疗月余。

现症：患儿反复出现先连续吸气后干咳、吭咔（清嗓），无痰，在诊脉、问诊的过程中已连续发作3次。家长诉睡眠、纳食稍差，面色稍白，容易烦躁。舌质淡红，舌苔薄白，脉沉细。

纠正诊断：抽动障碍。

中医辨证：脾虚肝旺，心神不宁。

治法：补脾抑肝，宁心安神。

处方：党参15g，白术10g，茯神10g，钩藤15g，柏子仁10g，远志10g，珍珠母20g，百合10g，连翘8g，炒麦芽15g，甘草3g。

每剂水煎3次，取汁600mL，分6次服，1日服3次。连服5剂。

医嘱：①注意教育方式，多鼓励和安慰，缓解压力，避免紧张情绪；②病情发作时不过分关注病状，采取分散注意力的方式控制发作；③均衡饮食，忌食辛辣刺激食物；④多参加户外活动和社会活动。

二诊（2012年6月16日）：服上方5剂后，抽气症状明显好转，不时仍有咳嗽及吭咔，但发作次数明显减少。脉舌如前，原方再服

3剂。

三诊（2012年6月30日）：服上方5剂后，每天偶尔有咳嗽及呃咔发作，觉食欲差。仍以原方加减。

处方：党参15g，白术10g，茯神10g，钩藤15g，连翘8g，柏子仁10g，远志10g，藿香10g，砂仁6g，炒麦芽15g，甘草3g。

患者连服上方10剂，病愈。

咳嗽变异性哮喘误诊案（2例）

例1 张某，男，65岁，住址：北京。1996年2月15日初诊。

主诉：咳嗽3个月。

现病史：1995年12月初在北京开会受凉后开始出现咽痛、咳嗽，经门诊治疗不见好转，于12月10日在医院诊为支气管炎、间质性肺炎，住院治疗1个月不见好转。为了便于工作，又回绵阳某医院住院治疗1个月仍不见好转。既往有高脂血症、高血压、冠心病（左前支阻滞）史。

刻诊：咳嗽频繁，伴见胸闷、气紧、气短、咯白色泡沫痰，动则喘促。舌黯淡，苔薄白，脉弦细。

纠正诊断：咳嗽变异性哮喘。

辨证：痰浊阻滞，气道不利，肺肾两虚。

治则：宣肺平喘、化痰止咳、抗炎解痉、扶正固本。

处方：咳喘静合剂100mL×5瓶，每次25mL，每日3～4次。

二诊（1996年2月25日春节后）：自诉服咳喘静合剂2瓶（2天）后咳嗽大减，服完5瓶后仅有轻微咳嗽。仍觉气短乏力，活动时加重，脉舌如前。以补益肺肾法善后。

处方：熟地黄30g，山萸肉30g，五味子6g，红参（先煎）5g，白术15g，茯苓15g，黄芪30g，前胡15g，桔梗15g，紫苏子15g，丹参

30g，甘草3g。

2日服1剂，每剂煎3次，取汁1200mL，每次服200mL，一日服3次，连服5~10剂。

例2 辛某，女，3岁，住址：山东省济南市。2010年11月22日，其母亲电话代诊。

患儿1个月前感冒后开始咳嗽，在山东济南市多家医院诊为急性支气管炎、支气管肺炎等，数易中西医诊治不见好转。现咳嗽，气喘，喉间有痰鸣，夜间咳甚。

纠正诊断：咳嗽变异性哮喘。

治则：宣肺平喘，化痰止咳。

处方：咳喘静合剂加减（3剂）。每剂水煎3次，取汁约300mL，每次服60mL，每日服3次，连服3剂。

医嘱：忌食辛辣刺激食物，患儿已用中西药治疗1个月，体质偏虚，愈后需服补药善后。

二诊：2010年11月25日，患儿母亲短信告知，吃药一次就基本没咳了，拟再服药一剂，吃完后用补方。

2011年1月14日，患儿母亲来短信告知，孩子已经有十几天不咳嗽了。

药物性咳嗽误诊案

甘某，女，50岁，住址：重庆市。1997年7月24日初诊。

主诉：干咳气紧5个月，加重2个月。

现病史：患者系内科医生。自诉于1997年2月初开始咳嗽，干咳少痰，在本院治疗不见好转。近2个月来咳嗽加重，白天及晚上均咳，干咳伴气紧，咳时咯少量痰涎。化验为支原体感染，X线摄片疑诊为支气管炎、间质性肺炎，经住院治疗1个月不见好转。又去上海某医院治疗半月不见好转。后经绵阳亲属介绍来我处诊治。经了解病史，患者既往有高血压病史，1997年2月初开始降压药改用西药卡托普利。经推算，患者咳嗽基本在更换降压药后的1周，考虑系降压药卡托普利所致的咳嗽。诊见患者干咳频频，疲乏无力，怕风，动易出汗，伴见食欲欠佳。脉沉弦细，舌黯淡，苔薄白。

纠正诊断：药源性咳嗽。

辨证：肺脾两虚（长时间应用抗生素致虚）。

治则：补益肺脾。停用卡托普利，改用其他降压药。

处方：黄芪30g，山萸肉30g，防风5g，党参30g，白术15g，茯苓15g，藿香15g，炒麦芽30g，山楂30g，丹参30g，陈皮10g，甘草3g。

每剂水煎3次，取汁1200mL，每日服3次，每次服200mL。连服3剂。

二诊（1997年7月29日）：患者自述停用卡托普利后即不咳嗽，嘱补益方连服1个月。

患者临别时感叹："这本来是我们自己应该发现的问题，让您发现了。""为什么我们的医生没有考虑到这一点？"笔者回答："可能是分科太细了吧。"

按：现代中医需要扩大知识面，知己知彼，不断涉猎、掌握新的知识，才能提高自己，以应对临床千变万化的疾病。中西医本原一致，不论中医西医，如果不了解这些，无论采用什么辨证方法和治疗手段，也无法治愈这类咳嗽。

骨质疏松（虚劳）误诊案

羊某，女，63岁，住址：绵阳市安县。2002年10月25日初诊。

主诉：腰及双下肢冷痛3年，加重6个月。

现病史：患者近3年来腰及双下肢冷痛，于当地门诊及住院治疗不见好转。专程来我处治疗，但连续 3 次未能挂上号，遂延他医诊治。他医诊为风湿痹症，三次处方为下方加减：苍术 6g，薏苡仁 60g，黄柏 10g，川牛膝 30g，当归 15g，蜂房 12g，乌梢蛇 10g，透骨草 30g，伸筋草 30g，五加皮 15g，海桐皮 10g，木通 10g，延胡索 15g，石斛 15g，制川乌 10g，制草乌 10g，黄附片 10g。医嘱：煎服，分 6 次，每日 3 次。患者服药后疼痛好转，但停药后疼痛如初。且服药后 1 小时左右感觉全身不适，肢体发麻，心慌、心跳等。刻诊：患者除腰及双下肢冷痛外，伴有腰膝酸软、全身不适，口唇、舌及肢体发麻，倦怠乏力，头晕、心慌，烦躁不安，手足不温。舌淡红，苔薄白，脉弦细结代。

纠正诊断：①骨质疏松；②乌头碱中毒。

治则：①解乌头碱中毒。②滋补肝肾，强筋壮骨。

处方①：急服自拟解毒急救方。金银花 30g，绿豆 100g，生甘草 60g，白茅根 60g，红参 10g，大黄 6g。2 剂，急煎，加蜂蜜频服。中毒症状好转后服处方②。

处方②：熟地黄 30g，鹿角霜 15g，肉桂 4g，当归 15g，补骨脂 20g，淫羊藿 10g，葛根 30g，骨碎补 15g，鹿衔草 15g，怀牛膝 15g，山楂 30g，甘草 3g。

每剂水煎 3 次，取汁 1200mL，每日服 3 次，每次服 200mL。连服 5 剂。

二诊（2002 年 11 月 10 日）：患者服上方，腰及双下肢仍酸软冷痛，但疼痛明显减轻，原方去肉桂，加续断，再服 5～10 剂。

甲状腺功能亢进误诊案（2 例）

例 1 高某，女，56 岁，住址：绵阳市涪城区。1992 年 8 月 6 日初诊。

主诉：失眠 30 年，活动后易出汗，伴见潮热、腰膝酸软、口咽干燥、难以入睡，甚则彻夜不眠，食多而身体消瘦。

现病史：自诉 30 年前开始失眠，严重时通宵不眠，伴见头晕、胸闷、烦躁、心悸、活动时易出汗。在绵阳市多家医院按神经官能症治疗不见好转。诊见其形瘦，舌红少苔，脉弦细数。

纠正诊断：甲状腺功能亢进症（经化验甲状腺功能证实）。

治则：滋阴清热，养心安神。加用西药甲巯咪唑口服。

处方：栀子 10g，连翘 10g，丹参 30g，五味子 6g，南沙参 30g，白术 15g，茯神 15g，百合 15g，远志 10g，炒酸枣仁 30g，甘草 3g。

每剂水煎 3 次，取汁 1200mL，每日服 3 次，每次服 200mL。连服 5～10 剂。

患者服药 1 周后睡眠明显好转，8 周后复查甲状腺功能基本恢复正常。

例 2 王某，女，32 岁，住址：广东惠州元州镇。2008 年 3 月 3 日初诊。

主诉：腹泻 1 年，加重 3 个月。

现病史：患者近 1 年来肠鸣、腹泻，少则每日 4～5 次，多则 10 余次，伴见头晕、乏力、口渴、胸闷、心悸。在当地医院和广州某医院诊为慢性结肠炎等不见好转。2008 年 3 月 3 日乘飞机专程来我处诊治。诊见：消瘦，体重仅 39kg。两眼稍突，甲状腺微肿，心率 106 次 / 分，律齐。舌红，苔薄黄，脉细数。

纠正诊断：甲状腺功能亢进（甲状腺功能检测见：$T_3$6.86nmol/L，$T_4$3.61nmol/L，TSH0.017mU/L）。

辨证：胃热脾虚。

治则：清胃健脾止泻。加用西药甲巯咪唑口服。

处方：藿香 15g，葛根 30g，黄芩 15g，栀子 10g，连翘 15g，南沙参 30g，白术 10g，茯苓 15g，山药 30g，赤石脂（包煎）30g，白芍 30g，甘草 3g。

患者服药 7 天后即停止腹泻。继续服药 1 个月，来电告知诸证明显好转，体重增至 45kg。

泌尿生殖道萎缩误诊案

邹某，女，49岁，教师，住址：西南科技大学。2008年8月18日初诊。

主诉：尿频、尿急、尿痛，排尿困难2年，加重6个月。

现病史：患者44岁绝经，绝经后常潮热出汗，近2年来尿频、尿急、尿痛，排尿困难，有时夜间排尿达10余次。近6个月来上述症状加重，自觉阴部干涩，灼热疼痛，阴部时常有物外顶，难受万分。去某中心医院诊为尿路感染，服抗生素药物治疗半年不见好转，又去某医院妇科按阴道炎治疗无效，认为需做手术才能根治。因患者畏惧手术，故转我处治疗。伴见头晕目眩，心慌心悸，五心烦热，失眠，腰膝酸软，口干尿赤，大便干燥。诊见：舌红少苔，脉弦细无力。

纠正诊断：泌尿生殖道萎缩。

辨证：肝肾阴虚，盆腔器官失于濡养。

治则：滋补肝肾，养阴润燥。

处方：熟地黄30g，山萸肉30g，当归15g，白芍15g，女贞子15g，麦冬10g，覆盆子15g，山药30g，怀牛膝15g，炒麦芽30g，百合15g，甘草3g。配合外涂雌二醇凝胶。

每剂水煎3次，取汁1200mL，每日服3次，每次服200mL。连服5剂。

二诊（2008年8月28日）：患者服用上方结合外涂雌二醇凝胶后，尿频、尿急明显缓解，外阴不适感消失。原方再服10剂，以巩固疗效。

2008年9月18日，患者带女儿来治病，告知所有症状消除，没有不适感觉。

按：本例患者是绝经期后因卵巢功能减退，体内雌激素水平下降，引起泌尿生殖道萎缩性变化所致，是绝经后妇女常见病。临床表现为反复发作的阴道干涩、疼痛、性交痛、尿频、尿急、夜尿多、排尿困难等类似阴道炎和泌尿系感染的症状，同时，体内雌激素分泌量减少还会引起潮热出汗、焦虑不安、急躁易怒等症状。中医认为，年老绝经，肝肾亏损，精血匮乏，冲任虚衰，致胞脉失养而致本病。由于冲任虚衰，湿热之邪最易乘虚入侵，湿热流注下焦伤及任带二脉，还可兼见尿路炎症及阴痒灼热，带下量少，色黄臭秽，甚则呈脓样，或带下夹血等阴道炎症表现。

低血压误诊案

刘某，女 15 岁，住绵阳市涪城区。2002 年 7 月 11 日初诊。

主诉：头晕、头痛 1 年，晕倒 3 次。

现病史：患者近 1 年来头晕、头痛，上学时曾在教室晕倒 3 次。经绵阳及成都多家医院疑诊为心肌炎？脑瘤？癫痫？先后多次行脑 CT、磁共振等各项检查未明确诊断，中西医治疗不见好转。刻诊：自觉头晕头痛、心悸气短、神疲体倦、少气懒言、面色无华，指端发凉，尿少便秘。患者平素喜静少动，嗜食肥甘厚味，体形肥胖，重 75kg。舌淡，苔白滑，脉缓无力。血压 80/60mmHg。

纠正诊断：低血压。

辨证：脾虚湿滞，阳气不升。患者平素过食肥甘厚味，运动不足，致脾胃虚弱，运化无力，气血津液输布失常，湿浊堆积，蓄于中焦，阻碍脾之升清，窍络升降不利，神机失充，而致头晕、头痛，甚至晕倒。

治则：健脾益气化湿，升清降浊通窍。

处方：党参 30g，黄精 30g，白术 15g，茯苓 15g，荷叶 15g，薏苡仁

8g，柴胡 8g，石菖蒲 6g，枳实 20g，川芎 15g，决明子 15g，甘草 5g。

每剂水煎 3 次，取汁 1200mL，每日服 3 次，每次服 200mL。连服 5～10 剂。

医嘱：饮食以粮食、蔬菜为主，动物性食物为辅，减少肉、油、奶类食物及盐的摄入量，每餐食勿太饱；每天坚持步行 1 小时左右。

患者服药 1 个月，头已不痛，头晕明显好转，血压升至 100/70mmHg，体重降至 70kg，原方再服 1 个月。

慢性脑供血不足误诊案（2例）

例 1　何某，女，12 岁，住址：绵阳市涪城区，汶川地震后转北京读书。2010 年 2 月 11 日初诊。

主诉：头晕、手足发冷 1 年，加重 2 个月。

现病史：因头晕、手足发冷 1 年，在北京诊治多辨为阳气虚弱、虚寒证，处方治法多为温阳益气散寒之类，已连续治疗 6 个月不见好转，遂专程从北京回绵阳治疗。伴随症状：手足心汗多，小便黄，大便秘结，体重 49.5kg。诊见：舌淡，舌苔薄白，脉沉细。

纠正诊断：慢性脑供血不足。其主诉症状和脉舌情况似乎合符阳虚寒证表现，但患者手足虽冷而手足心汗多兼便秘，当舍脉从证。根据患者综合情况分析，为生活方式不当所致之病。其生活方式不当主要有二：一是饮食不当，过食油、肉、鱼、蛋、奶类食物，营养过剩，致血液黏稠，增加循环阻力，影响远端血循环；二是久坐（久卧）不动气虚，致心脏动力不足，心脏搏血量减少，影响大脑及远端供血。二者共同形成头晕、手足发凉。其手汗多、口渴喜饮、超重、小便黄、大便秘结及脉舌表现，均为饮食肥甘厚味而致内热偏重之症。

治则：益气活血，兼清内热。

处方：南沙参 30g，黄精 20g，白术 20g，枳实 20g，丹参 20g，赤芍 15g，山楂 20g，红花 3g，决明子 15g，连翘 10g，车前草 20g，甘草 3g。

每剂水煎 3 次，取汁 1200mL，每日服 3 次，每次服 200mL。连服 5～10 剂。

医嘱：饮食清淡，坚持运动。

患者连服上方 1 个月，配合饮食、运动调理，诸症明显好转。

例2 罗某，男，17 岁，学生，住址：绵阳市涪城区。2010 年 2 月 22 日初诊。

主诉：嗜睡 6 个月。

现病史：近 6 个月来每天上课不知不觉经常睡着，上午较明显。伴见头晕、倦怠乏力、大便秘结，周身关节酸痛。前医多按气虚证，用补中益气汤类方治疗月余无效。诊见：舌淡红，苔薄黄，脉弦细。患者体胖（体重 70kg），平素很少运动，上学基本是车接车送。饮食早餐一般只吃鸡蛋、牛奶，中餐吃两份小炒（肉类），晚餐回家也吃得较丰盛。化验血尿酸 470mmol/L。

纠正诊断：慢性脑供血不足。气虚乃很少运动所致，即"久坐久卧伤气"；血瘀乃过食肥甘厚味所致；气虚血瘀，脑络阻滞，影响大脑供血。大脑需要足够的葡萄糖供应，患者糖类食物摄入不足，引起血中葡萄糖不足而不能营养大脑，血钾不够，影响血管收缩和心脏泵血，都可出现嗜睡（本病应注意与发作性睡病鉴别）。

辨证：气虚血瘀兼湿浊阻滞。

治则：益气化瘀，兼利湿浊。

处方：党参 30g，白术 15g，土茯苓 30g，枳壳 15g，丹参 30g，赤芍 15g，姜黄 15g，石菖蒲 6g，车前子（包煎）30g，决明子 15g，怀牛膝 15g，甘草 3g。

每剂水煎 3 次，取汁 1200mL，每日服 3 次，每次服 200mL。连服 5～10 剂。

医嘱：饮食以粮食、蔬菜类食物为主，动物性食物为辅，减少肉、油、蛋、奶类食物的摄入量，禁食各类炖汤、海产品及酒类；每天坚持步行1小时左右。

患者连服上方5剂，诸证明显好转，但尿酸仍高。效不更方，嘱患者再服10剂。

带状疱疹误诊案

汪某，女，79岁，退休医生，住址：绵阳市涪城区。2009年4月20日初诊。

主诉：腰痛1个月。

现病史：患者2008年底丈夫离世后悲伤过度，此后常感疲乏无力。2009年3月中旬出现腰骶部持续性疼痛，其痛剧烈且有灼热感，伴见局部及双下肢麻木，夜难安寐，疲乏无力，不思饮食。服中西药及理疗不见减轻，疼痛反而加剧，在本院诊断为腰椎间盘突出，腰椎骨质增生，住院治疗1周未见好转。诊见：倦怠，颜面无华，腰部局部无皮损痕迹，仅见少许红斑（自认为系TDP照射烫伤所致）。舌黯淡，苔薄白，脉弦细。

纠正诊断：无疹型带状疱疹。

带状疱疹属中医"缠腰火丹""蛇串疮"等范畴。多由湿热内蕴，郁积化火化毒，阻滞气机，浸淫肌肤、脉络而发。其病情程度与正气盛衰、感邪轻重密切相关。具有典型临床表现和体征者不难诊断，但部分患者病程仅表现为局部疼痛或不适，并无水疱出现，即无疹型带状疱疹，由于该病缺乏特异性的实验室检查方法，临床容易误诊。本例为老年患者，其正气亏虚，抵御外邪能力下降，故整个病程中没有典型疱疹出现，加之老年患者本身就存在腰椎疾病，又经TDP照射，更容易误诊。

辨证：热毒蕴积，浸淫腰部，脉络瘀阻兼气血亏虚。

治则：清热解毒，活络止痛，兼补益气血。

处方：黄芪 30g，党参 30g，当归 15g，山楂 30g，青黛（包煎）20g，僵蚕 10g，白芥子 10g，桑寄生 15g，川牛膝 15g，葛根 30g，延胡索 10g，全蝎 3g，甘草 3g。

每剂水煎 3 次，取汁 1200mL，每日服 3 次，每次服 200mL。连服 3 剂。

二诊（2009 年 4 月 27 日）：患者服上方后腰部疼痛及麻木减轻，觉局部皮肤发紧，精神食欲转佳，脉舌如前。原方白芥子改姜黄，再服 3 剂。

三诊（2009 年 5 月 4 日）：腰部仍有轻微疼痛，上方去全蝎、僵蚕、青黛，加大青叶 15g，薏苡仁 30g。再服 10 剂。

脂肪肝、胆结石误诊案（2 例）

例 1 溪某，男，41 岁，住址：绵阳市涪城区。2015 年 7 月 2 日初诊。

主诉：后背疼痛 3 个月，加重 1 个月。

现病史：患者 3 月 20 日开始出现后背疼痛，先后去多家医院按风湿、肺炎等治疗不见好转。带来的现用药物有祖师麻、追风透骨胶囊、洛芬待因缓释片等。其检查报告的阳性结论：双胸膜稍增厚，左肺中下野少许纤维灶。肝功能：丙氨酸转氨酶（ALT）70U/L，尿酸 489mmol/L，三酰甘油 3.73mmol/L。诊见：患者体胖，身高 168cm，体重 75kg。除后背疼痛外，自觉两侧胁部不适，小便黄，大便稀溏，舌黯红，苔薄黄腻，脉弦细。

纠正诊断：脂肪肝。

辨证：湿热蕴阻，肝胆气滞。

治则：清利湿热，行气止痛。

处方：栀子 10g，茵陈蒿 30g，黄芩 15g，姜黄 15g，车前草 30g，柴胡 15g，赤芍 15g，枳壳 15g，丹参 30g，薤白 15g，延胡索 10g，甘草 3g。

医嘱：清淡饮食，控制肉、油、蛋、奶类食物的摄入量，禁饮酒。

二诊（2015 年 7 月 9 日）：服药后，后背疼痛明显缓解，仅偶有不适感觉。原方再服 10 剂。

例2 巩某，女，66 岁，住址：绵阳市涪城区滨河北路 38 号。就诊日期：2006 年 12 月 23 日。

主诉：胃脘痛 13 个月。

现病史：患者自 2005 年 11 月底开始出现胃脘部疼痛，时发时止，疼痛没有规律性，发作时疼痛剧烈难忍，先后两次做胃镜结论为：慢性浅表性胃炎，在城区各医院和诊所治疗无效。诊见：患者体形较瘦，自诉疼痛多于夜间或进食高脂饮食后发作。舌黯红，苔薄黄，脉弦细。嘱作 B 超检查，结论为充满型胆结石。

纠正诊断：胆结石。

治则：清肝利胆，行气止痛。

处方：栀子 10g，茵陈蒿 30g，黄芩 15g，郁金 15g，金钱草 30g，蒲公英 30g，柴胡 15g，白芍 15g，枳壳 15g，香附子 10g，木香 10g，甘草 3g。

医嘱：低脂饮食，待炎症控制、疼痛缓解后手术治疗。

低血钾症误诊案

罗某，女，16 岁，住址：绵阳市科学城。1999 年 11 月 13 日初诊。

主诉：心慌、心悸、心累、四肢酸软 2 个月。

现病史：患者 2 个月前出现疲乏无力，烦躁，胸闷气短，心慌、心跳、心累，嗜睡，四肢酸软，疑诊为病毒性心肌炎，经门诊及住院治疗不见好转。伴见腹胀恶心，不思饮食，活动易出汗，口渴多尿。舌淡红，苔薄白，脉沉细。查电解质：血钾2.6mmol/L。

纠正诊断：低血钾症。

辨证：心脾两虚。

处方：党参20g，白术15g，茯苓15g，黄精30g，山萸肉30g，山药30g，藿香15g，砂仁8g，陈皮10g，山楂30g，怀牛膝15g，甘草3g。

连服5剂。另加服氯化钾缓释片。

医嘱：多吃富含钾的菇类、豆类及粮食、蔬菜和水果，勿食高盐饮食。

二诊（1999年11月22日）：患者服上方5剂，配合服用氯化钾，诸症明显好转，原方续服5剂。

医案实录

高热案（7例）

例1 欧某，男，6岁半，住址：绵阳市涪城区。2006年11月29日初诊。

主诉：高热伴咽喉疼痛6天。

现病史：患儿11月23日开始发热、咽痛，体温高达39.5℃以上，经某医院疑诊为化脓性扁桃体炎，静脉滴注头孢菌素3天，口服退热药物体温不降，上身出现皮疹，入住某医院儿科，诊为传染性单核细胞增多症，继续静脉滴注头孢菌素，并加用阿昔洛韦仍不退热。诊见：仍高热，轻微咳嗽，舌红，苔薄黄，脉浮数。

血液分析：白细胞计数5.53×10^9/L，淋巴细胞比值0.508，单核细胞比值0.052，嗜中性粒细胞比值0.328，变异淋巴细胞0.26。四川大学华西医院第二医院检测：EB病毒IgM（EBV-IgM）抗体测定为阴性（编号：200661130 G041-0179）。

诊断：急性上呼吸道感染。

辨证：热毒袭表。

治则：辛凉宣透，清热解毒。

处方：青蒿（后下）15g，金银花10g，连翘15g，薄荷6g，大青叶10g，柴胡15g，黄芩10g，芦根15g，贯众8g，僵蚕8g，甘草3g。

水煎取汁800mL，每次服100mL，每日服4~5次。连服2剂。

二诊（2006年12月2日）：患儿于服药后微微出汗，泻下稀便2次，于次日下午体温恢复正常。现动易出汗，不思饮食，为肺脾两虚。以补益肺脾法善后。

处方：黄芪 15g，山萸肉 15g，党参 15g，白术 10g，茯苓 10g，藿香 10g，炒麦芽 15g，山楂 15g，桑叶 10g，山药 15g，甘草 3g。连服 5～10 剂。

按：方中青蒿既能清热解毒宣气，又能领邪外出，使邪从汗解。柴胡、薄荷助青蒿宣通透表，透解郁热。黄芩、芦根清热泻火生津。金银花、连翘、僵蚕、大青叶、贯众清热解毒抑菌，散结利咽。全方透风于热外，渗湿于热下，共奏辛凉宣透、泻火解毒之功而获效。

例2 刘某，男，46 岁，住址：绵阳市高新区。1993 年 12 月 17 日初诊。

主诉：午后身热伴咳嗽 47 天，加重 10 天。

现病史：患者 10 月 30 日开始恶寒、发热、身痛，此后每天发热，午后尤甚，时咯清稀痰涎。在本单位医院诊为急性支气管炎，住院治疗 1 个月咳嗽痊愈，仍发热，一般午后 3～4 时发热，至 7～8 时达到高峰，体温在 38.5℃以上，晚 12 时左右逐渐退热。伴见头晕身痛，胸痞纳差，口苦腹胀、小便黄、大便秘结。舌红，苔黄腻，脉滑数。

辨证：湿热蕴蒸，邪伏膜原。

治则：开达膜原，辟秽化浊。

处方：达原饮加味。槟榔 15g，草果 10g，厚朴 15g，知母 15g，黄芩 15g，白芍 15g，葛根 30g，柴胡 15g，通草 8g，炒麦芽 30g，大黄 4g，甘草 3g。

水煎取汁 1200mL，每次服 200mL，每日服 3 次，连服 2 剂。

患者服上方 1 剂后即不发热，服完 2 剂后诸症好转，觉全身乏力，不思饮食，动易出汗。为病后肺脾两虚，二诊以补益肺脾法善后。

处方：党参 30g，黄精 30g，山萸肉 30g，白术 15g，茯苓 15g，藿香 15g，炒麦芽 30g，山楂 30g，山药 30g，陈皮 10g，草果 8g，甘草 3g。连服 5～10 剂。

按：本例患者长期发热咳嗽，为湿遏热伏于膜原，方用达原饮开达膜原，辟秽化浊，清热解毒。方中草果辛香化浊，宣透伏邪；厚朴芳香化浊，温开中宫；槟榔辛散湿邪，化痰破积，可直达膜原。湿中有热，故配黄芩治内遏之湿热；配柴胡、葛根透表解热，通草、大黄泄里清热；知母清热滋阴，防温邪化火伤津；白芍敛阴和里，防燥热伤阴；配麦芽健脾和胃，甘草调和诸药。全方祛邪而不伤正，清润而不留邪，故获佳效。

例3 张某，男，30岁，住址：绵阳市高新区。1993年12月31日初诊。

主诉：恶寒、高热10天。

现病史：患者12月22日开始恶寒、发热，发热时体温39～40℃，一般先恶寒，20～30分钟开始发热且不易退热，下午及夜间尤甚，伴见两侧耳后头胀痛，口苦胸闷，胸胁胀痛，脘腹痞满，小便黄赤。在本单位医院诊为急性上呼吸道感染、急性乳突炎，住院治疗10天不见好转。舌红，苔白腻，脉滑数。

辨证：少阳湿热证。

治则：清胆利湿。

处方：蒿芩清胆汤加减。青蒿（后下）30g，黄芩15g，竹茹10g，法半夏10g，茯苓15g，枳壳15g，陈皮10g，车前草30g，柴胡15g，蒲公英30g，藿香15g，甘草3g。

水煎取汁1200mL，每次服200mL，每日服3次，连服2剂。

患者服上方2剂病愈，后以健脾利湿法善后。

按：方中青蒿味苦气香，清芳透络，配柴胡能从少阳领邪外达于表；配黄芩、竹茹、蒲公英、藿香清化中焦湿热；陈皮、法半夏、枳壳燥湿化痰，行气导滞和胃；茯苓、车前草清利下焦湿热，使之从小便排出。共奏清热利胆、除湿化痰之功。使少阳胆热得清，中焦痰湿得化，诸症自愈。

例4 刘某，男，36岁，住址：绵阳市高新区。2006年8月6日初诊。

主诉：发热6天。

现病史：患者6天前开始发热，下午5时以后加重，体温39~39.5℃。伴见咽喉肿痛，咳吐少量黏稠黄痰，倦怠，头身重困乏力，四肢酸痛，口苦，胸闷纳呆，小便短赤，大便溏而不爽。在单位卫生所用氨基比林、抗生素等西药及中药银翘散等治疗，服药后热退，但旋即又热。舌质红，苔黄厚腻，脉滑数。

诊断：急性上呼吸道感染。

辨证：湿热内蕴。

治则：清热解毒，利湿化浊。

处方：甘露消毒丹加减。藿香15g，豆蔻8g，金银花15g，连翘30g，茵陈蒿30g，通草8g，黄芩15g，柴胡15g，石菖蒲6g，浙贝母10g，青蒿（后下）30g，甘草3g。

每剂水煎3次，取汁1200mL，每次服200mL，3~4小时服药1次。连服2剂。

二诊（2006年8月8日）：患者服药1天，高热即退，咳嗽及咯痰减轻，服完2剂后咳嗽大减，咯少量白色黏痰。上方去柴胡、青蒿，加薏苡仁30g，再服2剂。

4天后复诊，诸症好转。用四君子汤加藿香、薏苡仁、前胡、桔梗、炒麦芽、山药。连服3剂善后。

按：本例患者系湿热内蕴，故以甘露消毒丹中黄芩、连翘等轻清透达，清热解毒于上；通草、茵陈蒿等清热渗湿于下。两组药上清下渗，上源清而流自洁，下窍通则湿有出路。藿香、石菖蒲、豆蔻芳香化浊，醒脾祛湿。三法俱备，用治湿热，疗效颇佳。

例5 患者，付某，男，65岁，住址：绵阳市高新区。2014年7月2日初诊。

主诉：高热4天。

现病史：患者6月29日下午2时开始发热，体温高达39~40℃，在某中心医院输液治疗不见好转。现症：高热，时有恶寒，疲乏无力，口苦口干，纳差厌油，胸胁闷胀，轻微咳嗽，小便黄少，大便黏溏。舌红，苔白腻，脉滑数。

辨证：胆胃湿热证。

治则：清胆和胃，清热利湿。

处方：蒿芩清胆汤加减。青蒿（后下）30g，黄芩15g，青黛（包煎）30g，茯苓15g，法半夏10g，陈皮10g，竹茹6g，柴胡20g，金银花15g，葛根30g，车前草30g，甘草10g。

每剂水煎3次，取汁1200mL，每次服200mL，每日服4次。连服2剂。

二诊（2014年7月4日）：患者服药1次高热退，仅在午后出现低热，体温不超过38℃。2剂服完后彻底退热，现觉疲乏无力，动易出汗，脘闷不思饮食，大便不成形。舌红，苔薄黄，脉弦细。为脾虚夹湿，以健脾化湿法治之，用四君子汤加减善后。

处方：党参20g，白术10g，茯苓15g，山药30g，藿香15g，豆蔻8g，炒麦芽30g，茵陈蒿20g，黄芩15g，陈皮10g，甘草3g。连服3～5剂。

按：湿热蕴结胆胃，故高热不退，方用青蒿味苦气香，清芳透络，配柴胡、葛根能从少阳领邪外达于表；配黄芩、竹茹、青黛、金银花、藿香清化中焦湿热；陈皮、法半夏燥湿化痰，行气导滞和胃；茯苓、车前草清利下焦湿热，使之从小便排出。本方清透胆经及三焦湿热，和胃导滞，药合病机，故获显效。

例6 靳某，女，32岁，住绵阳市涪城区。2007年9月8日初诊。

主诉：高热持续不退1个月。

现病史：患者近1个月来发热，一般全天发热，晚上达到高峰，体温一般在39～40℃。高热后的第4天全身出现皮疹，伴全身关节游走性疼痛，咽痛，汗出，烦躁不安。现体温一直在39℃以上，住某中心医院诊为成人斯蒂尔病，用抗生素、激素治疗 20 余天不见好转。刻诊：身热夜甚，全身可见少许红色皮疹，口渴心烦，小便黄，大便秘结难解。唇红，舌质黯红，舌苔黄少津，脉细数。

血常规检测：白细胞计数 $16.05 \times 10^9/L$。中性粒细胞百分比 76%。

诊断：成人斯蒂尔病。

辨证：邪热入营。

治则：清营解毒，透热养阴（转气）。

处方：清营汤加减。水牛角粉 30g，知母 15g，玄参 15g，生地黄 30g，麦冬 10g，竹叶心 10g，金银花 30g，连翘 30g，青蒿（后下）30g，柴胡 30g，秦艽 15g，生甘草 10g。

水煎 3 次，取汁 1200～1600mL，每次服 200mL，每日服 4 次。连服 2 剂。

二诊（2007 年 9 月 13 日）：患者于服药后的第 2 天热退，皮疹明显减少。觉气短乏力，食欲差，易出汗，全身关节酸痛。

治则：扶正祛邪。

处方：黄芪 30g，党参 30g，白术 15g，茯苓 15g，秦艽 15g，苍术 15g，薏苡仁 30g，川牛膝 15g，知母 10g，山楂 30g，刺五加 15g，生甘草 8g。

水煎日服 3 次，每次服 200mL，连服 10 剂。

按：方中水牛角既能清解营分热毒，又能凉血散瘀；玄参、生地黄、麦冬养阴清热；竹叶心、金银花、连翘清热解毒，透营转气，使邪热转出气分而解；加青蒿清芳透络，柴胡、秦艽引邪达表，清郁伏之热。此即《素问·至真要大论篇》"热淫于内，治以咸寒，佐以甘苦"之法，将清热解毒与清气泄热之品配伍，疗效颇佳。

例 7　李某，男，84 岁，住址：绵阳市涪城区。2010 年 10 月 22 日初诊。

主诉：高热伴咳嗽 3 天。

现病史：1周前因受凉后出现恶寒发热、咳嗽、咽痛、身困，3天前出现持续高热，有汗出而热不退，体温达 39.5～40℃。西医诊为肺部真菌感染。用氟康唑、泰能等抗生素不见好转。诊见：面色萎黄，极度消瘦，神疲倦怠，不思饮食，咳嗽气喘，咳声无力，喉间有少许痰鸣，无力咯痰，大便干燥，已3日未行。舌质黯淡，舌苔薄黄少津，脉细数无力。

既往患糖尿病、高血压、高尿酸血症、冠心病（3个月前安装心脏起搏器）、前列腺癌伴骨转移4年。

辨证：气阴两虚，邪热内蕴。

治则：益气养阴，清肺通便。

处方：红参 10g，山萸肉 30g，乌梅 30g，仙鹤草 30g，黄芩 15g，连翘 30g，青蒿（后下）30g，柴胡 15g，炒大黄 3g，前胡 15g，葶苈子 10g，甘草 3g。

1剂，浓煎，每次服 100～150mL，每日服 4～5次。

二诊（2010年10月24日）：患者服上方2次后热退，大便行，能进饮食。

按：患者高龄，且处于多种慢性病终末阶段，其气阴衰竭，邪气乖张，逆传内陷而邪热深伏稽留，故用人参、山茱萸、乌梅、仙鹤草大补气阴且退虚热；青蒿、柴胡退热宣气、领邪达表；黄芩、连翘、大黄清热解毒泄里；前胡、葶苈子化痰泄肺平喘。本方以扶助正气为主，兼顾祛邪，以求增强机体抗邪能力，祛邪外出，收效甚佳。

湿疹案（3例）

例1　惠某，男，52岁，住址：北京。2010年2月18日代诊，2012年9月22日专程由北京来绵阳诊治。

首诊（2010年2月18日）：患右手拇指背侧湿疹2年余不愈。

2010 年春节返乡(陕西)团聚时被其小学老师发现,后来我处代诉病情,开方如下。

内服方:苍术 15g, 地肤子 30g, 紫草 10g, 荆芥 10g, 茜草 15g, 姜黄 15g, 土茯苓 30g, 大枣 30g, 甘草 8g。

每剂水煎 3 次, 取汁 1200mL, 每次服 200mL, 每日服 3 次。连服 6 剂。

外用方:乌梅 60g, 贯众 60g, 公丁香 30g, 雄黄 30g, 花椒 30g。醋浸 3 天, 涂擦患处, 每日 2~3 次。

医嘱:戒酒, 忌食辛辣刺激食物。

患者连用内服方 6 剂, 配合外用药涂擦后湿疹痊愈。

二诊(2012 年 9 月 22 日):服首诊处方及外用药后, 右手拇指背侧湿疹已近 2 年未复发, 5 个月前因常饮酒后湿疹又复发, 在北京治疗不见好转, 专程由北京来诊。诊见:患处右手拇指背侧约 1.5cm×3cm 皮肤肥厚、粗糙起皮, 皮损中部有水疱及裂口, 自诉奇痒难忍, 影响睡眠。二便如常, 脉沉细, 舌红, 苔薄白。

辨证:血虚风燥。

治则:养血祛风, 清热化湿。

内服方:当归 15g, 白芍 15g, 苍术 15g, 黄柏 10g, 地肤子 30g, 紫草 10g, 姜黄 15g, 土茯苓 30g, 白茅根 30g, 白鲜皮 15g, 牛蒡子 10g, 甘草 8g。

每剂水煎 3 次, 取汁 1200mL, 每次服 200mL, 每日服 3 次。连服 5~10 剂。

外用方:首诊外用方加减。

患者连服 1 个月痊愈。

按:本例手指湿疹缠绵两载, 初为湿热侵袭, 用清热利湿止痒法获效。二诊见患处皮肤肥厚、粗糙起皮, 皮损中部有水疱及裂口, 为血虚风燥。在清热利湿止痒的基础上, 加养血祛风之品, 再配以局部用药，故获显效。

例2 蔡某，女，38岁，住址：北京市西城区。2013年4月11日初诊。

主诉：左下肢大面积皮损痒疹2年，复发加重1年。

现病史：自诉2011年初出现左下肢前侧大面积皮损及红疹、发痒，在北京多家医院治疗不见好转，后请某著名中医诊为湿毒，服中药1个月痊愈。1年前湿疹复发，奇痒难忍，又去该医处治疗1个月未见效。此后在北京及全国各地诊治，诊断为"湿疹""湿毒""湿癣""牛皮癣"等，内服和外用中西医药不见丝毫减轻，湿疹面积反而扩大，影响睡眠、食欲和工作。经绵阳亲属介绍，专程从北京来绵阳治疗。诊见：左下肢外侧表皮约12cm×6cm不规则皮损，色暗，弥漫性水疱，潮湿、糜烂，边缘有结痂、脱屑，剧烈瘙痒。舌淡红，苔薄白，脉沉细。

辨证：湿浊阻滞。

治则：除湿止痒。

处方：苍术15g，白术15g，地肤子30g，紫草10g，荆芥10g，茜草15g，姜黄15g，土茯苓30g，大枣30g，甘草8g。

每剂水煎3次，取汁1200mL，每次服200mL，每日服3次。连服1个月。

医嘱：放松心情，忌食辛辣刺激食物及酒类。

二诊（2013年5月21日晚）：患者电话告知，服用4月11日处方1个月。服药后的第二天瘙痒明显好转，此后，皮损面积逐渐缩小，现仅有约3cm×2cm大小，表面有结痂、脱屑，无水疱及糜烂。伴见纳差、烦躁、失眠。

治则：养血祛风，养心安神，祛湿止痒。

短信处方：黄芪30g，当归15g，苍术15g，地肤子20g，紫草10g，姜黄15g，土茯苓30g，白鲜皮15g，珍珠母30g，酸枣仁30g，远志10g，合欢皮15g，炒麦芽30g，甘草8g。连服5~10剂。

三诊（2013年6月10日）：患者来电告知服上方10剂，病情已显著好转，只有约0.5cm×1cm皮损未愈。原方再服5~10剂，待痊愈后换方。

四诊（2013年7月6日）：患者来电告知服上方10剂，湿疹痊愈，仍觉睡眠、食欲欠佳。以健脾养胃、安神祛湿法巩固疗效。

处方：党参20g，白术15g，土茯苓20g，炒麦芽30g，山楂15g，姜黄15g，地肤子30g，白茅根30g，酸枣仁10g，远志10g，甘草6g。连服5~10剂。

按：本例患者腿部湿疹长达3年，时愈时发，其初为湿热阻滞，故以除湿止痒为主获效。后兼紧张情绪，故在清热利湿的基础上辅以疏肝解郁、健脾养胃，获得满意疗效。

例3 陈某，男，58岁，住址：四川省成都市。2012年10月7日初诊。

主诉：全身皮肤发痒3年，冬季加重。

现病史：近3年来全身皮肤发痒，下肢尤甚，搔抓后出现红色疹点或出血点，冬季瘙痒加重，伴见夜寐不安。诊见：体形适中，全身皮肤稍干燥，下肢皮肤粗糙，有白色脱屑及红色疹。舌淡红，脉弦细。

辨证：阴血亏虚，生风生燥。

治则：养血祛风。润燥止痒。

处方（荆防四物汤加减）：荆芥10g，防风6g，当归15g，白芍20g，川芎15g，熟地黄30g，茜草15g，紫草10g，地肤子30g，大枣30g，白鲜皮15g，甘草8g。

每剂水煎3次，取汁1200mL，每次服200mL，每日服3次。连服10剂。

医嘱：戒酒，忌食辛辣刺激食物。洗澡水温勿太烫，勿用香皂、肥皂、沐浴液，洗澡后使用甘油类润肤品。

二诊（2012年11月6日）：患者来电告知，服上方1剂后瘙痒明显好转，服完 10 剂后，基本痊愈。嘱原方再服 10 剂，以巩固疗效。

按：患者皮肤干燥，有白色脱屑及红色疹，且冬季尤甚，系典型的血虚风燥所致，故以养血润燥祛风为主，兼凉血、祛风止痒法治疗，方用四物汤加大枣养血补血，润燥止痒；荆芥、防风祛风止痒；茜草、紫草、地肤子、白鲜皮凉血消风止痒而获效。

咽喉炎案（3 例）

例1 孟某，女，38 岁，住址：绵阳市涪城区。1992 年 10 月 31 日初诊。

主诉：发热咽痛 3 天。

现病史：患者 3 天前因受凉后出现恶寒发热、咽痛、鼻塞流涕，服西药消炎药不见好转，现发热，咽痛加重，声音嘶哑，鼻塞，流黄涕，头昏痛，伴见咳嗽。诊见：咽部及扁桃体红肿充血，颌下淋巴结肿大。舌红，苔薄黄，脉浮数。

诊断：急性咽炎。

辨证：疏风清热，解毒利咽。

处方：金银花 15g，连翘 30g，薄荷 10g，僵蚕 10g，青黛（包煎）15g，桔梗 15g，蝉蜕 8g，木蝴蝶 5g，黄芩 15g，柴胡 20g，胖大海 5g，甘草 8g。

每剂水煎 3 次，取汁 1200mL，每次服 200mL，每日服 3 次。连服 2 剂。

医嘱：清淡饮食，忌食油腻及辛辣刺激食物。

二诊（1992 年 11 月 5 日）：患者服上方 3 次，热退，咽痛明显减轻，2 剂服完后诸症好转。觉倦怠乏力，易出汗，食欲减退，轻微喉痒干咳。舌红，苔薄白，脉沉细。

属肺脾两虚，余热未尽。以清解余热、补益肺脾法善后。

处方：黄精 30g，南沙参 30g，白术 15g，茯苓 15g，连翘 15g，桔梗 15g，蝉蜕 8g，桑叶 15g，炒麦芽 30g，山楂 20g，甘草 8g。

按：咽喉为声音之门户，风热邪毒壅滞于咽喉则为痹症，导致声音嘶哑。热毒留结则咽部充血，局部红肿。方用金银花、连翘、僵蚕、青黛、黄芩清热解毒利咽，配桔梗、蝉蜕、木蝴蝶、胖大海散结利咽。柴胡、薄荷疏风开痹。药中病机，故收效甚捷。

例 2 冯某，女，36 岁，住址：绵阳市涪城区。1992 年 9 月 16 日初诊。

主诉：喉痒，干咳 40 余日。

现病史：患者 40 多天前因受凉后出现喉痒、干咳，经注射青霉素、口服中西药治疗不见好转。现咽痒、干咳，咳声不爽，偶咯清稀咸味痰涎，早晚天凉或饥饿时咳嗽加重。舌淡红，苔薄白，脉沉细涩。

诊断：慢性咽炎。

辨证：虚寒型，为肾寒上逆咽部所致。

治则：温阳散寒，利咽止咳。

处方：鹿角霜 30g，附片（先煎）10g，党参 30g，白芍 30g，白术 15g，茯苓 15g，炙麻黄 8g，桔梗 20g，甘草 10g。

每剂水煎 3 次，取汁 1200mL，每次服 200mL，每日服 3 次。连服 3 剂。

患者服上方 3 剂后咳嗽明显好转，后服补脾益肺之剂痊愈。

按：《灵枢·经脉》云："肾足少阴之脉……从肾上贯肝膈，入肺中循喉咙，夹舌本。"患者少阴受寒，上逆于咽，故咽痒，干咳，咳声不爽，偶咯清稀咸味痰涎，早晚天凉或饥饿时咳嗽加重，系典型的肾寒上逆咽部所致。方用鹿附汤加味，药合病机，故收速效。

例 3 赵某，女，33 岁，住址：成都。1993 年 8 月 8 日初诊。

主诉：喉痒、干咳 6 个月。

现病史：近 6 个月来喉痒、干咳，在成都服用中西药治疗不见好转。现咽喉干痒灼热，干咳频作，咳时眼冒金星，伴见口咽干燥，手足心热，声音嘶哑，咽喉及胸部疼痛，大便干燥。诊见咽红少津，舌红少苔，脉弦细数。

诊断：慢性咽炎。

辨证：阴虚肺燥，虚火结咽。

治则：养阴润肺，清热利咽。

处方：玄参30g，麦冬15g，白芍30g，生地黄30g，桔梗15g，诃子10g，蒲公英30g，蝉蜕8g，木蝴蝶5g，薄荷8g，连翘15g，甘草6g。

每剂水煎3次，取汁1200mL，每次服200mL，每日服3次。连服5剂。

医嘱：节制用嗓，忌食辛辣刺激食物。

二诊（1993年8月17日）：上方服2剂后诸症明显好转，服完5剂后，现仍有轻微喉痒、干咳，余皆恢复正常。原方去玄参、生地黄、诃子、蒲公英，加南沙参30g，西青果10g，白术15g。再服5剂，巩固疗效。

1993年9月6日，带另一患者来诊，告知病已痊愈。

按：患者系典型的阴虚肺燥，虚火结咽所致喉痒干咳，故用玄参、麦冬、白芍、生地黄养阴润肺，蒲公英、连翘清热泻火，桔梗、诃子、蝉蜕、木蝴蝶、薄荷散结开痹，利咽开音。共奏养阴润肺、清热利咽之功。

胃食管反流性咳嗽案（2例）

例1 赵某，女，46岁，住址：绵阳市涪城区。2007年4月14日初诊。

主诉：咳嗽7个月。

现病史：2006 年 9 月初开始咳嗽，经绵阳、成都多家医院门诊及住院中西医治疗不见减轻。证见：咳嗽，喘息气逆，吐清稀痰涎，餐后及卧位时加重。伴见倦怠乏力，身体沉困，不思饮食，自觉咽部有物，吞咽不利，胸胁痞满，胸中窒闷，呕恶，咳甚则呕吐食物、清涎或酸水。舌质淡红，舌苔薄白，脉沉细。

诊断：胃－食管反流性咳嗽。

辨证：脾虚痰湿型。

治则：健脾利湿，降气豁痰止咳。

处方：党参 30g，白术 15g，茯苓 15g，法半夏 10g，橘红 10g，炙麻黄 8g，干姜 10g，前胡 15g，旋覆花（包煎）10g，瓦楞子 30g，浙贝母 10g，紫苏子 15g，甘草 3g。

每剂水煎 3 次，取汁 1200mL，分 6 次服，每日服 3 次。连服 3 剂。

医嘱：避免饱食，不吃酸辣刺激性食物，不吃炖汤等高脂肪和油炸食物，睡前 2～3 小时不能进食。

二诊（2007 年 4 月 21 日）：服上方 2 剂后咳嗽、喘息明显减轻，3 剂服完后咳喘大减。仍觉倦怠乏力，不思饮食，咽部有物感。效不更方，原方再服 3 剂。

三诊（2007 年 4 月 28 日）：服上方 3 剂后，仅有轻微咳喘，觉疲倦怠无力，脘胀嗳气。舌淡红，苔薄白，脉沉细。拟扶正祛邪法善后。

处方：黄精 30g，南沙参 30g，白术 15g，百合 15g，栀子 10g，蒲公英 20g，海螵蛸 10g，浙贝母 10g，甘草 3g。连服 5～10 剂。

患者服上方 5 剂后痊愈。

按：患者咳嗽，喘息气逆，吐清稀痰涎，餐后及卧位时加重，且自觉咽部有物，吞咽不利，咳甚则呕吐食物、清涎或酸水。系胃－食管反流所致咳嗽，此即《黄帝内经》所谓"五脏六腑皆令人咳，非独肺也"。诊断不明，故治疗无效。诊断明确，有的放矢，治疗才会有效。

例2 邓某，女，39 岁，住址：绵阳市游仙区。2015 年 6 月 26 日初诊。

主诉：咳嗽 5 个月。

现病史：患者 1 月 20 日左右开始咳嗽、气喘、吐痰，右侧卧位时加重，每次躺下时喉咙如有物梗阻，常常引起剧烈咳嗽。经绵阳市三医院、顺泰医院胸部照片正常。在各医院门诊中西医及输液治疗不见减轻，某医认为系过敏性咳嗽，给予中药及西药西替利嗪口服仍不见丝毫减轻。现症：咳嗽、气喘，伴见脘腹胀满，嗳气，咽部异物感，恶心反胃，口干，咽燥，舌质红，苔黄厚，脉弦滑。

诊断：胃 - 食管反流性咳嗽。

辨证：胃肠积热型。

治则：清热化痰，降逆止咳。

处方：炙麻黄 8g，黄芩 15g，法半夏 10g，旋覆花（包煎）10g，橘红 10g，栀子 10g，黄连 4g，全瓜蒌 10g，浙贝母 10g，海螵蛸 10g，桑白皮 15g，甘草 3g。

每剂水煎 3 次，取汁 1200mL，分 6 次服，每日服 3 次。连服 3 剂。

医嘱：避免饱食，不吃酸辣刺激性食物，不吃炖汤等高脂肪和油炸食物，睡眠垫高床头 20～30cm，睡前 2～3 小时不能进食。

二诊（2015 年 7 月 3 日）：患者服上方 3 剂后咳嗽、气喘大减，伴有轻微烧心、腹胀及嗳气。原方去黄连、全瓜蒌，加蒲公英、枳壳，再服 6 剂。

三诊（2015 年 7 月 24 日）：服上方后基本不咳嗽气喘。

按：患者咳嗽气喘吐痰，右侧卧位时加重，每次躺下时喉咙如有物梗阻，常常引起剧烈咳嗽，是胃 - 食管反流病的典型特征。本证属胃肠积热，胃气不降，影响肺的敛降而咳喘。药用麻黄、桑白皮宣肺降气，止咳平喘；栀子、黄芩、黄连清热泻火；旋覆花、全瓜蒌、橘红、浙贝母、法半夏疏利气机，降气豁痰；海螵蛸收敛制酸。宣、清、降三法合用，咳喘自平。

肺部感染案（2 例）

例1 张某，女，43 岁，中医主治医师，住址：绵阳市涪城区。2003 年 9 月 3 日初诊。

主诉：咳嗽 1 个月。

现病史：患者 2003 年 7 月 29 日在四川某大学某医院心胸外科作心脏瓣膜手术后第 2 天开始咳嗽，经治疗不见好转，咳嗽逐渐加重。患者术后剧咳，非常痛苦，该院诊为肺部感染，应用三联抗生素治疗仍不见丝毫减轻。诊见：患者频频咳嗽、气喘，痛苦异常，伴见午后低热，胸闷、疲倦无力，动易出汗，咳吐黏稠黄白色痰，口干，不思饮食。舌黯红，舌苔边薄白、中黄少津，脉弦细数。

辨证：邪热闭肺，肺气不宣，兼气阴两虚。

治则：清热宣肺，止咳化痰，兼益气养阴。

处方：炙麻黄 6g，黄芩 15g，连翘 30g，法半夏 10g，前胡 15g，桔梗 15g，蝉蜕 8g，石菖蒲 6g，桑白皮 15g，南沙参 30g，白芍 30g，甘草 8g。

每剂水煎 3 次，取汁 1200mL，每次服 200mL，每日服 3 次。连服 3 剂。

二诊（2003 年 9 月 9 日）：患者服药 2 剂后咳嗽大减，服完 3 剂后仍有咳嗽，但咳嗽频次明显减少，饮食增加，但活动后易出汗，晨起咯痰。效不更方，原方再服 3 剂。

三诊（2003 年 9 月 15 日）：患者又服 3 剂后仅见早晨轻微咳嗽咯痰，现疲乏无力，动易出汗。乃肺脾两虚，以玉屏风散合四君子汤加减补益善后。

按：该患者首诊时嘱其停用抗生素，患者原诊医院不同意，最后停用两联抗生素，保留 1 种抗生素，又服 4 天后停用（后该院心胸外科主任介绍另一咳嗽患者来诊）。该患者系手术创伤再加上长期应用多联抗生素，致患者正气虚衰，复感外邪，正气无力抗邪，故用扶正祛邪法治疗，使正气足能抗邪而获效。

例2 何某，男52岁。1997年7月4日初诊。

主诉：咳嗽43天。

现病史：自诉43天前受凉后开始出现鼻塞、流涕、咽痛、咳嗽，在本部医院诊为急性支气管炎，经门诊及住院治疗不见好转。现咳嗽剧烈，活动或遇冷热及异味刺激加重。该院邀请笔者与市中心医院呼吸病专家同往会诊。刻见：阵发性剧咳，咳时眼冒金星，咳声重浊，咳末咯少量白色黏稠痰涎。

查体：左下肺可闻及少许湿啰音，双肺呼吸音粗，X线摄片见肺纹理增粗。

化验：6月30日及7月4日血常规检测正常。痰培养见阴性杆菌（阴沟肠杆菌）生长。患者服用西药氟哌酸、氨苄西林、特布他林（博利康尼）等药后出现呕吐、手颤，继而改用氨苄西林、氧氟沙星，停用博利康尼，仍倦怠乏力，恶心，胸闷呕吐，小便黄，大便干燥，舌红，苔黄中厚腻，脉弦滑数。

辨证：湿热蕴肺，肺失宣肃。

治则：清热利湿，宣肺止咳。方用甘露消毒丹加减。

处方：藿香15g，白豆蔻8g，石菖蒲6g，黄芩15g，连翘30g，浙贝母10g，薄荷10g，通草8g，桔梗15g，鱼腥草30g，炙麻黄6g，甘草8g。

每剂水煎3次，取汁1200mL，每次服200mL，每日服3次。连服3剂。

二诊（1997年7月9日）：患者服药2剂后咳嗽大减，服完3剂后基本不咳，饮食增加，但活动后易出汗，时恶心，晨起咯痰。舌红，苔薄黄，脉弦缓。为脾虚兼痰热，以补脾益气、清肺化痰法治之，方用六君子汤加减。

处方：党参 30g，白术 15g，茯苓 15g，法半夏 10g，橘红 10g，黄芩 15g，连翘 15g，前胡 15g，桔梗 15g，藿香 15g，甘草 6g。连服 5～10 剂善后。

按：患者乃湿热蕴肺，胶结难解，故久咳难解。用甘露消毒丹清热利湿，宣肺止咳。藿香、石菖蒲、白豆蔻芳香化浊，醒脾化湿；贝母、黄芩、鱼腥草清泄肺火、苦泄肺气；连翘、薄荷清轻透达，清热解毒于上；通草渗湿于下；配麻黄、桔梗宣肺平喘化痰。既能泻肺利咽、宣肺平喘、清热解毒于上，又能清热渗湿于下，上源清而流自洁，下窍通而邪有出路，以此分消其势，以治致病之源而获效。

咳嗽型哮喘案（5 例）

例 1　黄某，女，36 岁，护士，住址：绵阳市安县。1992 年 11 月 4 日初诊。

主诉：咳嗽 2 个月。

现病史：患者近 10 年每年 9 月初开始咳嗽，至次年春末方愈。此次于 9 月 2 日开始出现喉痒、干咳伴气紧，背凉则咳甚。注射和口服抗生素、服中药数剂不见丝毫减轻。舌黯红，苔薄白，脉沉细。

诊断：咳嗽型哮喘。

治疗方法：咳喘静合剂 25mL/ 次，3 次 / 日，连服 6 天。

二诊（1992 年 11 月 12 日）：患者服药 3 天后咳嗽大减，服完后已不咳，今以补益肺脾之剂善后。

例 2　董某，女，40 岁，住址：绵阳市涪城区。1998 年 5 月 10 日初诊。

主诉：咳嗽 4 个月。

现病史：1998 年 1 月 1 日参加绵阳市组织的元旦赛跑后出现头晕、发热恶寒、咽痛，随即出现咳嗽、咯痰，经输注青霉素、口服中西药不见好转，又去数家医院专科输注新青Ⅱ号及头孢5号等抗生素，且数易中医治疗仍不见好转。来诊时不断咳嗽，发声时加重，伴有胸闷气紧，咯少量白色黏痰。舌黯淡，苔薄白，脉沉细。

既往史：1993年开始感冒后咳嗽，咳则难愈。1995年胸部X线摄片诊为间质性肺炎。

诊断：咳嗽型哮喘。

治疗方法：咳喘静合剂25mL/次，3次/日，连服6天。

二诊（1998年5月15日）：患者服药2天后咳嗽大减，服完后已不咳，今以补益肺脾之剂善后。

例3 曹某，女，53岁，住址：绵阳市涪城区。1999年11月10日初诊。

主诉：咳嗽20余天。

现病史：20天前感冒后出现鼻塞、流涕、咽痛、咳嗽，服中西药治疗不见好转，此次已咳20余天，多为干咳，时咯少量白色黏痰，伴胸闷气急，既往感冒后常咳嗽，几乎每年都咳几个月，且难以治愈。舌黯红，苔薄白，脉弦细。

治疗方法：咳喘静合剂100mL×3瓶。25mL/次，4次/日。二诊时患者告知，服药2瓶即彻底不咳。

例4 曾某，男，4岁，住址：成都市。2000年4月16日代诊。

咳嗽3个月，在成都服中西药治疗未愈。亲属代开咳喘静合剂3瓶，10mL/次，每日服3次。一周后其亲属告知，服药1瓶愈。

例5 江某，女，8岁，住址：绵阳市涪城区。2004年10月1日初诊。

主诉：咳嗽15天。

现病史：2004年9月15日因高热、咳嗽入住绵阳市某医院，用头孢曲松钠（菌必治）、头孢噻肟、阿奇霉素等治疗，3天后热退而咳不止。先后作血常规2次，血培养1次，痰培养2次，PPD试验2次，咳嗽不见好转，反而越来越重。2004年10月1日医生决定改用注射用亚胺培南西司他丁钠（泰能）治疗，其父母拒绝，带患儿来我处诊治。诊见患儿不停咳嗽，喉间有少许痰鸣，咳时全身冒汗，伴见纳差，倦怠乏力。舌红，苔薄黄，脉细数。

诊断：咳嗽型哮喘。

治疗方法：咳喘静合剂 100mL×3 瓶。15mL/次，4 次/日。停用所有西药。

二诊（2004 年 10 月 4 日）：患者服药 1 天，咳嗽慢性减轻；服药 3 天，咳嗽痊愈。后服补益肺脾之剂半个月，恢复健康。

呕吐案

患者孙某，女,61 岁，住址：绵阳市涪城区。2006 年 3 月 7 日初诊。

主诉：呕吐、恶心、胸闷 22 天。

现病史：患者因"反复胸痛 8 年，加重 1 天"，于 2006 年 2 月 9 日入住绵阳市某中心医院心内科。治疗 5 天后出现"呕吐、恶心、胸闷"，转入消化内科治疗。前后住院治疗近 1 个月，不见好转。先后作头部及腹部 CT 及各项常规检查，考虑诊断：①神经性呕吐；②胃肠功能紊乱；③上消化道梗阻/占位病变或肠系膜上动脉占位；④酸碱平衡失调；⑤椎－基底动脉供血不足，左侧椎动脉发育细小；⑥脑梗死；⑦冠状动脉硬化性心脏病，心绞痛型。服西药吗丁啉、奥美拉唑、雷尼替丁、氯丙嗪、莫沙必利等不见好转，医院要求转华西医院诊治。患者 2006 年 3 月 7 日来我处诊治，时见恶心、频繁呕吐，口水不断上涌，伴见胸闷，乏力，纳差，气短。舌黯淡，苔白滑，脉弦细。

辨证：脾胃虚寒。

治则：健脾益气，温胃止呕。方用香砂六君子汤合温脾丹加减。

处方：党参 30g，白术 15g，茯苓 15g，法半夏 10g，陈皮 10g，公丁香 3g，藿香 15g，砂仁 8g，干姜 10g，炒麦芽 30g，甘草 3g。

每剂水煎3次，取汁1200mL，每次服200mL，每日服3～4次。连服3剂。

二诊（2006年3月11日）：患者服上方3次即不恶心、呕吐，服完3剂后即无口水上涌，食欲大增，现觉疲乏无力，胸闷时痛。于2006年3月8日主动要求出院。

按：患者脾胃虚寒，受纳健运功能障碍，胸闷、乏力、纳差、气短；清阳不升，浊阴不降，停滞于中脘，引动胃气上逆，发为呕吐、恶心。系典型的脾胃虚寒证，故以香砂六君子汤合温脾丹健脾益气、温胃止呕而获效。

泄泻案

胡某，女，5个月，住址：绵阳市游仙区。1997年10月6日初诊。

主诉：腹泻1个月，加重5天。

现病史：患儿1个月前因添加辅食后开始腹泻，每日6～7次，经中西医治疗无效。近5天腹泻加重，每日腹泻10～20次，已输液治疗4天无效。诊见患儿消瘦，面色萎黄无华，神疲倦怠，食欲减退，泻下物为清稀水样便，色淡不臭，进食后腹泻次数增多，舌淡红，苔薄白。

辨证：脾虚泄泻。

治则：健脾止泻。

处方：七味白术散加减。党参8g，白术6g，茯苓8g，藿香8g，葛根8g，乌梅8g，赤石脂（包煎）8g，山药8g，炒麦芽8g，甘草2g。

每剂水煎3次，取汁200mL，每次服10～20mL，每日服4～5次，连服3剂。

二诊（1997年10月12日）：患儿服上方1剂，腹泻次数减少为每天5～6次，仍为稀水样便；服完第2剂后大便次数减为每天3～4次，稀溏便；服完第 3 剂后，大便为稀软便，每日 2～3 次，食纳不佳。原方去赤石脂，加砂仁，再服 3～5 剂，以巩固疗效。

按：患者久泻不止，系脾虚不能固涩所致，方用四君子汤加山药益气补中、健脾养胃；加藿香之芳香，佐四君入脾，其功更捷；以葛根甘平，升阳止泻，乌梅、赤石脂酸敛涩肠止泻，故获显效。

带状疱疹后遗症案

陈某，女，65 岁，绵阳市涪城区。1996 年 3 月 25 日初诊。

主诉：带状疱疹后神经痛 1 年。

现病史：一年前患左肋缘及左后背带状疱疹后遗留神经痛，疼痛放射至左下腹，经门诊及两次住院治疗不见丝毫减轻。症见：患者疼痛难忍，夜间不能入睡，伴见疲乏无力，食欲减退。舌黯红，苔薄黄，脉弦缓。

辨证：虚实夹杂，经脉痹阻。

治则：益气养阴，重镇止痛。

处方：党参 30g，白芍 30g，牡蛎 30g，夏枯草 15g，延胡索 10g，鸡屎藤 30g，白芥子 15g，全蝎（冲服）4g，桑寄生 15g，川牛膝 15g，山楂 30g，甘草 6g。

二诊（1996 年 3 月 29 日）：患者服上方 1 剂疼痛大减，服完 3 剂不痛，局部有轻微痒感，仍疲乏无力，食欲不振。治以大剂益气养阴善后。

处方：黄芪 30g，山萸肉 30g，墨旱莲 30g，党参 30g，白术 15g，茯苓 15g，山楂 30g，炒麦芽 30g，怀牛膝 15g，茜草 15g，薏苡仁 30g，甘草 3g。连服 10～15 剂。

按：患者高龄，病程较长，其正气虚衰，兼经脉痹阻，不通则痛，病情虚实夹杂，故以扶正祛邪，兼通络散结、重镇止痛法获效。

男性不育症案

杨某，男，40岁，住址：绵阳市游仙区。2002年3月初诊。

主诉：继发不育5年。

现病史：患者妻子梁某，女，35岁，22岁生育第一胎后放置节育环避孕，1997年前1月取环欲生第二胎，至今已5年未怀孕，女方妇科检查各项正常。患者查精液结果：死精子70%，异型精子30%。伴见头晕乏力，性欲减退。舌淡红，舌苔白滑，脉沉细。

辨证：肾虚精亏。

治则：补肾填精。

处方：熟地黄200g，鹿茸粉40g，肉苁蓉200g，红参50g，枸杞子150g，淫羊藿80g，茯苓150g，覆盆子150g，仙茅100g，蛇床子15g，菟丝子200g，甘草3g。

用法：共细末，蜜丸，每日服3g，每日服3次。

患者服药1个月，复查精液，活精子达90%；服药3个月后女方怀孕，患者还专门送来小儿满周岁的合影。

按：患者年龄偏大，肾气已虚、肾精不足，故精液异常不育，本方以熟地黄、鹿茸、红参、肉苁蓉、枸杞子、淫羊藿、覆盆子、仙茅、蛇床子、菟丝子为主补肾填精，补中益气，可增加精子数量，提高精子活性，修复精子损伤。

女性不孕症案（3例）

例1 杜某，女，32岁，住址：绵阳市涪城区。2002年11月18日初诊。

主诉：继发性不孕4年。

现病史：患者1996年结婚，1998年初首次怀孕，3月初行人工流产术后不孕。先后在绵阳及成都治疗4年不见好转。现症：月经期延后，经色黯，量少，经前乳房及小腹胀痛，烦躁易怒。伴见心悸、失眠、五心烦热大便秘结。舌黯红，苔薄黄，脉弦细。

妇科检查：左侧输卵管欠通。

诊断：继发性不孕。

辨证：肝郁肾虚、冲任失调。

治则：疏肝解郁，滋肾调冲。

处方：熟地黄30g，山萸肉30g，女贞子30g，枸杞子10g，当归15g，芍药15g，柴胡15g，茯苓15g，白术15g，肉苁蓉10g，香附10g，甘草3g。

每剂水煎3次，取汁1200mL，每次服200mL，每日服3次。患者以上方加减服用3个月余，于2003年3月怀孕，2003年12月剖宫产1男婴。

按：患者婚后久不怀孕，易致情绪波动，肝气不疏，进而会使交感神经兴奋，释放儿茶酚胺，使下丘脑-垂体-卵巢轴的正常运行受到干扰，影响正常卵子发育，并引起输卵管痉挛、宫颈黏液改变、盆腔瘀血等，增加怀孕的困难性。本方以疏肝解郁、滋肾调冲法治之，既可舒缓紧张情绪，又能促进生殖轴功能恢复正常。

例2 汤某，女，30岁，住址：重庆市潼南县。2003年12月2日初诊。

主诉：继发不孕7年。

现病史：患者婚前婚后怀孕5次，行人工流产手术，此后7年未采取避孕措施未孕。现症：月经26日一行，经量少，经色黯红，伴有头晕耳鸣，腰膝酸软，口咽舌燥，大便秘结。舌黯红少苔，脉沉细数。

辨证：肝肾两虚。

治则：滋补肝肾。

处方：熟地黄200g，枸杞子150g，山药200g，当归150g，白芍150g，女贞子200g，墨旱莲200g，覆盆子100g，知母100g，南沙参200g，黄精150g，甘草30g。

用法：共细末，蜜丸，每次 3g，每日 3 次。

患者服药 5 个月，2004 年 8 月 22 日来诊，已孕 1 个月，后介绍多人来诊。

按：子宫就像土地，越肥沃则种子越容易生根发芽，而每次人工流产都会对子宫内膜和生殖健康造成伤害。患者多次人流手术，相当于将膏腴之壤变成了不毛之地，肝肾两虚，胞脉失养，引起不孕。用滋补肝肾法，使冲任得充，胞脉得养而孕。

例3 杜某，女，26 岁，住址：绵阳市涪城区。2005 年 1 月 22 日初诊。

主诉：继发不孕 3 年。

现病史：患者 22 岁结婚，婚后怀第一胎做人工流产术后，已 3 年未避孕不孕。现症：月经正常，行经时下腹坠胀、疼痛，腰骶部酸痛，伴见头晕耳鸣，腰膝酸软，白带量多，色微黄。舌黯红，舌苔薄白，脉弦细。

妇科检查：右侧输卵管欠通。

辨证：肝肾两虚兼胞脉阻滞。

治则：滋补肝肾，疏肝通络。

处方：熟地黄 200g，枸杞子 150g，女贞子 150g，山萸肉 150g，菟丝子 150g，覆盆子 150g，肉苁蓉 100g，当归 150g，赤芍 150g，石菖蒲 60g，路路通 150g，甘草 30g。

用法：共细末，蜜丸，每次 3g，每日 3 次。患者服药 3 个月后怀孕。

按：患者人工流产术后继发不孕，系肝肾两虚兼胞脉阻滞所致。方用滋补肝肾，兼疏肝通络法获效。

多囊卵巢综合征案（6 例）

例1 王某，女，32 岁，住址：绵阳市涪城区。2001 年 12 月 22 日初诊。

主诉：月经紊乱、不孕5年。

现病史：患者婚后5年不孕，月经期延后，35～40日一行，经量少，经色淡。伴见头晕胸闷，神疲倦怠，形寒肢冷，腰骶酸楚，大便秘结。白带清稀量多。诊见：患者形体稍胖，舌质淡胖，舌苔白滑，脉沉弱。

女性激素水平测定：雌二醇38.8pg/mL，尿促卵泡素8.2U/L，黄体生成素7.68U/L，睾酮90ng/dL，泌乳素9.2ng/mL，孕酮0.32ng/mL。

B超：子宫未见明显异常，卵巢呈多囊样改变。

诊断：多囊卵巢综合征。

辨证：脾肾两虚，痰湿阻滞。

治则：补脾益肾，化痰除湿。

处方：红参50g，白术150g，茯苓150g，鹿茸30g，熟地黄200g，淫羊藿80g，巴戟天150g，泽泻15g，覆盆子150g，石菖蒲60g，肉苁蓉100g，甘草30g。

上药共细末，蜜丸，每次服3g，每日服2～3次。

患者连服上方6个月后怀孕，2003年3月18日剖宫产一男婴。

按：患者肥胖，痰瘀脂浊流注冲任，壅塞胞宫，使胞宫失荣，管络不通，导致肾－天癸－冲任－胞宫轴的功能紊乱，出现卵巢多囊改变、排卵障碍、月经稀发、闭经和不孕等症。即《素问·奇病论篇》云："此肥美之所发也。"病机为脾肾两虚、痰湿阻滞，方以补脾益肾为主，辅以除湿通络法，制丸剂缓图疗效。

例2 陈某，女，31岁，住址：绵阳市涪城区。2001年1月17日初诊。

主诉：月经紊乱、不孕5年。

现病史：患者月经初潮后经期提前或延后，有时2～3个月行经1次，经量少，时而淋沥不净，经色黯红。已结婚5年未孕。伴见腰膝酸软，口干舌燥，五心烦热，大便秘结，既往喜食肥甘厚味食物。先后在绵阳及成都诊为多囊卵巢综合征，治疗不见好转。诊见：体形正常，上唇有胡须，面部有痤疮。舌黯红少苔，脉弦细。

诊断：多囊卵巢综合征。

治法：滋补肝肾，养阴清热。

处方：熟地黄30g，当归15g，白芍15g，山萸肉15g，枸杞子15g，女贞子15g，墨旱莲30g，覆盆子10g，紫草10g，知母10g，黄柏10g，甘草30g。

用法：每剂水煎3次，取汁1200mL，每次服200mL，每日服3次。

患者连服上方10剂后，改上方为丸服用，共服药3个月后怀孕，于2003年2月12日分娩一男婴。

按：患者平素饮食不节，喜食肥甘厚味，致邪壅中焦而生内热。湿热内生，痰瘀脂浊久蕴不解，导致火热更甚。火热脂浊循经上熏，壅聚于上焦，形成痤疮、多毛等症。血热偏盛导致肝肾阴血不足，相火过亢。相火与君火寄藏于肝肾，有温养脏腑、司生殖的功能，与君火相配，共同维持机体的正常生理功能，相火过亢则影响性激素水平而致月经不调、闭经乃至不孕。方用滋补肝肾、养阴清热法使肝血充足，肾阴充实，气血、天癸、冲任、胞宫的功能平衡协调而达到受孕之目的。

例3 周某，女，33岁，住址：江油市中坝镇。2006年5月12日初诊。

主诉：月经紊乱，不孕6年。

现病史：婚后6年不孕。诊为多囊卵巢综合征，先后在绵阳治疗半年、成都治疗1年不见好转。现症：形体稍胖，神疲倦怠，头晕肢困，善太息，失眠多梦，腰骶酸楚，大便秘结。白带清稀量多，月经量少，经色淡，经期延后。舌质淡红，边有齿痕，舌苔白，脉沉细。

诊断：多囊卵巢综合征。

治法：补脾益肾，调经助孕。

处方：红参50g，白术150g，茯苓150g，鹿茸40g，熟地黄200g，淫羊藿 80g，肉苁蓉 150g，覆盆子 150g，枸杞子 150g，当归 150g，山萸肉 150g，甘草 30g。

用法：共细末，蜜丸，每次 3g，每日 3 次。

患者服上方 2 个月，末次月经 7 月 27 日，怀孕，9 月 30 日流产。

按：脾失健运之功，则升清降浊无权；肾失气化之能，则分别清浊失司。脾之运化功能靠先天之本——肾的温养，而肾之封藏，又靠后天之本——脾之培育。脾失健运，胃燥热盛，久病耗损，日渐及肾。肾阴亏虚则精血匮乏，虚火内生，天癸、冲任不盛，胞宫失养，血海空虚，无余可下，故月经后期、量少，甚至闭经；肾阳亏虚，命门火衰，更影响水湿运行，则痰瘀脂浊更易停聚脏腑，流溢肌肤，壅塞胞宫，致气血阻滞，冲任不通，经脉阻隔，胞宫失于温煦而不孕。方用补脾益肾、调经助孕法，使气血阴精充盈，任脉通，冲脉盛，有利于卵巢功能恢复生机。

例 4 唐某，女，32 岁，住绵阳市涪城区。2007 年 12 月 6 日初诊。

主诉：经期延后，不孕 2 年。

现病史：婚后 2 年不孕。在绵阳和成都诊为多囊卵巢综合征，治疗不见好转。现症：形体肥胖，腹部尤为明显，伴有肢体困重，胸闷泛恶，神疲倦怠，善太息，大便稀溏。白带清稀量多，经期延后，经量少，经色淡，经期长，常淋沥不净。舌质淡胖，边有齿痕，舌苔白，脉沉弱。

诊断：多囊卵巢综合征。

治法：补脾益肾，化痰降浊。

处方：红参 50g，苍术 150g，茯苓 150g，鹿茸 40g，熟地黄 200g，淫羊藿 80g，肉苁蓉 150g，覆盆子 150g，枸杞子 150g，胡芦巴 150g，荷叶 150g，甘草 30g。

用法：共细末，蜜丸，每次 3g，每日 3 次。

患者服上方 4 个月怀孕，末次月经为 2008 年 4 月 13 日。

按：患者脾肾阳虚，不能化气行水，水湿内停，痰浊阻滞，气机不畅则见肥胖、肢体困重、神疲倦怠、善太息诸症；脾肾两虚导致精微不升，化为痰湿脂浊下流，壅塞胞宫，故不能摄精成孕；阻滞冲任，月事不以时下；胞宫失于温煦，故月经后期、不孕；水湿下注，带脉失约，任脉不固，故带下量多。故以补脾益肾、化痰降浊法使脾气健运，肾阳充实，胞宫得温而能孕育。

例5 陈某，女，29岁，住址：绵阳市涪城区。2009年10月28日初诊。

主诉：月经紊乱、不孕3年。

现病史：患者月经初潮后月经紊乱，婚后3年不孕。在绵阳和成都诊为多囊卵巢综合征，治疗不见好转。现症：月经初潮后即无规律，经期经常延后或先后无定期，经色黯，量少，此次月经已3个月未行。面部有痤疮。伴见经前乳房及小腹胀痛，烦躁易怒，心悸、失眠、大便秘结。舌红，苔薄黄，脉弦细。

检测：女性激素水平测定：雌二醇46.1pg/mL，卵泡刺激素9.0U/L，黄体生成素8.2U/L，睾酮89ng/dL，泌乳素10.6ng/mL，孕酮0.3ng/。

诊断：多囊卵巢综合征。

辨证：肝郁肾虚，冲任失调。

治法：疏肝解郁，滋肾调冲。

处方：牡丹皮10g，栀子10g，知母10g，当归15g，芍药15g，柴胡15g，香附15g，熟地黄30g，墨旱莲30g，女贞子30g，黄柏10g，甘草30g。

用法：水煎3次，取汁1200mL，每次服200mL，每日服3次。连服10剂。

二诊（2009年11月18日）：患者服上方4剂后月经已行，烦躁易怒、心悸、失眠好转，但经量少，11天才彻底干净。仍以滋肾调肝法治之。

处方：熟地黄 200g，墨旱莲 200g，女贞子 200g，知母 100g，当归 150g，白芍 150g，白术 150g，茯神 150g，枸杞子 150g，肉苁蓉 150g，黄柏 10g，甘草 30g。

用法：共细末，蜜丸，每次 3g，每日 3 次。

患者连服上方 3 个月，于 2010 年 2 月底怀孕。

按：患者系肝经郁火，肾阴耗伤，痰瘀互结，脉络壅塞，气血逆乱，血海失充而不孕。情志不舒，肝失条达，气血不和，冲任不能相资，则不能摄精成孕；气机阻滞，水湿停聚为痰，痰浊壅塞冲任、胞宫，则不能摄精成孕。疏肝解郁、滋肾调冲，则使气血调和、冲任相资而成孕。

例6 陈某，女，31 岁，住址：绵阳市涪城区。2009 年 8 月 17 日初诊。

主诉：经期延后、不孕 5 年。

现病史：婚后 5 年不孕。在绵阳和成都诊为多囊卵巢综合征，治疗不见好转。现症：形体稍胖，倦怠乏力，时觉小腹发凉，白带清稀，经期延后，一般 40 日一行，月经量少，经色淡。舌淡，苔薄白，脉沉细。

诊断：多囊卵巢综合征。

治法：补脾益肾，温宫促孕。

处方：熟地黄 200g，鹿茸 40g，淫羊藿 80g，肉苁蓉 150g，覆盆子 150g，枸杞子 150g，红参 50g，肉桂 60g，巴戟天 100g，胡芦巴 150g，吴茱萸 50g，甘草 30g。

用法：共细末，蜜丸，每次 3g，每日 3 次。

患者服上方 3 个月怀孕，2010 年 8 月 29 日分娩。

按：患者系典型的脾肾阳虚，宫寒不孕，故用温补脾肾、温宫促孕法，使肾－天癸－冲任－胞宫轴功能复常而获效。

绝 招 偶 拾

菟丝子治疗阵发性室上性心动过速

阵发性室上性心动过速是临床常见的一种快速性心律失常，一般呈阵发性发作，骤发骤停，心率每分钟可达 160～220 次。患者自觉心悸、胸闷或头晕，心电图特征为 ST–T 轻度改变。西医多采取刺激迷走神经或药物治疗。

菟丝子性平，味辛甘，有补肾益精、养肝明目之功。常用于治疗腰膝酸痛、遗精、消渴、尿有余沥、目暗等症。笔者以菟丝子为主治疗阵发性室上性心动过速，疗效颇佳。

如治患者赵某，男，31 岁。1995 年 9 月 10 日初诊。反复心悸、胸闷 4 年，加重 1 年。患者 4 年前开始常出现心悸、胸闷、气短、乏力。发时脉搏每分钟 180 次以上。初起 1～2 个月一发，近 1 年来 15～20 天一发。初发病时，按压眼球可缓解病情，近 1 年来，刺激咽部、按压眼球均不能控制病情，须静脉推注维拉帕米（异搏定）始能缓解病情。病情控制后的 1～2 天乏力、气短，不能下床活动。1994 年 4 月经某医科大学附属医院诊为"阵发性室上性心动过速"。此次于就诊前 1 天发病。刻诊：倦怠头晕，胸闷气短，心悸不安，腰膝酸软，面白无华，失眠多梦，舌淡红，苔薄白，脉沉细数。证系脾肾两虚，心阳不振。治以温阳益气，宁心安神。

处方：菟丝子（包煎）20g，党参 30g，桂枝 10g，炙甘草 10g，炒酸枣仁 20g，川芎 30g，白术 15g，枳壳 15g。

水煎分 6 次服，每日服 3 次，2 日 1 剂。

患者服上方 3 剂后，又发作 1 次，但病情轻微，按压眼球即止。

原方菟丝子加至 30g，续服 30 剂，随访 5 个月未发病。

心悸一病，明代王肯堂谓："心悸之由，不越两种，一者虚也，二者饮也。"本例患者即由脾肾两虚，损及心阳，心失温养而致。菟丝子，《本草新编》谓其："正补心、肝、肾之主药。"其减慢心率作用在中医书籍虽没有记载，但现代药理研究表明，菟丝子含有树脂苷、糖类及维生素 A 样物质，对心脏有增强收缩作用。故凡属脾肾两虚，损及心阳，心失温养而致心悸，笔者都以菟丝子为主补肾益心，壮其神气而获效。笔者长期使用菟丝子还发现，个别患者服用本品有轻微致呕作用，减少用量或辅以和胃止呕之品即可消失。

女贞子治疗白细胞减少症

女贞子味甘苦，性凉，常用于补益肝肾，强壮筋骨，明目乌发，滋阴清热。笔者以女贞子为主，配伍黄芪、当归、鸡血藤、补骨脂等治疗各种原因引起的白细胞减少症，有较好的疗效。

曾治曾某，女，41 岁，1993 年 10 月 21 日初诊。患白细胞减少症 5 年，屡用鲨肝醇、维生素 B_4、利血生等治疗，疗效不佳。患者 5 年前患肾盂肾炎，常服抗生素、磺胺等治疗。此后查白细胞计数常年波动在（2.0～3.5）$\times 10^9$/L，伴见头晕神疲，四肢乏力，腰膝酸软，食欲差，失眠多梦。舌淡红，苔薄白，脉沉细。证属肝肾两虚，气血不足。

处方：女贞子 30g，补骨脂 30g，党参 30g，黄芪 30g，当归 15g，鸡血藤 30g，炒麦芽 30g，山药 30g，甘草 3g。

水煎服，2 日服 1 剂。连服 5 剂后头晕乏力好转，精神转佳。又守方服用 30 剂，白细胞总数升至 4.1×10^9/L。随访已年余未复发。

现代药理研究表明，女贞子有明显升高白细胞的作用。但本品性凉，脾胃虚寒者，过量使用易致脘胀、便溏。使用时配伍健脾消导之品，能减少不良反应。

强心良药葶苈子

葶苈子味辛苦，性寒，功擅泻肺平喘，利水消肿，主治痰涎壅滞、咳嗽喘促、水肿等症。方书多谓其属寒泄之品，能通利邪气之有余，不能补益正气之不足，久服则令人虚。如朱丹溪有"葶苈性急，病涉虚者，杀人甚捷"之说。对于非实邪郁滞之症，多谓其峻猛而很少使用。笔者以为，葶苈子既是下气行水之佳品，又是强心逐饮、泻肺定喘之良药，且具减慢心率、增强心输出量、降低肺动脉压的作用。无论痰火壅塞，或寒饮弥漫于肺之喘促气急，肺气肿、慢性阻塞性肺疾病等伴心力衰竭，都可配伍葶苈子治之，疗效甚佳。

慢性肺源性心脏病伴心力衰竭，用西药强心剂易伴发心律失常。凡见喘促气急、心悸、口唇发绀、肢体水肿等症，即可用葶苈子30g配香加皮、红参或南沙参、山萸肉、丹参、枳实、茯苓、甘草为基本方治之。一般痰热壅肺加黄芩、连翘、浙贝母；寒痰闭肺加麻黄、紫苏子、制天南星；阳虚加附片、桂枝；痰浊蒙窍加石菖蒲、郁金。全方具有扶正强心、逐饮开闭的功效，患者多在服药后的3~5天尿量增加，水肿减退，心力衰竭逐渐缓解。

如治张某，男，67岁，1994年12月10日初诊。反复咳喘28年，心悸、气喘、水肿15天，加重3天。诊见面色晦黯，呼吸困难，咳嗽胸闷气急，不能平卧，动则心悸，咯白色黏痰、量多，口唇发绀，颈静脉怒张。双下肢膝关节以下中度凹陷性水肿。舌质紫黯，苔白厚滑，脉弦细微数。证属正气虚衰，痰瘀水饮互结。

处方：葶苈子30g，红参（先煎）10g，山萸肉30g，香加皮5g，丹参30g，枳实20g，茯苓30g，桂枝10g，甘草8g。浓煎分6次服，一日服4~5次。

患者服药1剂后尿量增加，服药2剂后下肢水肿明显减退，痰量减少，咳喘、胸闷、气急、发绀明显减轻。守方服用6天，病情明显好转。

葶苈子分为苦葶苈子和甜葶苈子两种，一般苦葶苈子（水葶苈子）寒泻作用强，甜葶苈子（华东葶苈子）泻下作用缓，脾胃虚弱者，选用后者为佳。

重用山萸肉治疗心力衰竭

重用山萸肉治疗心力衰竭见于张锡纯《医学衷中参西录》，他在书中创立的"来复汤"即重用山萸肉。张氏认为："夫暴脱之症，其所脱者元气也。""凡人元气虚脱，皆脱在肝。故人虚极者，其肝风必先动，肝风动，即元气虚脱之兆也。""萸肉既能敛汗，又善补肝，是以肝虚极而元气将脱者服之最效。"张氏盛赞"萸肉救脱之功，较参、术、芪更甚。盖萸肉之性，不独补肝也，凡人身阴阳气血将散者皆能敛之，故救脱之药，当以山萸肉为第一"。

笔者临床治疗心力衰竭亦常重用山萸肉配伍益气温阳之品以扶助正气；配健脾泻肺、利水消肿之品减轻心脏负荷；配活血化瘀之品改善微循环，扩张血管，降低动脉压和二氧化碳分压，提高氧分压，改善心脏供血供氧。

梓潼道地药材——桔梗

桔梗，系桔梗科植物桔梗的干燥根，是梓潼县的著名药材，其品质比全国各地所产者为优。梓潼桔梗原为野生，以县城凤凰山居多，故有"凤桔"之称。梓潼桔梗的特点是：体质坚实，断面呈菊花心，味先苦辛，后略带甘，质量好，疗效高。相传曾将其作为贡品进奉皇帝，所以也有人称之为"贡桔"。由于野生桔梗药源短缺，满足不了医疗需要，梓潼县从 1959 年开始把野生变为家种，1972 年大面积栽培成功，并正式定名为"梓桔"。

桔梗性平，既可宣肺疏表、利咽祛痰排脓，又可升提肺气、利尿举陷，是治疗咳吐痰涎、咽喉肿痛、痈疽疮疖、胸胁满痛的常用药。前贤黄宫绣著《本草求真》论之颇精，黄氏曰："桔梗系开提肺气之圣药，可谓诸药之舟楫，载之上浮，能引苦泄峻下之剂至于至高之分成功。俾清气既得上升，则浊气自克下降。"

桔梗临床应用广泛，既可宣通肺气，疏散风寒；又可宣肺疏表，以散风热，利咽止痛。既可宣畅肺气，祛痰止咳；又可开郁化滞，祛痰排脓。既可升阳举陷，治疗内脏下垂；又可升提肺气、提壶揭盖，通调水道。笔者临床遇水气病屡用发汗、利水法而小便仍不通利者，或气虚所致尿闭，点滴而下，常在主方中配伍桔梗升提肺气，"提壶揭盖"，取下病上取、欲降先升之意，虽不直接利小便而小便自利。这是因为肺为水之上源，有如橐籥，肺气不开则肾气不化，膀胱之窍不通，用开提肺气法即能化膀胱之气，间接达到利小便的目的，小便自然畅通。

膻中按定呃逆安

呃逆俗称打嗝，是由于膈肌、膈神经、迷走神经或中枢神经受到刺激后引起一侧或双侧膈肌的阵发性痉挛，伴有吸气期声门突然关闭，发出短促响亮的特别声音。健康人精神受到刺激、快速吞咽食物、吸入冷空气等均可发生呃逆，多能自行消失，呃逆严重者会给患者带来极大的痛苦。

中医学认为，轻症呃逆多是胃失和降，胃气上逆动膈所致。重症呃逆往往伴发在危重症后期，常为元气衰败、胃气将绝的征兆。现代医学认为引起呃逆的原因主要有以下几点。①中枢性：脑肿瘤、脑血管意外、脑炎、脑膜炎、尿毒症、酒精中毒、多发性硬化引起呃逆反射弧抑制功能丧失。②呃逆反射弧向心路径受到刺激。膈神经的刺激包括膈肿瘤、食管疾病、胸主动脉瘤等；膈肌周围病变如肺炎、胸膜炎、心包炎、心肌梗死、膈下脓肿、食管裂孔疝等；迷走神经刺激有胃部病变、胰腺炎等导致迷走神经自稳功能失调，膈膜发生痉挛性收缩。③药物、精神刺激、全身麻醉、手术等可引起呃逆。健康人或患病后均易出现呃逆，外科胸腹部手术后容易伴发此症。

一般健康人出现短暂性呃逆多会自发自止，呃逆不止者可采用刺激咽部（喷嚏法）、屏气法（屏住呼吸30～45秒）、深呼吸、弯腰（按摩膈肌）90°时大口喝下几口温水（温暖膈肌）等可缓解。

"膻中按定呃逆安"，语出已故著名针灸专家蒲湘成编著的《针灸实效歌诀》。笔者在临床常用刺激膻中穴的方法治疗呃逆，获效满意。方法是指压膻中穴，呃逆可止。若按压后呃逆仍不止者，即用毫针沿皮刺膻中穴0.5寸左右，呃逆停止后取针，呃逆未止可留针。

膻中穴为八会穴（气会）之一，属任脉，心包之募穴。《灵枢·海论》云："膻中者，为气之海。"指压或针刺膻中穴，有调整气机升降出入、和胃降逆、舒肌止呃之功。既能调和任脉，疏通三焦之气；又能扶助元气，防止亡脱。用治呃逆，可获立竿见影之效。

十枣丸治疗肾结石

肾结石的形成多由水液滞结而成，如《诸病源候论》说："肾主水，水结则化为石，故肾客沙石。"湿热煎熬水液，水液滞结成石，或寒水结聚成石而阻滞尿路，气机不通，不通则痛。笔者用十枣汤治疗肾结石伴肾绞痛，疗效颇佳。

处方：甘遂、大戟、芫花各等份，共研细末，醋调为直径约0.8cm药丸，阴干备用。

每次服药3丸，用大枣60g煎水送服，或随症配中药汤剂送服。

例1 杨某，男，22岁，住址：德阳市中江县。1993年5月20日初诊。

1993 年 5 月 19 日夜间突然发生左侧腰部剧烈疼痛，伴见血尿。急去科学城医院就诊。B 超示：左肾 2 个结石，最大的 0.8cm×0.6cm。经注射哌替啶（度冷丁）等药物后疼痛暂时缓解，活动时仍疼痛。现症见左腰部、左下腹及左侧阴囊疼痛。脉弦，舌红，苔薄白。

用大枣 60g 煎汤，送服十枣丸 3 丸。连服 3 次后，左腰部剧烈疼痛伴尿频、尿急、尿痛。急去科学城医院 B 超检查见：左肾结石已排至膀胱，结石已缩小为 0.4cm 以下直径小粒结石，当即用膀胱镜取石。后服巴戟丸善后。

例 2 林某，男，26 岁，住址：绵阳市涪城区。1994 年 3 月 30 日初诊。

患者 1994 年 1 月 1 日突发右腰痛连及右下腹疼痛，在当地镇卫生院服西药后减轻。此后分别于 1 月 3 日、1 月 22 日又出现右下腹疼痛，1 月 23 日在当地卫生院诊为阑尾炎行阑尾摘除术。2 月 16 日又出现右腰及右下腹疼痛，在当地治疗不见好转，故转我处诊治。小便常规检查：红细胞（++）、蛋白（+）、上皮细胞（+）、黏液少许。B 超检查结论：左肾未见异常；右肾肾盏内见一直径 0.6cm 结石伴肾积水，膀胱 0.5cm×1cm 结石。脉沉紧，舌黯红，苔白中厚。

处以党参 30g，大枣 60g，黄芪 30g，茯苓 30g，白术 15g，茵陈蒿 30g，枳壳 15g。当日中午煎汤药送服十枣丸 3 粒，半小时后觉脘部灼热，下午 5 时解稀便 1 次，又服汤药 2 次，于晚 9 时左右出现尿频、尿急、尿痛，从小便排出 0.5cm×0.6cm 不规则且边缘锐利结石 1 粒。

医 论 医 话

中药不良反应探析

药物是人类与疾病斗争的重要武器，由于药物的使用，使人类的寿命不断延长。中医药在我国的使用已有数千年的历史，为中华民族的繁衍昌盛做出了巨大的贡献。中医药学是经过几千年实践证实的具有哲学、人文科学特点的应用科学。中草药源于大自然，一般认为其毒副作用较小，往往容易忽视其不良反应。其实药物是把"双刃剑"，中草药与西药一样，既能防病治病，也能致病，药物不良反应是伴随药品存在的一种客观现象，世界上没有无不良反应的药品。相对而言，中药的不良反应远低于西药。

有关检测数据显示，我国每年药物所致的不良反应约 250 万例，药物所致死亡约 20 万例。据 WHO 统计，各国住院患者发生药物不良反应的比例在 10%~20%，其中有 5% 的患者因为严重不良反应而死亡。李连达院士研究报道，1952 年至 2005 年 9 月，在专业期刊报道的中药不良反应文章 1000 余篇，病例 4000 余例。记载产生毒副反应的中药 460 多个品种，其中单味药 239 种，中成药和制剂 221 种。报道因服用单味药死亡的 28 例，使用中药注射液死亡的 30 例。《国家药品不良反应检测年度报告（2014）》显示，全国共收到中药注射剂不良反应报告 12.7 万例，且实际不良反应和导致死亡的例数远不止于此。WHO 警示，不合理用药已成为当今全球的第四号杀手。调查显示，全球 1/3 的死亡原因不是疾病本身而是不合理用药，正所谓"载舟覆舟都是水，治病致病皆因药"。

中医对中草药的毒性早有认识，《神农本草经》中就有"是药三分毒""大毒、常毒、小毒、无毒""下品多毒，不可久服"等记载。《类经·卷十四》云："凡可辟邪扶正者，皆可称之为毒药""所谓毒药者，以气味之偏也"。北宋科学家沈括在《梦溪笔谈》中记载了自己用苦参擦牙而伤肾，导致腰部沉重的病情，可谓是中药不良反应较早的记载。此后，清代张璐《本经逢原》载："年高之人不可用（苦参）也，久服苦参多致腰重。"《中国药典》则更明确了各种中药的不同毒性，并对中药炮制方法、入药剂量及煎药火候、时间都有严格的规定，这些都为使中药发挥其独特的疗效而减少其毒副作用提供了有力的保证。

一、什么是药品不良反应

WHO 国际药物监测合作中心和我国《药品不良反应报告和监测管理办法》给药物不良反应下的定义是："药物不良反应是指合格的药品在预防、诊断或治疗人的疾病，改善人的生理功能的正常用法用量情况下出现的无关的或意外的有害反应。它不包括无意或有意的超剂量用药引起的反应，以及用药不当引起的反应。"药物不良反应是药品的固有属性，服用药品出现不良反应是正常现象。只要是药品，就有可能存在不良反应。只要使用药品，就有发生不良反应的可能。按照药品说明书或医嘱合理使用药品，可减少药品不良反应的发生。目前，国际上对药物不良反应因果关系的评价标准是：①用药与药物反应出现的时间是否合理；②以往是否有该药物反应的报道；③药物反应后撤药的结果；④反应症状清除后再次用药的情况；⑤是否其他原因或混杂因素。依据符合以上5项条件的多少，判断为"肯定""很可能""可能""可疑""否定"。

严重药品不良反应的定义："严重药品不良反应是指因使用药品引起的以下损害情形之一的反应：①导致死亡；②危及生命；③致癌、致畸、致出生缺陷；④导致显著或永久的人体伤残或者器官功能损伤；⑤导致住院或住院时间延长；⑥导致其他重要医学事件，如不进行治疗，可能出现上述所列情况的。"

根据药品不良反应与药理作用的关系，药品不良反应一般分为 A、B、C 三型。

A 型：由于药品的药理作用增强所致，其特点是可以预测，通常与剂量相关，停药或减量后症状减轻或消失，一般发病率高、死亡率低。副作用、毒性反应、继发反应，后遗效应、首剂效应和撤药反应等，均属 A 型不良反应。

B 型：指与药品本身药理作用无关的异常反应，其特点是与使用剂量无关，一般难以预测，发生率低，死亡率高，而且时间关系明确。过敏反应、特异质反应属于此类。

C 型：指与药品本身药理作用无关的异常反应，一般在长期用药后出现，其潜伏期较长，药品和不良反应之间没有明确的时间关系。其特点是背景发生率高，用药史复杂，难以用实验重复，其发生机制不清，有待进一步研究和探讨。

二、引起中药不良反应的主要原因

1. 超剂量用药　主要表现为单次用药剂量过大、用药品种过多和慢性病长期用药。

清代名医王清任认为"药味要紧，分量更要紧"。在临床上，一些医生总认为中草药安全无毒，服多服少无关紧要；有的医生急功近利，急于求效，给患者超剂量用药或长期服药，造成慢性蓄积中毒。例如制附子的《药典》规定用量为 3～15g，制川乌、制草乌的规定用量为1.5～3g。临床上则有的用制附片 60g，笔者曾见一处方，川乌、草乌各用 80g。马钱子的规定用量为 0.3～0.6g，实际有用到 6～9g。法半夏的规定用量是 3～9g，实际有用到 30～120g。苍耳子的规定用量是 3～9g，实际有用到 30g。辛夷的规定用量是 3～9g，实际有用到 30g。一医生在处方中川乌、草乌、附片各 6g 同用且无脚注，患者服药一次后即出现中毒症状，虽然该方上药每味药仅 6g，但三味药叠加即已超过中毒量。《中国药典》规定山豆根（久煎毒性更大）的用量为 3～6g，一般实际处方用量都在 10g 左右。应当说，中药不良反应不仅仅是简单的某一味中药的问题，可能会影响到中医药生存发展的根基。

2002 年 12 月 7 日，《中国医药报》报道了湖南株洲 3 个案例：例 1，宁某，男，67 岁，因腰痛到某医院诊治。医生诊断为腰椎增生、陈旧性腰椎压缩性骨折，开具中药 5 剂，内有制草乌、制川乌各 10g，注脚"另包"。该院中药房按处方予以调配，将制草乌、制川乌各另包，每包重 10g，嘱患者先煎 30 分钟。第二天上午患者服完药汤后，四肢麻木无力，伴呕吐、腹泻、心悸。其家属速送其到医院急诊，院方诊断为"草乌、川乌中毒"，经采取给氧、药物抢救，患者才脱离危险。例 2，罗某，男，35 岁，因左臀部及左脚疼痛麻木 2 个月余，到某医院诊治。医师诊断为"坐骨神经痛"，开具中药 2 剂，内有制草乌 10g（无注脚），该院中药房按药方调配发药（无交代）。患者服药半小时出现中毒反应去医院急救，经抢救治疗 3 天后出院。例 3，谢某，男，28 岁，因坐骨神经痛到一个体诊所就诊。医生开具 3 剂中药，患者服完第 3 剂后向医生诉称药效不佳，于是该医生将患者带到某药店，并口头嘱咐该药店负责人为患者配发马钱子 3g，以增强药效。该药店负责人拿出曾在药材店中药材加工炮制时私藏的生马钱子 3g，临时清炒碾碎后发给患者，并说炮制好了。患者回家后，以开水冲服药粉 1.5g，约 40 分钟后，患者出现头晕、抽搐及呕吐等症状，病情十分严重，急送攸县人民医院抢救，医师诊断为"马钱子"中毒，住院治疗 1 个月出院。

以上中毒案例中，医生开具的制川乌、制草乌剂量均为 10g，制马钱子口服剂量达到 1.5g[《中国药典》2005 版（一部）规定，制川乌、制草乌的剂量为 1.5～3g，马钱子的剂量是 0.3～0.6g（入丸散服）]，大大超过了规定剂量，另外在处方上没有按处方要求注明煎服方法。

细辛主要功能是辛温解表，可用于风寒湿痹关节痛和慢性气管炎等疾病的治疗。但细辛含有毒物质黄樟醚，这种物质会作用于人的呼吸中枢，阻止氧代谢，严重的会破坏肝细胞，甚至诱发癌症。在临床上，细辛的使用量有严格规定。从宋代开始就有细辛的使用量不超过1钱的记载（折合为3g），《中国药典》对细辛规定用量为1~3g。《中国中药杂志》1995年第7期报道，一患者服细辛9g，发生急性心力衰竭。

麻黄含有麻黄碱和伪麻黄碱，这些成分在国际上被认为是毒品。麻黄的规定用量为2~9g，有的处方用15~30g。超剂量使用麻黄会使人兴奋、烦躁不安、出汗、心跳加快、血压升高等，严重的会引起哮喘加重，甚至休克。

《中国药典》规定，朱砂和雄黄的日用剂量分别为0.1~0.5g和0.05~0.1g，且入丸散宜缓服。《中国中药杂志》1995年第6期报道，一女患者服朱砂3g中毒死亡。笔者曾见一处方开朱砂18g并嘱冲服，大大超出《中国药典》规定用量。

一男性癫痫患者服用瓜蒂50g（《中国药典》规定用量为0.6~1.5g）、藜芦6g（《中国药典》规定用量为1~1.5g）、常山60g（《中国药典》规定用量为3~9g）。煎服后吐泻频作，腹痛便血，经抢救无效死亡。

2005年6月20日晚，江西卫视报道一医疗事故，某医院西医外科主任给一肾结石患者开排石中药3剂，有海金沙30g，石韦15g，金钱草30g，木通60g（《中国药典》规定川木通用量3~6g）等，患者服药1剂出现恶心呕吐，服第2剂时没有小便，到医院诊为急性肾衰竭。该医生书写潦草，木通60g下方数字"0"前隐约有一小点，最后判决为药剂员误将6.0g取为60g受到处罚，医院、医生分别赔偿经济损失。

2008年2月27日《健康报》报道：贵阳市陶某因病去某医院开了6剂中药，医生嘱每天煎1剂服，该男子认为加大剂量效果会更好，于是将3剂中药混在一起熬后服用，当天晚上发生严重中毒反应，送医院抢救才脱离危险。

2011年10月25日和11月1日，患者张某先后2次去北京王府井永安堂药店中医诊所张某处就诊，首诊为"胸痹、肝血虚、心肾不交"，两次处方为瓜蒌薤白半夏汤加减，因患者伴有失眠，该方半夏用量为40g，两诊共服含有半夏的处方10剂后出现尿毒症五期。2015年3月13日，北京第二中级人民法院二审判决："该医疗行为存在过失，其与张某的损害后果间的因果关系不能排除。"并判决永安堂巨额经济赔偿。

2. 诊断辨证不准，致用药不当　只有安全的医生，没有安全的药物。用药不当是导致中草药不良反应最多的一类，主要原因是医者不辨证论治、对症用药，或对药物的性能认识不清，或滥用补药造成不良后果。如有的医生一见西医的炎症就苦寒药齐上，笔者发现多例因服黄连、石膏过量而致终生胃寒的病例。如果给肝阳上亢的患者服肉桂、细辛即等于火上加油，且过量服用肉桂还可引起血尿。失血、阴虚患者用发散解表药，脾虚便溏患者用清热药，阴虚火旺患者用温热药等都可能引起中药不良反应发生。

中成药制剂在临床使用时常常辨病使用，由此而发生的不良反应亦随之增多。目前全国面市的中成药种类繁多，医院制剂的品种更多。且中成药大部分为西医使用，他们很难掌握辨证施治技巧，同一疾病开中成药达3~5种，违背中医辨证应用中成药的现象相当普遍。主要有同类药物多种并开，诊断与用药不符。据《健康报》2006年1月24日报道，北京医院一西医一张处方开了5种同类中成药，分别是通心络、诺迪康、心脑康胶囊、血塞通片、麝香保心丸。临床上见了发热就用抗生素、清开灵，不辨证候，什么病都用黄芪注射液、参麦注射液的现象比比皆是。某准字号中成药广告称能治中风，在介绍其功能主治时，不分中风是缺血性还是出血性，也不论是心血管病还是脑血管病，更谈不上分急性期、恢复期、后遗症期的基本用药规则。发生在日本的小柴胡汤事件，致使100多人患间质性肺炎，其中22人死亡，结果导致津村顺天堂破产，津村昭社长被判刑，其主要原因也是忽略了辨证。1998 年 8 月 2 日，感冒 3 天的山东工业大学青年女教师王某骑摩托车到医院求治，诊断为上呼吸道感染。因其青霉素过敏，医生给输清开灵，静脉滴注 3 分钟后出现过敏反应，抢救无效死亡。清开灵注射液由板蓝根、栀子、金银花、水牛角、猪去氧胆酸、珍珠母、黄芩苷组成，是用于"毒热实证痰热证"的，用药须知上有"表证恶寒发热、有药物过敏史者慎用"的注明，其中金银花、水牛角、猪去氧胆酸容易引起过敏。2005 年 8 月 25 日，笔者诊治一 37 天新生儿黄疸患者，黄疸指数较正常升高 3 倍，转氨酶较正常升高 6 倍，一位西医给开清开灵口服。何立荣在《中国中药杂志》2003 年第一期报道，在使用安宫牛黄丸时因病愈再服而致患者体温过低。

所谓中药，必须在中医药理论指导下使用，若不按中医理论辨证应用，就不能称为中药，《周礼》云："医师，聚毒药以供医事。"有毒的中药如马钱子、附子、蟾酥等的毒性很大，但在中医的理论指导下正确辨证使用，就能发挥其不可替代的治病作用。《医法圆通》曰："病之当服，附子、大黄、砒霜皆是宝；病之不当服，参、芪、鹿茸、枸杞皆是砒霜。"这充分说明"药之害在医不在药"，临床只要辨证论治，配伍得当，就可以化毒为利，减少毒副作用的发生。

3. 对药物固有的毒副作用认识不清或配伍不当，致使毒性增强 孔子在《论语》中说："未达（之药），不敢尝。"2000 多年前的孔子对于不了解药性的药都不敢吃，而现在有的医生为了片面追求疗效，在无经验的情况下轻率使用一些奇药、怪药。如在治疗肿瘤时大量使用毒蛇、全蝎、硼砂；在治疗痹证时轻率使用剧毒药马钱子。硼砂在《中国药典》并未收载，《毒药本草》介绍的内服用量为 1.5～3g，且注明宜入丸散缓服，其中毒致死量是 22g。笔者见一医，2002 年 4 月 15日给一肾结石患者开了 3 剂排石药煎服，每剂用硼砂 30g（已超过中毒致死量），患者服药一次即出现严重中毒反应。硼砂的毒性很大，易溶于水，随水温升高，溶解度增大。硼砂进入人体后，经过胃酸作用转变为硼酸，经由胃肠道吸收。《健康报》2010年1月27日报道，硼酸对婴儿的致死量是2～3g，儿童5～6g，成人5～20g。硼砂中毒没有突出特点，容易贻误诊治，导致死亡。长期过量摄入硼，对人体生殖、发育和内分泌系统有毒性影响。慢性中毒表现为厌食、无力、头晕、头痛、体重减轻、嗜睡、尿闭、发绀、心肾衰竭等。短时间摄入大剂量硼砂，可能导致急性中毒，出现呕吐、腹泻、便血、脱水、休克、昏迷等中毒表现。硼中毒者的病理检查可见胃、肾、肝、脑和皮肤出现非特异性病变。

1990～1992年，比利时有105名妇女在同一诊所服用了一种叫"苗条丸"（主要成分为芬氟拉明、安菲拉酮、防己、厚朴等）的减肥药1～2年，其中有近70人发生慢性肾衰竭，靠血液透析和肾移植维持生命。柏子仁被用来养心安神时，其润肠通便作用就成为致泻的副作用；甘草药性平和，止咳泻火，久服则影响脾胃气机导致水湿停聚，有碍消化功能，长期应用会出现血压上升、头痛、乏力、水肿等"假醛固酮症"。苦寒的龙胆草可引起胃痛、腹泻。山豆根与大黄配伍后极易发生头晕眼花、足软无力、手指颤抖等毒性反应。一般来讲，任何药物都有副作用，只是强弱不等，快慢不同。有些药物的慢性不良反应往往要经过很长时间才能被发现，如长期服用何首乌会引起肝损害，长期服用朱砂安神丸会出现汞的慢性积蓄中毒。

4. 药材品种基原混乱 中药材品种基原混乱是造成中药不良反应的重要原因。中药在不同地区形成了不同的用药习惯，因此同名异物相互混用现象较为普遍，名称相似的中草药互相代替的现象也时有发生，从而导致某些有毒品种混迹其中，不易察觉。以木通为例，一味木通就有三种不同的身份，分别为木通科的木通、毛茛科的川木通与马兜铃科的关木通。据考证，《神农本草经》中所载木通为木通科木通，其性无毒，是木通药材的正品；毛茛科的川木通则主要应用于我国的云、贵、川地区，目前尚未发现毒性报道；除云、贵、川以外，我国大部分地区的木通多为马兜铃科药材关木通，研究表明关木通所含马兜铃酸可损害肾功能。再如防己，药材有防己科的汉防己与马兜铃科的木防己之分，前者无毒，后者有毒。防己科植物北豆根可清热解毒、利咽镇咳，一般情况下无毒副作用；而豆科植物广豆根则因含有苦参碱和氧化苦参碱，具有一定的毒性。土三七中的景天三七、藤三七无毒，景天三七中含齐墩果酸有护肝的作用，而红背三七（紫背天葵）、菊三七则含有吡咯烷，易致肝损害。桑寄生本无毒，但寄生在有毒植物上的寄生就会含有相应的毒性。把香加皮当作五加皮使用，会发生洋地黄中毒。甜葶苈无不良反应，而苦葶苈则有引起腹泻的副作用。

5. 患者擅自使用中药　在日常生活中，不少人常常因为口苦咽干、口干舌燥、牙龈肿痛、大便干燥等种种"上火"表现而自购牛黄清心丸、牛黄上清丸、牛黄解毒丸等"败火"药服用。这些药中含有毒或重金属成分，使用不当即可危害健康。有 300 年使用历史的龙胆泻肝丸主治肝胆湿热证，一般使用 3～5 天，见好就停，很多人一见口苦、容易着急上火就认定自己"肝火旺"，从而长期服用龙胆泻肝丸半年甚至一两年者。一些患者过分迷信单方、偏方、祖传秘方、名医处方或"久病成医"的偏见，患病后不经医生诊治，自行选方服药。这类案例很多。

《健康报》2001 年 10 月 16 日报道：河南省邓州市张某之妻徐某患胆结石，经多方医治无效。2000 年 3 月 31 日，张某偶然从一本期刊上看到一则专治胆结石的"小验方"，该方下面注明系河南省武陟县李某推荐，并经河南省某中医药研究院副主任医师宋某审阅。他立即到由姚某、卢某夫妇租赁经营的某医药公司药店，照该方买回了 5 剂中药煎服。第一剂服完后，徐某便站立不稳，开始出现头晕、呕吐、腹泻等症状。张某将妻子送往市人民医院抢救，由于抢救无效，徐某于当晚 10 时许死亡。事件发生后，邓州市医疗事故鉴定委员会鉴定结论为："××杂志刊登的药方中，火硝、硼砂等有毒药物严重超剂量，并违反两种药物仅入丸、散或化水分次服用的原则，擅入煎剂，且使用有配伍禁忌之药品组方，是造成徐某死亡的直接原因。此事故定为一级医疗事故。"

《某都市报》曾报道一患者按验方书自购中药一剂，药物含龙胆草20g，苦参30g，川楝子15g，患者煎服一次后中毒死亡。

6. 中药材炮制及煎服不规范　药物不良反应定义的前提是"合格药品"，药品质量不合格，必然会产生不良反应。中药炮制的主要目的就是降低或消除药物的毒性，以保证用药安全。如附子、川乌、草乌、雪上一枝蒿、落地金钱、铁棒槌等的生品中，因含有乌头碱而具有较强的毒性，必须经过炮制才能入药。炮制后，乌头碱的含量明显降低，药材毒性大约减为炮制以前的20%。附子、川乌、草乌通过入汤剂时的先煎过程，残存的乌头碱进一步水解为乌头次碱，乌头次碱又进一步水解为乌头原碱，加之汤剂中药物之间的相互配伍、牵制减毒，原有药材的毒性也就"烟消云散"了。细辛含有的有毒物质多分布在茎叶部位，根部含量极少，《雷公炮炙论》中也规定必须把细辛叶片摘掉。《中国药典》规定，细辛只可使用地下部分。另外，黄樟醚是一种极易挥发的物质，通过水煎煮20~30分钟，95%的黄樟醚都会挥发掉，不会因服用而出现中毒。如果在药材炮制过程中偷工减料，盲目生产，就给用药安全带来了隐患。按照炮制规范，朱砂应采取研细水飞的方法，即可得到朱砂的极细粉末，并除去朱砂的游离汞。经过这样的炮制过程，减轻了朱砂药材的毒性。如果只采用球磨机打磨，由于温度升高，产生了较多的游离汞，再加上免去了水飞过程，使研磨时产生的游离汞得不到清除，朱砂药材的毒性可想而知。按正规程序炮制后的法半夏毒性很小，而不按正规程序炮制后的法半夏和生半夏的毒性就很大。一些不法商贩用硫黄熏制贝母、枸杞子等中药材，使其二氧化硫超标，容易损害肝肾功能。此外，即使同一品种中药，由于生长年限、采摘时间、储藏条件、用药部位等不同，都会影响药物质量而产生不良反应。

7. 体质差异因素 李中梓说："耐毒者，缓剂无功，不耐毒者，峻剂有害，此脏气之不同也。"年老体弱、婴幼儿童及孕妇对药物耐受力差，易出现不良反应。有过敏体质的人对某些中药（尤以动物药为多见）会产生过敏反应。一患者静脉滴注清开灵，液体输到 2/3 时出现休克，体温升至 42℃，全身及内脏出血、心力衰竭、肝衰竭，经抢救 20 余天才脱险。

2005 年 6 月 15 日，云南禄劝县某小学 200 多名学生（包括部分老师及家长）喝了学校提供的预防感冒的大锅中药，150 余人出现恶心、呕吐、腹痛、腹泻、头痛等中毒症状，一名学生抢救无效死亡。该处方药物有板蓝根、金银花、大青叶等 15 味中药，药检等相关部门及中医学专家检验鉴定结论是：该药方里每种药均符合《药典》规定，为合格药物，但配伍不合理，苦寒性药物较多，加之小学生胃肠道发育不健全，体质差异等因素导致中毒。2002 年 3 月 29 日，中央电视台二套节目报道：一老中医给某学校开了 1 剂预防流行性感冒的大锅药，药物有金银花、连翘、黄芩、甘草 4 味，学校 1000 多人服药后均无不良反应，但其中一学生发生过敏性紫癜，继发紫癜性肾炎。该案律师指出：不见人开预防药是不当的。此例是否有其他因素致敏不得而知，作为医生应当从中吸取教训。

8. 药物配伍不当，不合理用药 有些中药相互间可产生化学反应，如果配伍不当将引起不良反应，如麻黄能增加乌头类药物的毒副作用，藜芦就不宜与人参等补益类药同时使用。中西药之间也有配伍禁忌，如山楂、五味子、乌梅、山萸肉等与磺胺同时使用就会引起血尿。因为酸味药含有机酸，能使乙酰化的磺胺溶解度降低而在肾小管中析出结晶，损伤肾小管及尿路的上皮细胞，引起尿结晶、血尿。

临床上中西药物的搭配使用情况非常普遍，特别是基层用药。由于目前有关中西药物搭配使用的基础研究尚存在许多空白之处，因此，在没有任何可靠依据的情况下，对于中西药物的搭配使用还是应持谨慎态度。中药与西药是两个完全不同的理论体系，盲目将中西药物混合应用可能造成不良后果。很多情况下，单独应用某一中药或西药可能不会产生毒副反应，但是若将二者混合使用，则有可能造成不良反应的发生，这种情况在注射液的使用方面尤当注意。据报道称，广西一名患感冒的儿童，在使用青霉素后接着静脉滴注双黄连注射液，结果出现高热反应，并因继发胃出血、急性脑水肿而死亡。无独有偶，安徽一位乡村医生，在给一患儿应用双黄连针剂、庆大霉素、地塞米松联合治疗后，致使该小儿肝昏迷死亡。所以，对于中西注射药物的混合使用，临床应慎之又慎。

中药注射制剂如双黄连、清开灵、丹参、葛根素，以及灯盏花素、血栓通、脉络宁、脑血康、生脉、醒脑静等注射液的不良反应均有报道。鱼腥草、复方蒲公英、炎毒清、鱼金、刺五加、茵栀黄等9个注射剂因发生多起严重过敏反应而停用。2008年10月，云南3人死于注射刺五加注射液。

注射剂的不良反应常累及多器官、多组织、多系统。如皮肤及附件损害、发热、过敏性休克、心血管系统损害、神经系统损害、血液系统损害、胃肠系统损害、泌尿系统损害、用药局部损害等。其原因既与不辨证用药有关，也与合并使用药物过多有关。药物进入人体后，某些大分子物质可作为半抗原，与血浆蛋白结合成更大分子的复合物而起变态反应。反复用药的数量多、时间长，发生不良反应的机会就会增加。

9. 中药污染　由于环境污染严重，部分地区土壤中铅、汞等重金属严重超标，再加上农药的使用，使中药材受到污染。还有中药材在储运过程中保管不当引起的变质、霉变、微生物超标，以及使用硫黄熏蒸剂等，都易使中药材污染而产生不良反应。

10. 量效关系不明确　量效关系是药物不良反应因果评价的重要依

据之一。然而，中医临床要依据辨证施治的原则遣药组方，确定药味多少，定其用量大小。临床上药味相同，但剂量不同则疗效迥异。中成药成分复杂多样，往往作用于多靶点、多环节，部分中药具有双向调节作用。如川芎小剂量使用可引起子宫收缩、心脏兴奋，而大剂量使用时则抑制心脏兴奋、扩张血管、降低血压。小剂量的白术用于止泻，大剂量则用于润肠通便。小剂量半夏燥湿化痰，30~50g能降逆，50~120g能安神，还有重用半夏治疗慢性肾衰竭的报道，但大剂量使用风险肯定大于获益。柴胡小剂量可升阳、举陷，用于治疗洞泄、脱肛、遗尿、阴挺、崩漏、带下、内脏下垂等病症；中量可理气、解郁、调经，用于治疗胸胁胀痛、月经不调等病症；大剂量可退热，用于治疗外感发热等病。小剂量人参具有兴奋中枢的作用，而大剂量人参却有抑制中枢的作用。桑叶小剂量发汗，大剂量止汗。鸡血藤小剂量养血活血，大剂量活血化瘀。酸枣仁小剂量镇静，大剂量催眠。黄连小剂量健胃助消化，大剂量则清热泻火。大黄小剂量苦味健胃，大剂量则通腑泻下。升麻小剂量升阳举陷，能治疗内脏下垂，红细胞、血小板、粒细胞减少，还可治疗抑郁、阳痿、疲劳综合征等功能低下状况；大剂量则清热解毒疗疮，可替代犀角。甘草小剂量有调和药性作用，中剂量有温肾养心作用，30g以上大剂量则有解毒和类似激素样作用。附子小剂量补虚散寒，镇痛则需常用量，治疗严重风湿病则须较大剂量。红花小剂量活血养血，大剂量破血（《本草衍义补遗》）。苏木小剂量活血，大剂量破血。生石膏小剂量可清热除烦，大剂量可收药专力宏、直折火势之效。桑白皮小剂量有退热作用，中剂量有祛痰镇咳作用，大剂量有利尿及轻泻作用。洋金花轻用（0.3g）有止咳平喘和镇痛作用，重用（20g）则有麻醉作用。黄芪轻用有升压作用，重用则能降压；气虚难汗者轻用可汗，表虚多汗者重用可止。如果临床应用不注意中药的量效关系，就很容易发生不良反应。

11. 重金属超标 朱砂含汞，雄黄含砷，均系有毒元素，国际上严格限用于药品。据统计，我国《中国药典》收载的中成药中，有46种含有朱砂，26种含有雄黄，18种同时含有朱砂和雄黄。这些品种中小儿惊风散、小儿清热片、安宫牛黄丸、朱砂安神丸、牛黄解毒丸等是大家耳熟能详的药物。我国现行的《中国药典》《药品标准〈部颁标准〉》《国家中成药标准〈地升国标准〉》《国家药品标准·新药转正标准》中含朱砂、雄黄的成方制剂就有440种，占全部收载量的6.34%。较为突出的问题是朱砂、雄黄剂量超标。《中国药典（2010版）》规定，朱砂的日剂量是0.1~0.5g，雄黄的日剂量是0.05g~0.1g。但《中国药典》有11种成方雄黄超标（与单药规定前后矛盾）；《部颁标准》有167种成方朱砂超标，48种成方雄黄超标；《国家中成药标准〈地升国标准〉》3种成方朱砂超标，7种雄黄超标。

2011年5月，中华人民共和国香港特区政府卫生署对外表示，发现内地一款"华佗"牌优质保婴丹的中成药重金属汞含量超出限量标准约两倍，下令回收。这一事件让药品中的朱砂、雄黄成分成为焦点。2013年媒体爆料，英国与中国香港药品保健品管理局查出，北京同仁堂旗下健体五补丸、王氏保赤丸、七珍丸、牛黄解毒片、牛黄千金散、小儿至宝丸及保灵堂乌鸡白凤丸等40多种中成药含有汞(朱砂)、砷(雄黄)、铅等毒物。

朱砂中的汞在人体内易于蓄积，消除半衰期长，患者经常服用含朱砂的中成药时会发生慢性汞中毒。朱砂与含甲基结构的药物（如茶碱、普萘洛尔等）混用易生成甲基汞，造成汞中毒；朱砂与溴化物、碘化物合用，可生成具有毒性的溴化汞或碘化汞沉淀，导致药源性肠炎；食盐可增加汞盐的溶解度，使汞的吸收增加，从而加重汞中毒。其中毒表现为记忆力减退、多梦、失眠、食欲下降、恶心、血尿等，中毒严重的可出现肝肾、心脑的损害。中国中医科学院研究员周超凡认为："从今天来看，朱砂的药用价值已经不大。可以说是弊大于利。而且该成分不是非用不可，不是不可替代，在风险大、效益小的情况下，应该舍弃。"

12. 药物过敏 过敏反应属变态反应，无论中药还是西药，都是外来性抗原物质与体内抗体间所发生的一种非正常免疫反应。中草药中可以诱发过敏的物质很多，如蛋白质、多肽、多糖等大分子物质具有完全抗原性。另一些分子较小的化合物可作为半抗原，与体内蛋白质结合成为全抗原而引起过敏反应，这些半抗原在中草药中广泛存在，如小檗碱、茶碱、丹参酮等。植物类中药，特别是开花类，如槐树花、柳树花、椿树花、款冬花、艾叶、草红花、板蓝根、番泻叶、山豆根、辛夷、苍耳子、鸦胆子、苦参、胖大海、红花、马勃、葶苈子、石菖蒲、雷公藤、威灵仙、青黛、巴豆、千里光、天竺黄、天花粉、乳香、没药等；动物类有斑蝥、地龙、水蛭、僵蚕、鳖甲、穿山甲（代）、蜈蚣、全蝎、蜂乳、蟾酥等。矿物药有朱砂、赭石、冰片、雄黄、石膏等。中成药如正天丸、六神丸、牛黄上清丸、华佗再造丸、跌打丸、牛黄解毒片、新复方大青叶片、速效伤风胶囊、藿香正气水、正红花油、鼻炎宁制剂（包括胶囊、颗粒剂）、白敬宇眼药水等；注射液如清开灵注射液、复方丹参注射液、双黄连注射液、清热解毒注射液、茵栀黄注射液、银黄注射液、肝炎灵注射液、参麦注射液、刺五加注射液、鱼腥草注射液等，都有致敏的报道。

三、含毒中药分类

目前已发现能够致死的含毒中药达 20 多种，如有大毒的专治类风湿关节炎的雷公藤，有中等毒性的驱蛔虫中药苦楝子，有小毒的息风止痉中药蜈蚣等。有些药物含有剧毒，如植物类药生附子、生半夏、马钱子、生草乌、巴豆等，矿物类药水银、砒石、砒霜、硼砂等，动物类药斑蝥、蝎子、白花蛇等。

1. 按含毒成分分类

（1）含生物碱的中药：生物碱大多具有比较强烈的作用，含生物碱的中药对机体的毒性可因所含生物碱的不同而异。如麻黄中的麻黄碱对大脑皮质及皮质下各中枢均有兴奋作用，大剂量时可以引起心脏的抑制。川乌、草乌、附子、天雄、雪上一枝蒿等中药所含的乌头碱毒性很强，只要内服 0.2mg 即可中毒，3~4mg 即可致死，其毒理作用主要是使中枢神经和周围神经先兴奋后抑制，直至麻痹；还可直接作用于心脏，提高心肌的应激性，从而导致心律失常。断肠草，学名为钩吻，其主要成分钩吻碱具有神经毒性，引起的症状主要有眩晕、言语含糊、肌肉松弛无力、吞咽困难、呼吸肌麻痹、共济失调、昏迷等，还会造成呼吸困难、体温及血压下降、四肢冰冷、虚脱等，患者最终会因呼吸麻痹在 1~8 小时死亡。雷公藤、昆明山海棠等所含的雷公藤碱，可引起丘脑、中脑、延脑、脊髓的病理改变，使肝、肾、心脏发生出血与坏死。含番木鳖碱的马钱子可选择性地兴奋脊髓。洋金花所含莨菪碱、东莨菪碱的毒性主要累及神经系统，对周围神经的作用为阻断 M 胆碱反应系统，而产生抑制乙酰胆碱酯酶的毒蕈碱样作用，因此有抑制或麻痹迷走神经等副交感神经作用。含苦楝碱的苦楝子中毒时会抑制呼吸中枢、引起呼吸麻痹而窒息。含类似烟碱及毒芹碱的半夏、天南星除刺激黏膜、引起喉头水肿外，对呼吸中枢还可发生抑制作用。含有生物碱的还有苦参、藜芦、阿片、秋水仙、石蒜、大白屈菜等品种。

吡咯双烷生物碱是全球范围内对人类肝损害最严重的植物毒素，野百合、千里光、天芥菜、藤三七、红背三七、巴拉圭茶、狗舌草、麻黄、金不换等含有该生物碱。该生物碱还可造成静脉闭塞性疾病、肝纤维化和肝硬化。

（2）含苷的中药：含苷类的中药有很多，但毒性作用较强的苷类主要有以下几种。

①强心苷：强心苷是许多植物中所含的对心脏有显著作用的甾体苷类，能使心肌收缩增强，心率减慢。其共同特点是小剂量有强心作用，

较大剂量或长时间应用可致心脏停搏。葶苈子含有强心苷（大剂量有强心作用），超剂量使用会中毒，古人早有认识，如《本草正义》载："葶苈性急，病涉虚者，杀人甚捷，遂令俗人不辨是否，畏之蛇蝎。"又如夹竹桃的毒理似洋地黄，主要表现在胃肠道方面，严重时出现传导阻滞、心动过缓、异位节律等，最后因心室纤颤、循环衰竭而致死，铃兰、福寿草的中毒亦类似。万年青除直接刺激迷走神经与脊髓中枢外，还能对心脏产生直接抑制作用。其他还有八角枫、杠柳皮、芦荟、了哥王、醉鱼草等均含有强心苷。

②皂苷：其毒性主要是对局部有强烈刺激作用，并能抑制呼吸，损害心脏，尚有溶血作用。如商陆对交感神经有刺激作用，促进胃肠道蠕动，并刺激肠黏膜，引起腹痛、腹泻，大剂量可引起中枢神经系统麻痹及运动障碍。此外，木通、黄药子亦可引起肠胃刺激症状，并可分别损害肾、肝。

③氰苷：含氰苷的药物中毒主要缘于氰苷在体内被酶水解产生氰氢酸，这是一种强烈的细胞毒物质，人的致死量约为 0.05g，此类植物多见于蔷薇科和豆科中，如杏仁、桃仁、鸦胆子、枇杷仁、木薯、瓜蒂、郁李仁等均含氰苷成分，水解出氰氢酸可产生毒性作用。如苦杏仁用至 20g，即可产生致死量的氰氢酸。

④黄酮苷：含黄酮苷的中药有芫花、广豆根等，其毒性作用多因刺激胃肠道和对肝的损害，引起恶心呕吐、黄疸等症状。

（3）含毒蛋白的中药：毒蛋白主要存在于植物的种子中，其毒理作用是对胃肠道黏膜有强烈的刺激和腐蚀作用，能引起广泛性内脏出血，如巴豆、苍耳子、蓖麻子、相思子、望江南、吕宋果等均含有毒蛋白，中毒反应为剧烈吐泻、呕血、血尿，甚至惊厥、死亡。

（4）含萜（有机化合物，多为香味液体，如薄荷油、松节油）及内酯的中药：其毒理作用为对局部有强烈刺激性，并对中枢神经系统有抑制作用。如艾叶主要含挥发油、苦艾素，对皮肤有刺激作用，内服可刺激胃肠道，并可由门脉而达肝，引起细胞损害。马桑内酯可兴奋大脑及延脑，并降低体温，引起惊厥、窒息。

（5）含砷及金属元素的中药：主要是矿物类中药，其中对人体毒性较大的有以下几类。

①含砷中药：砷化合物具有原浆毒作用，能抑制巯基酶组织活性，并能使全身的毛细血管极度扩张，大量的血浆漏出，以致血压降低，尚可导致肝萎缩，中枢神经损害及心肾的严重损害（WHO规定，每升水的砷含量不得超过0.01mg。火成岩和沉积岩开发排放的含砷废水和废弃物及含砷农药中的无机砷污染可能助长2型糖尿病流行）。含砷中药除砒霜、雄黄外，无毒的矿物药如石膏、赭石等也含少量砷，若长时间、大剂量使用也可引起砷的蓄积中毒。2011年12月8日《京华时报》报道：张某的母亲在吃下密云一中医诊所开的含有石膏成分的中药后中毒身亡。事后有关部门的调查显示，张母服用的石膏中砷含量超标。就在张某母亲出事的前一天，另一名患者也因服了这种药品中毒死亡。据了解，这些劣质药材系由某药品推销员向中医诊所出售。

②含汞中药：汞是一种原浆毒，汞化合物对人体具有强烈的刺激性和腐蚀作用，并能抑制多种酶的活性，引起中枢神经与自主神经功能紊乱。如水银、轻粉、朱砂等中毒后可出现精神失常、胃肠道刺激症状及消化道出血，严重时可发生急性肾衰竭而死亡。

③含铅中药：铅是多亲和性毒物，作用于全身各系统，主要损害神经、造血、消化和心血管系统。含铅中药主要有铅丹、铅粉、铅霜、黄丹、密陀僧等，另外还有中成药黑锡丹、二味黑锡丹等，含铅量高达15%。铅进入人体内半衰期很长，大约为1460天。它先以磷酸氢铅的形式分布于全身，继之有90%～95%转化为正磷酸盐，沉积在骨骼、牙齿、脏器、肌肤、毛发中，然后缓慢地转移至血液中。铅对人体各组织系统均有毒性危害，尤其是神经、造血系统受害最甚。当铅的摄入量大于排泄量时，血液中铅元素就会增高。铅在体内蓄积到一定量

时，会造成早期铅中毒，中毒症状为头晕、头痛、烦躁、失眠、乏力、健忘、食欲减退、口有异味、恶心、呕吐、腹痛、腹胀、腹泻或便秘等。此外，铅还可以使人的记忆力衰退，思维和判断能力下降，女性月经不调。铅还能通过胎盘侵入胎儿脑组织，使婴幼儿发生智力障碍、痉挛性疾病和行为异常。铅还有致突变作用，使细胞癌变的危险性增加。体内含铅量高的癌症患者，治疗效果也会相应下降。中度和重度铅中毒者，铅与体内蛋白质中的巯基结合，含巯基的酶被抑制，影响血红蛋白合成而引发贫血。正常人体内含铅总量为 0.1～0.2g，中毒量约为 0.4g，致死量为 20g，铅化物的致死量为 50g。若 1 周内每天从含铅中药中摄入 10mg 铅，便可引起中毒。此外，中医外科用做狗皮膏药等的膏药基质有些是用铅丹制成的，经常使用，经皮肤缓慢吸收，也会发生慢性铅中毒。

④生硝是一种主要成分为硝酸钾的矿物质，又叫地霜、苦硝、北帝玄珠，是常用的化工原料，也是一味常用的中药。临床上广泛用于治疗便秘、腹胀、肝胆疾病、胆肾结石等。中医常用方有大黄硝石汤、硝石矾石散等。《本草纲目》中记载生硝味辛、苦，大温、无毒。但是，长期服用生硝，其主要成分硝酸钾极易在体外或体内某些因素作用下，转化成有毒的亚硝酸盐，亚硝酸盐除有致癌作用外，还可以使体内血红蛋白变成高铁血红蛋白，而高铁血红蛋白是不具备正常血红蛋白给身体各脏器运送氧气的功能的，因此会造成体内缺氧。其他如白矾含硫酸铝钾，过量摄入可致高血钾，导致机体代谢紊乱和脑缺血、缺氧、呼吸循环衰竭。

2. 按损害部位分类

（1）损害消化系统的药物：多导致恶心、呕吐、食欲不振、腹痛腹泻，胃肠道黏膜损伤而致呕血便血。具体药物包括甘遂、大戟、芫花、黄药子、射干、蜈蚣、细辛、马勃、苦参、白头翁、龙胆、青黛、贯众、威灵仙、苍耳、山豆根、肉桂、艾叶、荜澄茄、半夏、天南星、白附子、藜芦、土贝母、白果、马兜铃、番泻叶、商陆、巴豆、关木通、全蝎、朱砂、川楝子、青木香、乳香、红花、槟榔、山慈菇、莽草、紫金牛、斑蝥、土鳖虫、夹竹桃叶、苦楝皮、木薯、瓜蒂、马桑、雷公藤、曼陀罗、钩吻、鱼胆、乌头类、六神丸、大活络丸、牛黄解毒片等。

（2）损害肝功能的药物：由于肝是主要的生物转化场所，因此易受植物药的损伤。损害肝功能的代表药物是黄药子，该药含黄药子生物碱，能直接作用于肝细胞，引起肝细胞坏死而损害肝功能。另有一些中药在人体转化代谢过程中损害肝功能，如苍耳子。其所含苍耳子苷是一种细胞原浆毒，其代谢产物及其本身干扰阻断了肝细胞的某些重要代谢途径或胆汁排泄功能，从而引起肝细胞的损害或胆汁淤积。肝损害临床表现为黄疸、天冬氨酸转氨酶（AST）和丙氨酸转氨酶（ALT）升高、肝大，有的可引起肝衰竭甚至死亡。其他如鱼胆、鱼藤、生棉子、桐子及桐油、雄黄、川楝子和皮、臭草、蓖麻子、轻粉、马桑、斑蝥、海藻、钩吻、一叶萩碱、相思子、藤黄、大风子、蜈蚣、雷公藤及雷公藤制剂等均可引起急性肝损害。长期大剂量服用半夏、土荆芥、芫花、蒲黄、艾叶、野百合、铅丹、铅粉、密陀僧、望江南、红背三七、菊三七、猫尾草、大白顶草、婆婆纳、四季青、防己、常山、棉花子、冬青叶、番泻叶、广豆根、喜树、老虎节、羊角菜子、白屈菜、油桐子、黑面叶、猪屎豆、望江南子、金不换、波希鼠李皮、石蚕属、马兜铃属、八角莲属等亦可引起肝功能损害。薄荷类中的胡薄荷酮可迅速耗竭肝的还原型谷胱甘肽，薄荷呋喃是胡薄荷酮的代谢产物，也有直接的肝细胞毒性。土荆芥、千里光等中草药含有黄樟醚，青木香、淮木通、硝石等含有硝基化合物，均有一定诱发肝癌的作用。其他如昆明山海棠、番泻叶、钩吻等均有肝损害作用。2006年7月，全世界有49例关于使用升麻导致严重肝损害的报告，澳大利亚报道多例大面积肝坏死，其中4例因肝衰竭需做肝移植手术。同期英国药品和健康产品管理局公布，何首乌有肝损害的不良反应，建议患者在医生指导下服用。英国研究表明，何首乌含有大黄酸、大黄素，可引起肝血窦扩张，肝炎细胞浸润及脂肪变性。《健康报》2006年5月17日报道，山西太原某机关刘某长期便秘口干，自认为火气太盛，自2002年至2006年3月，每天服牛黄解毒片4~6片。2006年3月发现皮肤粗糙、黑斑、腹胀肢肿，经B超、肝穿刺确诊为滥用药物导致的肝硬化。牛黄解毒片每片含砷0.0768g，刘某3年内累计摄入400g左右砷。砷在体内蓄积，渐进性地损害其皮肤、心、肝等器官，尤其是破坏肝小静脉，引起肝小静脉闭塞，进而导致肝硬化。

（3）损害心血管系统的药物：损害心血管系统的药物多引发心动过速、心动过缓、房颤、期前收缩、房室传导阻滞等。具体药物有龙胆、瓜蒂、蟾酥、细辛、朱砂、马勃、麻黄、山豆根、威灵仙、防己、苍耳子、全蝎、蜈蚣、水蛭、川楝子、川乌、草乌、斑蝥、瓦松、商陆、雷公藤、夹竹桃叶、博落回、钩吻、鱼胆、万年青等。

（4）致血液系统不良反应的药物：中药所致的血液系统损害有血小板减少、血小板减少性紫癜、溶血性贫血、骨髓抑制、再生障碍性贫血、白细胞减少、粒细胞缺乏、过敏性紫癜、急性白血病、红细胞减少、红细胞形态改变、血红蛋白尿、类白血病反应，以前3种疾病为多。这类药物有雷公藤及其制剂、青风藤、蛇毒酶制剂、朱砂、蟾酥、水蛭、苍耳、地龙、龙葵、猪牙皂、白花蛇舌草、山豆根、半边莲、半枝莲、马钱子、蛇胆、牵牛子、白附子、全蝎、蜈蚣、土贝母、山大岸（茜草科植物）及含砷中药。雷公藤主要毒性成分为二萜类，其次是生物碱，滥用或超剂量使用可使白细胞及血小板减少、再生障碍性贫血甚至广泛性脏器损伤乃至死亡。正清风痛宁主要成分青藤碱取自中药青风藤，药理作用之一为免疫抑制，其引起白细胞减少的机制可能与其免疫抑制作用有关。蛇毒酶制剂使血液处于低凝状态，因而可导致多脏器出血等症。朱砂的主要成分为汞，汞进入人体可使一些重要生物酶失去活性，导致组织细胞和细胞膜的损害。水蛭中含有水蛭素，可降低血黏度，降低血流阻力，个别患者用后可发生过敏和血小板减少性紫癜。活血化瘀药物的药理作用为降低血黏度及抗血小板聚集，部分患者用后可出现出血症状。山大岸的枝叶含 β–谷甾醇、内酯、酚等成分和有机酸等，有报道内服或外用山大岸枝叶而诱发急性白血病死亡的病例。葛根素可导致急性血管内溶血，国家药品不良反应监测中心数据库的数字显示，2003 年 1 月至 2005 年 6 月期间，葛根素注射剂的新发不良反应病例报告共 1006 例，其中严重不良反应 30 例，死亡 11 例。

（5）对神经系统有影响的药物：中毒表现为眩晕、头痛、惊厥、抽搐等。这类药物主要有苦参、山豆根、苍耳、防己、天南星、白附子、半边莲、升麻、关木通、全蝎、蜈蚣、朱砂、番泻叶、川乌、草乌、斑蝥、雷公藤、龙葵、川楝子、麻黄（麻黄碱对中枢神经系统有兴奋作用，能兴奋大脑皮质和皮质下中枢，引起精神兴奋、不安和失眠）、马钱子、莽草实、曼陀罗、洋金花、番木鳖、苦楝皮、马桑、钩吻、蟾酥、鱼胆、雪上一枝蒿等。

（6）对呼吸系统有影响的药物：多引起呼吸急促、咳嗽、咯血痰、呼吸困难，甚或引起急性肺水肿、呼吸衰竭或麻痹。这类药物有蜈蚣、全蝎、细辛、苍耳、桃仁、苦杏仁（桃仁、苦杏仁所含苦杏仁苷水解后产生的氢氰酸可抑制呼吸中枢）、雷公藤、木薯、闹羊花、瓜蒂、蓖麻叶、钩吻、鱼胆、水蛭、花椒、川乌、草乌、罂粟壳、槟榔、茺蔚子（含益母草素，有活血调经作用，大剂量可麻痹中枢神经、抑制呼吸）等。

（7）致肾损害的药物：这类药物所含毒素成分直接或间接使肾小管损伤、坏死，或引起局部急性过敏性间质性肾炎，可出现尿少或尿闭、尿频或量多、蛋白尿或水肿等肾功能损害症状。这类药物有雷公藤、关木通、猪胆、蜈蚣、蛇毒、乌头、苍耳子、雄黄、斑蝥（成人用量为 0.03～0.06g，内服 1.5～3g 可致命）、蓖麻子、牵牛子、松节、朱砂莲、鸦胆子、鱼胆、苦楝皮、川楝子、轻粉、棉酚、广防己、草乌、大麻、使君子、钩吻、荜澄茄、巴豆、朱砂、全蝎、马钱子、紫杉、罂粟壳、七叶莲、蜡梅根、马兜铃、天仙藤、寻骨风、青木香、马桑果、相思子、蛇胆、土荆芥、土贝母、千年见、北豆根、甘遂、矮地茶、荜澄茄、夹竹桃、臭梧桐、丢了棒、密陀僧、白花丹、黄独、大风子、洋金花、乌桕、红娘子、芫花、八角枫、苦参、望江南子、曼陀罗花、棉花子、蜂房、土牛膝、昆明山海棠、油桐子、蛇毒，以及含砷、汞、铅类的砒霜、绿矾、铅丹、红升丹、朱砂、蜂毒、明矾等。其中损害肾小球的药物有苍耳子、雄黄、斑蝥、蓖麻子和松节等；损害肾小管的有朱砂莲、鸦胆子、鱼胆、苦楝皮、川楝子、轻粉、苍耳子等。

（8）致眼损伤的药物：贯众（收缩视网膜血管、损害视神经）、吴茱萸（导致视力障碍、错觉）、川草乌（视物不清甚至失明）、鹿茸（可致暴盲）、苦楝皮（可致视力下降）、五加皮（可致视神经炎）、槟榔（可致瞳孔缩小、视觉调节功能障碍、视物模糊）、青葙子（青光眼及瞳孔散大者禁用）、大黄（可致原有眼溃疡加深、星翳深陷）。

（9）损胎动胎的药物（包括大热大毒、活血化瘀、滑利攻下、芳香走窜类药物）

①《中国药典》收载的妊娠禁忌和慎用中药：阿魏、巴豆、白附子、冰片、草乌、草乌叶、常山、牛膝（川牛膝）、川乌、大黄、芒硝、大皂角、丁公藤、番泻叶、飞扬草、附子、干漆、桂枝（包括肉桂，易致子宫充血）、黑种草子、红大戟、京大戟、甘遂、芫花、红花、西红花、虎杖、华山参、急性子、瞿麦、卷柏、川楝子、苦楝皮、两头尖、凌霄花、漏芦、芦荟、马兜铃、马钱子、乳香、没药、牡丹皮、木鳖子、闹羊花、片姜黄、蒲黄、千金子、牵牛子、三棱、莪术、三七、商陆、苏木、桃仁、天花粉（有明显抗早孕作用）、天南星、天山雪

莲（明显收缩子宫）、天仙子、甜瓜蒂、通草、王不留行（有明显抗早孕作用）、洋金花、益母草（收缩兴奋子宫）、罂粟壳、郁李仁、枳壳、枳实、猪牙皂、麝香、斑蝥、水蛭、蜈蚣、全蝎、蟾蜍、土鳖虫、穿山甲、牛黄、红粉、轻粉、雄黄（致畸胎）、朱砂、硫黄、芒硝、玄明粉、禹余粮、皂矾、赭石。

②《中国药典》未收载及未列入品种：鸦胆子、九里香、关木通、广防己、青木香、水银、延胡索、螟青、虻虫、藜芦、瓜蒌、滑石、苍耳子、雷公藤、夹竹桃叶、长春花、喜树果、冬葵子、桉叶、半枝莲、射干、赤芍、万年青、白药子、砒石、透骨草、伸筋草、蟋蟀、血竭、蛴螬、昆布、半夏（有明显抗早孕作用）、毛冬青、挂金灯、礞石、鬼箭羽、樟脑、儿茶、狼毒、蓖麻子、硼砂、硇砂、大风子、龙胆、刘寄奴、喜树果、三尖杉、长春花、葶苈子、穿心莲（可对抗孕酮，抑制绒毛滋养细胞生成而致流产）、了哥王（5-豆留烯-3β、α二醇具有引产作用）、葛根、细辛、蝉蜕、山豆根、马齿苋、草红藤、犀角、紫草、厚朴、吴茱萸、花椒、郁金、马鞭草、槐花、槐角、白果、胖大海、蒺藜、蛇蜕、赤石脂、使君子、雷丸、榧子、芫荑、胡椒、绿矾、当归尾、干姜、丁香、降香、伏龙肝、檀香、过山龙、槟榔、决明子、半边莲、啤酒花、远志（增强子宫平滑肌运动，曾用于引产、催产）、车前子、香附子、沉香、苦参（15%苦参液可使精子瞬间失活）、芹菜（常吃可减少男性精液数量）。

③文献报道，下列药物有兴奋、收缩子宫的作用：重楼、地龙、薏苡仁、升麻、白鲜皮、川芎、茜草、龟甲、鳖甲、螃蟹壳、山楂、大青叶、板蓝根、木蝴蝶、青皮、陈艾、辛夷、百部、浙贝母。

④一般中成药类：清凉油、风油精、十滴水（含樟脑）；理血类，如七厘散、小金丹、虎杖片、脑血栓宁、云南白药、三七片；清热类，如六神丸（早期易致畸形，晚期易致儿童智力低下）、梅花点舌丹、牛黄解毒片、败毒膏、消炎解毒丸、牛黄清心丸，含朱砂的朱砂安神丸、

磁朱丸、人丹；跌打损伤类，如中华跌打丸等；祛风湿痹痛类，如虎骨木瓜丸（其中牛膝、川乌易致胎儿发育障碍）、大活络丸、小活络丸、天麻丸、虎骨追风酒、华佗再造丸、伤湿去痛膏、抗栓再造丸等；泻下类，如十枣丸、舟车丸、麻仁丸、润肠丸等损胎气，易致流产；消导类，如槟榔四消丸、九制大黄丸、清胃和中丸、香砂养胃丸、大山楂丸等易致流产；理气类，如木香顺气丸、气滞胃痛冲剂、开胸顺气丸、十香止痛丸等因下气破气、行气解郁力强，故为禁药；开窍类，如冠心苏合丸、苏冰滴丸、安宫牛黄丸、行军散等；驱虫类，如囊虫丸、驱虫片、化虫丸等；祛湿类，如利胆排石片、胆石通、结石通；敛疮类，如麝香痔疮膏、祛腐生肌散、疮疡膏、百灵膏、消核膏、白降丹等。

此外，蝉蜕可能导致月经量突然增加，应慎用于月经过多的患者。

（10）致癌及促癌药物：①被石棉污染的滑石致癌。药品级的滑石不应含有石棉，但由于矿物共生的原因，滑石在成矿过程中，常与蛇纹石等含有石棉成分的矿石伴生，易被石棉矿污染（二者同属硅酸盐类），而一旦摄入（吸入）被石棉矿污染的滑石（英国规定，应用 X 射线检测，相关产品不得有角闪石类杂质），就可能诱发卵巢癌、肺癌、胸膜间皮瘤及胸膜广泛纤维化。②马兜铃酸致癌。2013 年 8 月 7 日，两项发表在美国《科学－转化医学》期刊上的研究称，马兜铃酸会导致人体发生大量基因突变，从而引发癌症，其致癌性强于烟草和紫外线。马兜铃酸天然存在于马兜铃、寻骨风、天仙藤和朱砂莲等马兜铃科植物中。20 多年前，含有这类成分的中草药减肥药被发现会导致肾损害，后来人们又发现它还增加罹患尿路癌症的风险。世界卫生组织下属的国际癌症研究中心曾将马兜铃酸列为一类致癌物。另一项来自新加坡、美国与中国台湾等多个医学机构研究人员的研究结果表明，接触马兜铃酸可能会引起过去被认为由其他致癌因素导致的上尿路癌症和一种过去被归因于某种慢性肝炎感染所致的肝癌。③中国预防医学科学院曾毅院士从 1693 种中草药和植物中共检出了 50 多种植物含有促癌物质，其中千金子（续随子）、假连翘、射干、土沉香、芫花、狼毒、了哥王、猫眼草、泽漆、甘遂、苦杏仁、苏木、金钱草、独活、三棱、红牙大戟、猪殃殃、曼陀罗、巴豆等中草药位列其中。另外，肉豆蔻、大茴香、土荆芥、胡椒、马钱子、巴豆油、樟脑油及霉变中药均有促癌作用。

四、如何预防中药不良反应

应该说，每一种药都有副作用，大多数中药都有不同程度的毒性。但人总是会生病，生病就要用药，即古人所谓"治病，以毒药之偏性而治之"。用药就要权衡利弊，趋利避害，正确使用药物，尽量减少药物的不良反应。

1. 树立正确用药观念　药物不良反应与药物本身的特性、服用药物的方法及个体特异反应密切相关。中药不良反应多是由于对中药的药性和毒性认识不清引起的，医生用药要严格掌握用药指征，辨证用药，避免滥用。患者治病要遵从医嘱，不随意增加剂量、延长疗程，切不可一剂中药吃个不停。要注意自己有无过敏史，一旦有瘙痒、发热、红斑、胸闷、气喘、全身不适等异常症状，应立即停药就医，避免发生不良反应。患病不要轻信偏方、验方、秘方，应在正规医院医生的指导下用药。

2. 加强药品管理　药品生产经销部门、药房应严格执行医药卫生部门对毒剧中药的使用规定。毒剧中药应有专人保管、专柜收藏。对毒剧中药，没有医生的正式处方或有关部门的证明，不能随意售予个人。从事中药工作的人员必须熟悉毒药的性能及用法，并主动向购药者介绍用法及注意事项。

3. 依法炮制　毒性中药必须按照《中国药典》的要求科学炮制，这不仅能增强疗效，同时也能保证用药安全。如乌头的毒性成分是乌头碱，它容易被水解，变成毒性较弱的乌头次碱和几近无毒的乌头原碱，所以用水漂或蒸煮可削减其毒性。乌头经炮制后，生物碱含量平均减少 78%～82%，而乌头次碱和乌头原碱的毒性仅为乌头碱的 1/（200～400），这就保证了内服的安全性。又如雪上一枝蒿，古代文献中无此药的炮制记载，我国西南及湖广一带民间大多生用，故中毒反应屡有发生。近年来，改用水煮法对该药进行炮制，其毒性明显减低而疗效得到保持。

4. 合理配制 合理配制可减少药物的毒性，增强疗效；配制不当，则能加剧药物的毒性。《神农本草经》云："若有毒宜制，可用相畏相杀。"临床上常用半夏配生姜、乌头配蜂蜜、附子配甘草等来达到这一目的。

5. 合理用药，严格控制用量 临床合理用药的关键在于剂量、疗程和品种三个环节。有毒中药毒性较大，安全范围狭窄，而人体对药物的敏感度和耐受性又有相当差异，用之不当易对人体产生不良影响，故使用毒剧药时要严格控制用量，不能随意超剂量用药。《神农本草经》所载："若用毒药疗病，先起如黍粟，病去即止，不去倍之，不去十之，取之为度。"详细阐述了运用毒药应小量试服、渐求加量的方法。对于有毒中药及中成药一定要严格按照《药典》规定控制使用剂量和方法，中病即止，不可过服、久服，以免引起蓄积中毒。另外对于作用峻烈、容易损伤正气的中成药，如破血消癥的大黄䗪虫丸、鳖甲煎丸，破气导滞的开胸顺气丸、峻下逐水的舟车丸等，也要严格控制使用剂量，以免发生不良反应。

老年人和小儿用药除要注意平和无毒以外，还要尽可能减少用药的种类，不随意增加用量。一般说来，65 岁及以上的老年人处方要减少用量，发汗的解表药、泻下药应减少用量，苦寒药如黄连、龙胆等都应减少用量。经典方剂中药物常在 4～8 种，现在组方多在 15 种以上，有的处方达 20～30 种，药味越多，发生不良反应的概率就越大。中药方剂要注意药物剂量间的配比，一般剂量配比变了，方剂也另行命名，功能主治也会发生变化，如桂枝汤和桂枝加桂汤。由此可见，必须严格用药剂量，尤其是那些含有毒性的药物。用药还要考虑到长期用药易致蓄积中毒和产生依赖性等问题。

6. 严格限制毒剧药的使用　医者要更新认识，客观对待有毒中药。对于古典处方中当时没有认识到的有毒中药，应该重新研究，取其精华，去其糟粕（能替代的替代），进行优化，不能唯古是从，唯典是从。应用含有一定毒性的中药，一定要权衡利弊，不轻易使用。对于能治病的毒剧中药应该严格管理。首先要考虑是否必须使用，如含砷药物及斑蝥、蟾蜍、马钱子、乌头、巴豆等有毒中药，要限制病种使用范围和用量、用法，尽量用于顽症、难症、重症、绝症或外用。普通常见病、补益方、保健品、婴幼儿、孕妇应禁止使用含汞的中药，以规避风险。

医学是一门攸关生死的严肃学科，医者治病，可能会出现一些差错，但如果滥用药物，则是不允许的。《礼记》曰："医不三世，不服其药！"是说非医学世家不可信，其字里行间是在警示世人，记住那些学艺不精者因药杀人的沉痛教训。

何首乌致肝损害 3 例

一、病历摘要

例1　雷某，女，65岁，住址：四川省绵阳市涪城区花园小区。

患者既往有胃病，经常感觉胃脘部胀满不适、嗳气，偶有泛酸。2010年11月左右，患者看了某卫视一个栏目，某医师介绍每天用何首乌50g、小茴香25g炖猪肚治疗胃病，雷某于2010年12月初开始用何首乌200g、小茴香100g炖1个猪肚，吃肉喝汤，分4天吃完，每天吃1次。连续吃1个月后，患者胃脘部胀满不适、嗳气、泛酸等症状有增无减，反而出现头晕、全身乏力、不思饮食、厌油、小便黄等症状。2011年1月20日去绵阳市中心医院做胃镜检查：结论为"慢性浅表性胃炎"，肝功能异常。经门诊中西医治疗 1 个月不见好转，病情逐渐加重。

2011 年 3 月 3 日，肝功能检查结果为：丙氨酸转氨酶（谷丙转氨酶）616U/L、天冬氨酸转氨酶（谷草转氨酶）722U/L、谷氨酰转肽酶 423U/L、碱性磷酸酶 216U/L、乳酸脱氢酶 319U/L、总胆红素 54.9μmol/L、直接胆红素 31.8μmol/L。排除了甲、乙、丙、丁、戊等病毒性肝炎，以及自身免疫性肝炎等常见肝病。次日，绵阳市中心医院门诊以"发现肝功异常 2 个月"收入消化内科住院治疗 26 天，上述肝功能指标稍有下降，2011 年 3 月 30 日出院，嘱继续保肝治疗。

患者 2011 年 4 月 1 日来笔者处诊治。现症：胃脘部胀满不适、嗳气、头晕乏力，不思饮食，小便黄。诊见颜面萎黄，精神倦怠。舌质淡红，舌苔薄黄，脉弦细。2011 年 3 月 29 日复查肝功能结果为：谷丙转氨酶 603U/L、谷草转氨酶 673U/L、谷氨酰转肽酶 390U/L、碱性磷酸酶 194U/L、乳酸脱氢酶 269U/L、总胆红素 44.9μmol/L、直接胆红素 29.6μmol/L。

诊断：药物性肝损害。以健脾疏肝、利胆化湿治疗 5 个月。患者肝功能逐渐恢复正常，直至痊愈。

例2 王某，女，68 岁，住址：绵阳市科学城七区。2012 年 4 月 25 日因口苦、口干、便秘、陈旧性脑梗死等病就诊。诉 2006 年因患便秘，自己用偏方，每天用生何首乌 50g 泡水服，连服 3 个月后出现倦怠乏力，身、目、尿黄，脘胀不思饮食，化验转氨酶 3 项及黄疸指数各项均升高，其中谷丙转氨酶达 1000U/L 以上。住院治疗 3 个月，门诊治疗 6 个月方愈。

例3 张某，男 41 岁，住址：绵阳市游仙区交通局。2015 年 3 月开始，自用何首乌粉与营养早餐米粉按 1 : 9 的比例混合食用 1 个月余，随即出现乏力、腹胀、不思饮食、厌油、面色及小便黄等症状。入住绵阳市中心医院消化内科，化验谷丙转氨酶 2000U/L，谷草转氨酶及总胆红素、直接胆红素均升高。住院治疗 3 个月，肝功能恢复正常。

二、讨论

上述三例，例 1 患者因胃脘部胀满不适、嗳气、偶有泛酸等症，连续服用何首乌及小茴香 1 个月，胃病不见好转，继而出现头晕、全身乏力、不思饮食、厌油、小便黄等症状，肝功能检测显示肝损害。经保肝治疗 5 个月余逐渐恢复正常。例 2 患者自服何首乌达 3 个月而致肝损害，例 3 患者自服 1 个月出现肝损害。

何首乌作为补益药物使用，有寿仙精品之美誉，具有补肝肾、益精血、强筋壮骨、补虚损的作用，临床常用于血虚体弱、头晕眼花、须发早白、未老先衰、腰膝乏力、遗精、脱发及血虚便秘等症。现代药理研究发现，何首乌具有改善记忆、降血脂及抗动脉硬化、促骨髓生长、增加免疫功能、抗血小板聚集和抗衰老等作用。临床有用何首乌治疗十二指肠溃疡的报道。

何首乌使用不当可导致急性肝损害，患者会出现黄疸、转氨酶升高等症状。据报道，安徽一小伙为治脱发，服用何首乌引起药物性肝衰竭而死亡（2016 年 2 月 24 日《健康报》）。国家食品药品监督管理局药品评价中心的研究人员曾对 1996 年 1 月至 2009 年 6 月国内文献报道的与何首乌及其制剂相关的 35 例肝损伤个案进行研究与分析。结果发现，这 35 例患者的首发症状均为乏力、食欲缺乏、尿黄，继而发生皮肤、巩膜黄染，少数患者伴恶心、厌油腻、腹胀等消化道症状。2006 年，英国药品和健康产品管理局发出警告，称自 2006 年 3 月 30 日起确定 7 例怀疑与何首乌相关的不良反应个案均与肝损害有关。国家食品药品监督管理总局 2014 年 7 月发布过"口服何首乌肝损伤风险"的提示。

何首乌导致不良反应的机制有待进一步研究。解放军 302 医院周双男等认为，可能源于何首乌含有大黄酸、大黄素等蒽醌衍生物，这些衍生物在机体代谢过程中引起肝细胞脂质过氧化，导致肝细胞坏死。这些有害物质还可以干扰肝细胞摄取血中胆汁分泌的功能或结构，并破坏细胞膜运载胆盐受体，使肝细胞正常结构和代谢功能发生异常，引起药物性肝损害。

根据多数报道显示，即使常规用量的何首乌也会导致肝损害，临床必须合理使用。首先应该区分生、熟何首乌，生何首乌偏于解毒通便，熟（制）何首乌偏于补益肝肾。临床应当按照辨证施治原则，不超量、超时使用，才能减少不良反应的发生。

龙虎丹治疗窦道、溃疡临床研究

战伤、各类外伤及手术切口由于湿热毒邪侵袭创面，或因患者气血虚弱（机体防御功能改变，局部血供不良），或异物残留，均可形成创面感染。据 Todd 收集 15 541 则腹壁手术切口病例，总感染率为7.4%，以阑尾化脓穿孔切口感染率为最高，发生率可达 30% ~ 50%。创面感染或手术切口裂开（切口裂开发生率 0.2% ~ 3%），继而可形成慢性窦道、溃疡，使患者治疗日期延长，甚或经年累月不愈，损失严重。现代医学治疗慢性窦道、溃疡多采取搔刮或切除病灶，二期缝合，但病程长，易复发。这类患者常常要忍受伤口疼痛、迁延不愈、情绪低落的折磨。对于这类慢性难愈性创伤，中医采取先化腐排脓、再敛口生肌的方法治疗，取得一定效果，但疗程长，疗效的重复性差。笔者团队运用壁虎为主配制成龙虎丹，于绵阳中心医院等五家医院，对确诊为慢性炎性窦道、溃疡的 131 例患者进行了系统的临床科研观察，疗效颇佳。治疗组观察 102 例，痊愈 83 例，好转 15 例，总有效率达96%，较同期西医常规疗法对照治疗 65% 的总有效率为高（$P<0.01$），明显优于同期对照病例，且无毒副作用。

《医宗金鉴·外科心法》曰："腐者，坏肉也。诸书云：腐不去则新肉不生……盖去腐乃疡科之要药也。"现代医学对慢性窦道、溃疡的治疗首先清除坏死组织，扩大伤口，改善引流，使肉芽组织生长而促进创面愈合，否则很难愈合，或愈后又溃。基于上述认识，笔者团队考虑腐乃慢性窦道、溃疡的病理基础，去腐符合创面的向愈规律，是治疗的关键。

龙虎丹中的主药壁虎既具有化腐排脓之功，又有生肌敛口之力，配清热解毒之紫草、清热燥湿之黄柏、清热止痛之冰片等解毒涤秽，并助主药开结行气，直达病所，共奏拔漏排脓、去腐生肌之功。

临床观察表明，龙虎丹治疗慢性窦道、溃疡化腐作用强，敛口时间短。无论在控制局部炎症，还是在生肌敛口方面，疗效均优于其他外治方法。其作用机制可能有以下三个环节：一是抑菌作用，主药壁虎的表皮可能含有天然抗生素，能促使炎症恢复；二是化腐排脓，使坏死组织溶解，保持引流口通畅；三是含有能加速创伤愈合的生长因子，能生肌敛口，促进局部血液循环和肉芽组织生长的功能。治疗组全部显效和好转病例均在用药后 2 ~ 3 天出现疗效。对照组采用西医常规换药治疗，虽能起到控制感染、促进创面愈合的作用，但未能缩短愈合时间，疗效出现时间晚，并有 35% 的患者无效，影响患者的工作和生活。

一、观察结果

1. 治疗组治愈 83 例（81%），好转 15 例（15%），无效 4 例（4%），总有效率为 96%。治愈的患者，愈合时间最短 3 日，最长 30 日，平均为 10.195 ± 5.96 日（均值 ± 标准差，下同）。

2. 对照组治愈 12 例（41%），好转 7 例（24%），无效 10 例（35%），总有效率为 65%。治愈的患者，愈合时间最短 7 日，最长 93 日，平均为 30 ± 23.96 日。两组愈合时间相比较，治疗组明显优于对照组。

观察结果显示：龙虎丹治疗组临床疗效明显优于对照组，且无毒副作用。经统计学处理，治疗组差异有高度显著性（$P<0.01$）：对照组

差异有显著性（*P*<0.05）。两组组间方差分析表明，亦有显著性差异（*P*<0.05）。

二、典型病例

例 1 范某，男，62 岁，住址：绵阳市涪城区。1987 年 7 月 3 日，因患前列腺增生，在某中心医院手术治疗后，手术切口形成 2 个深 1.5cm 窦道，在该院常规换药 155 天不见好转。1988 年 1 月 6 日改用龙虎丹换药 4 次，1 月 15 日结痂愈合。

例 2 郝某，女，35 岁，住址：绵阳市梓潼县。因患左胸部脂肪瘤手术切除后，腋中线第 9 肋间形成一斜向上方、深 4cm 的窦道，经常规换药治疗 153 天不愈。改用龙虎丹换药 3 次，15 天愈合。

例 3 杨某，男，57 岁，住址：绵阳市梓潼县。患前列腺增生症行手术治疗后，耻骨上引流口形成一深 3cm 的窦道，经常规换药 71 天未愈。改用龙虎丹换药 2 次，7 天愈合。

咳喘静合剂治疗咳嗽变异性哮喘临床研究

咳嗽变异性哮喘（CVA）是指以咳嗽为主要临床症状的哮喘，系支气管哮喘的一个类型，其发病率高，呈逐年上升趋势。咳嗽变异性哮喘属于中医"咳嗽""哮"等范畴。《诸病源候论》称之为"呷嗽""上气鸣息"，并对其病机有精辟的阐发："肺主气，邪气乘于肺，则肺胀，胀则肺管不利，不利则气道涩，故气上喘逆，鸣息不通。"西医以非特异性抗炎药为主，辅以支气管扩张剂治疗。但应用激素副作用大，且远期疗效不稳定，难以控制复发。

笔者在长期的临床实践中观察发现，本病是在正气不足的基础上复感外邪（包括致敏原），影响津液运行，聚而成痰，伏藏于肺，成为本病发病的"宿根"。发病时外邪触动伏痰，以致痰浊与外邪搏击于气道，使气道不利，肺气闭郁，肺失宣降，气上喘逆而出现咳嗽咯痰，喘息气促，哮鸣有声，黏痰一经略出，病情即缓解。由此可见，正气不足是形成本病的关键，宿痰伏肺是基础，外邪触发是诱因。痰浊与外邪搏击气道致气道不利（肺气闭郁），气上喘逆，鸣息不通（气道高反应）是基本病理改变。故以宣肺平喘、化痰止咳、抗炎解痉、扶正固本为法，用麻黄、法半夏、党参、黄芩等组成咳喘静合剂。全方攻补兼施，温清并用，标本兼赅，切中病机。既能止咳、祛痰、抗炎、解痉、平喘，又能调动机体自身抗病能力。经 70 例临床观察证明，本方治疗咳嗽变异性哮喘疗效好，疗程短，无毒副作用，服用方便。

一、观察结果

70 例患者痊愈 64 例，占 91.4%；显效 1 例，占 1.4%；无效 5 例，占 7.2%，总有效率达 92.8%。痊愈、显效患者，疗程最短者 1 天，最长 6 天，平均为 3.6 天。

二、典型病例

例 1　王某，女，35 岁，住址：绵阳市三台县安居区，1998 年 12 月 15 日初诊。

患者于 1998 年 10 月去北京探亲，11 月 10 日因受凉后出现流清涕、咽喉痛、咳嗽。先后去北京某大学人民医院、复兴门医院呼吸科治疗 1 个月不见好转，患者坚持要回绵阳笔者处治疗。诊见频繁咳嗽，吸入冷空气及刺激性气体时加重，咳时吐清稀泡沫痰，伴见形寒怕冷。舌淡，苔白，滑脉弱。服咳喘静合剂 2 天后咳嗽明显好转，服药 4 天痊愈。

例 2　姜某，女，56 岁，住址：绵阳市科学城。2000 年 7 月 26 日初诊。

2000 年 4 月 2 日开始咳嗽，5 月 2 日、10 日分别去本单位职工医院、某医科大学附属医院摄片诊为间质性肺炎。先后在某医科大学附属医院、本单位职工医院及绵阳市多家医院门诊及住院治疗不见好转。诊见咳嗽频繁，伴见胸闷、气紧、咯白色泡沫痰。舌淡，苔白，脉细弱。服咳喘静合剂2天明显好转，4天痊愈。

例3 周某，女52岁，住址：绵阳市涪城区。2001年4月11日初诊。

咳嗽、胸闷、气紧6个月，在某中心医院住院治疗未愈。2000年月12月8日于某医院诊为非典型哮喘，治疗未愈。伴见气短，动则喘促，舌淡苔白，脉沉细。服咳喘静合剂2天明显好转，5天痊愈。

通便汤治疗慢性功能性便秘临床研究

慢性功能性便秘是一种最常见的消化道疾病，随着生活水平的提高，饮食结构不合理和运动减少，导致便秘的发病率逐年上升。长期便秘可诱发痔疮、瘘管、肛裂、贫血、脱肛、结直肠癌、营养不良、腹胀腹痛、纳差、口臭、头晕等病症。高龄患者因便秘努挣，还可诱发脑血管意外或猝死。有些患者为图一时痛快而常服泻药，虽能缓解症状，但易伤脾胃，使排便更加困难，达不到治疗目的。

笔者经长期的临床观察发现，便秘之病位在大肠，其形成既与胃肠积热有直接关系，又与肺、脾、肾相关。肺与大肠相表里，肺热移于大肠或肺虚大肠津液不布，则糟粕易滞肠道；脾主运化，脾虚则大肠传送无力，大便艰涩难下；肾主五液，司二便，肾阴不足则肠道干涩，肾气不足则影响肠道传导。以上诸因，最终都致糟粕停滞，糟粕停滞既久，终必成结，结则肠道气机不畅，传导失司，形成便秘。

笔者用自拟通便汤治疗慢性功能性便秘30例，取得较好的效果。方用党参、黄精补肺脾之气，气足则传导有力。白术，《慎斋遗书》谓其"专补脾阴之不足"，该药既能燥湿健脾，又能补脾生津以润肠通便。有关实验研究表明，白术对肠肌有双向调节作用，大剂量能治疗脾虚便秘，小剂量可治疗脾虚腹泻。女贞子滋补肾阴、润肠通便，肉苁蓉温补肾阳、润肠通便，共助肾司二便。枳实消积导滞，能增加胃肠蠕动。又以菖蒲通窍，决明子润肠通便，为佐使。全方以补为主，补中兼消，标本兼治，相得益彰。共奏健脾补肺益肾、行气导滞润便之功效。且具有促进肠蠕动和肠液分泌的作用。本方药精力专，切中病机，治疗慢性功能性便秘有较好的疗效。

一、观察结果

共观察慢性功能性便秘 30 例，显效 25 例（83.3%），有效 3 例（10%），总有效率为 93.3%；无效 2 例，占 6.7%。显效患者服药 1 次获效者 8 例，服药 2 次获效者 10 例，服药 3 次获效者 7 例。停药后大部分患者均保持每天大便 1 次，且多数患者服药后精神好转，胃纳增加。显效患者，排便间隔天数由平均 4.5 天减至 1.5 天，每次排便时间由平均 27 分钟减至 11 分钟。少数患者服药 1～2 天有轻微肠鸣、矢气，停药后自行缓解。无腹泻、腹痛等不良反应。

二、典型病例

黄某，女，25 岁，已婚。1996 年 5 月 25 日初诊。自诉患便秘 18 个月，初服上清丸、番泻叶、果导片等能解便，停药则大便不行。近 6 个月来服泻药亦不排便。来诊时大便已 7 日未行，伴见腹胀、嗳气、纳差。诊见脉沉弦细，舌淡，苔边薄白、中黄，腹部稍丰满，可扪及肠型。服通便汤 2 次大便即行，连续服药 7 天，排便轻松，排便时间恢复正常。

温宫促孕汤治疗女性不孕症临床研究

1988～1990 年，笔者以温肾暖宫散寒、益精养血固本法为主，自拟温宫促孕汤治宫寒型不孕症 17 例，获得显著疗效。

中医对不孕症的记述见于《内经》，认为本病发生与督脉有关。如《素问·骨空论篇》提出："督脉者，起于少腹以下骨中央……此生病，从少腹上冲心而痛，不得前后为冲疝，其女子不孕。"《圣济总录》强调冲任不足、肾气虚寒对不孕症发病的影响："妇人所以无子者，冲任不足，肾气虚寒故也。"这是最早关于不孕由肾阳不足、冲任虚寒导致的认识。清·沈尧封《女科辑要》曰："人身五脏属五行，唯肾生最先，肾足最迟，肾衰最早。"基于古代医家的上述认识，结合患者临床症状说明，肾为人体先天之本，肾气旺盛，精气满溢，任通冲盛，气血调和，胞宫温暖，月经如期而行，两精相搏方可受孕。冲为血海，任主胞胎，二脉皆起于少腹，妇女怀孕与冲任关系密切，肾气虚寒、冲任不足则久不受孕。

温宫促孕汤方中鹿角霜补命门之火、温暖胞宫，伍以肉苁蓉更助补肾壮阳、滋肾填精、温宫固冲之功。妇女冲任虚损所致不孕，用之尤佳。方中吴茱萸、桂枝温经散寒；当归等养血调经；白芍与当归等养血益阴调肝，人参益气和脾胃而以资化源；牡丹皮既助桂枝、川芎祛瘀，又清血分虚热。诸药合用，温肾暖宫以散寒，益精养血以固本。全方以温为主，温中寓养，温而不热，暖而不燥；以补为助，补而不峻，寒热并用，有补有行。共奏温宫促孕、养血祛瘀之功。

一、观察结果

17 例患者经治疗，痊愈 13 例（76.5%），好转 2 例（11.75%），无效 2 例（11.75%），总有效率为 88.25%。痊愈 13 例中，治疗 1 个月，服药 8～10 剂者怀孕者 2 例；治疗 2 个月，服药 12～16 剂怀孕者 6 例；治疗 3 个月，服药 20～28 剂怀孕者 5 例。

临床观察表明，肾虚宫寒、冲任不足是女性不孕的基本证型，治疗以温宫促孕为主，兼养血祛瘀，疗效肯定。

二、典型病例

例 1　郑某，女，27 岁，医生，住址：绵阳市科学城。1989 年 1

月 21 日初诊。

1986 年结婚后，同年 12 月 11 日行人工流产术后未采取避孕措施已两年又 1 个月未孕。月经 30～32 日一行，量少色淡，每次行经则伴发右侧小腹胀痛，精神欠振，舌淡，苔薄白，脉沉迟。西医检查结论为右侧输卵管欠通。证属肾阳不足、冲任虚寒，治以温宫促孕。

处方：鹿角霜 20g，肉苁蓉 20g，当归 15g，白芍 20g，桂枝 10g，吴茱萸 8g，川芎 10g，牡丹皮 12g，麦冬 20g，党参 30g。连服 5 剂。

二诊时微觉燥热，于前方中加阿胶 10g，又服 8 剂。

1989 年 3 月 18 日晨妊娠试验（＋），孕足月后娩出一对双胞胎。

例2 丁某，女，27 岁，住址：绵阳市梓潼县。1988 年 12 月 20 日初诊。

1986 年 11 月婚后未采取避孕措施至今两年未孕，且经期延后，40 余日一行，经量少色淡，每次行经则小腹疼痛，形寒畏冷，面色㿠白，脉沉细，舌淡，苔薄白。西医检查黄体功能不健，测基础体温为单相。证属肾阳不足、冲任虚寒，治以温宫促孕。

处方：鹿角霜 20g，肉苁蓉 20g，当归 15g，白芍 20g，桂枝 10g，吴茱萸 8g，川芎 10g，牡丹皮 10g，麦冬 15g，党参 30g。

守方服药 2 个月，共服药 16 剂。

1989 年 3 月 9 日，月经应行未行，3 月 31 日晨，尿妊娠试验（＋）。

例3 李某，女，25 岁，住址：绵阳市科学城。1988 年 10 月 8 日初诊。

1986 年 10 月婚后连续 2 次流产，此后已近 2 年不孕。经期尚准，经色淡，消瘦，面色微黄。曾在本单位医院作输卵管通畅试验，结论欠通。患者婚后连续 2 次流产，乃下元虚惫，不胜胎孕，又因阳虚寒凝，瘀阻胞脉，遂致不孕。治以养血祛瘀，温宫促孕。经期及经后 10 日内服桂枝茯苓丸，经后 10 日服温宫促孕汤。

处方：鹿角霜 20g，肉苁蓉 20g，当归 10g，白芍 20g，桂枝 12g，吴茱萸 8g，川芎 15g，牡丹皮 10g，麦冬 10g，党参 30g。

守方治疗 3 个月，服温宫促孕汤共 25 剂。

末次月经 1989 年 1 月 6 日，10 日经净后即未行经。2 月 17 日妊娠试验（＋），足月后分娩一女孩。

板蓝根不能当预防药

——扶正与避邪是预防疫病的主要手段

每当大灾或传染性疾病流行时，如甲型肝炎、非典型肺炎、甲型 H1N1 流感、甲型 H7N9 流感发生后，全国的板蓝根等中成药就成了紧俏药品，人们争相购买服用。一些医疗机构也纷纷开出大锅药让民众服用，用以预防传染病。2009 年 5 月，南京某宾馆还推出了麻香板蓝根、美极板蓝根、上汤板蓝根、板蓝根蒸饺和板蓝根饮料等板蓝根药膳，一些药店、商店还出售板蓝根茶，宣传能预防疫病流行。

中医认为，清热解毒药、辛凉解表类药物如板蓝根、大青叶、金银花、连翘等，具有清热解毒、凉血利咽的功效，有一定抗病毒作用，常用于风热感冒、急性咽喉炎等疾病。其用药原则是：体虚无实火、无热毒者不能使用，不能作为一家老小的预防用药。无病服用板蓝根、大青叶等苦寒的药物，既克伐人体正气，还苦寒败胃，影响营养的吸收，进而降低人体抵抗力，不利于预防疾病。长时间服用可能引起造血系统不良反应，少数人还会发生头昏眼花、胸闷、气短、呕吐、面唇青紫、结膜充血、两眼胀痛、心慌、烦躁、四肢麻木、全身皮肤潮红、瘙痒、皮疹或荨麻疹等过敏反应，严重时可引起过敏性休克，甚至危及生命。

战国时代的《黄帝内经》论述了疫病（流行性传染性疾病）的特点。其中《素问·刺法论篇》指出："余闻五疫之致，皆相染易，无问大小，症状相似。"已经明确了疫邪是具有强烈传染性的时行之邪，具有发病症状相似的特征。《温疫论·自叙》中更认识到："夫温疫之为病，非风、非寒、非暑、非湿，乃天地间别有一种异气所感。"并指出这种"戾气"是肉眼不能察觉、不能触知的一种传染性病原体。《伤寒论》《诸病源候论》等书记载了古代疫病流行时横遭灭门绝族的惨状，说明了疫病的严重危害性。关于温疫的传播途径，《温疫论·原病》中明确为"邪从口、鼻而入"。这些认识为预防疫病传播流行提供了指导。

未病人群预防疫病（传染病）流行，主要应注重扶正与避邪两个方面。

一、扶助正气——提高抗病能力

扶助正气，使正气充盛于体内，才能增强体质，抵御疫毒邪气的侵袭。为什么同样的气候与环境，有的人得病，有的人不得病？《素问·刺法论篇》说："不相染者，正气存内，邪不可干""邪之所凑，其气必虚。"《灵枢·百病始生》说："风雨寒热，不得虚，邪不能独伤人。猝然逢疾风暴雨而不病者，盖无虚，故邪不能独伤人。"邪气随时都在，只有身体虚弱的人才会被邪气侵袭得病，而突然遭遇疾风暴雨却没有生病的人，是因为身体没有虚损，所以说"邪不能独伤人"。清·刘恒瑞说："善用兵者，必先屯粮；善治邪者，必先养正。"我国古代医家发明种痘预防天花病，就是利用痘苗来激发体内产生相应的免疫抗体，亦是扶正的重要手段。能使正气充足的方法主要有以下两点。

1.正常人群无须服用补充正气的药物，只需注意健康的生活方式，保证均衡的营养、充足的睡眠、适度的锻炼，消除对大灾和传染病的极度紧张、焦虑和恐惧等精神因素，才能无损正气，抵御疾病。

前几年笔者曾经接诊一位怕得甲型 H1N1 流感的患者。患者每天自查体温 6～7 次，一般体温在 37.5℃左右，且心率一般在 80～90 次（紧张情绪所致）。这样高度紧张的患者，极易导致正气受损，使免疫功能降低，反而容易患病。所以保持良好的情绪也是扶助正气、增强体质的重要手段。

2. 对于体质偏虚的未病人群，可服药预防疫病流行，但服药的目的是通过扶正补益以提高机体的抗病能力。应根据不同个体的体质状况辨体处方用药。不能不分体质、不分男女老幼千人一方。如汶川大地震后，人们普遍有惊恐之情，加之室外避灾，饮食、睡眠俱差，日常生活无规律，人体抵抗力普遍下降。汶川地震灾后天时正值初夏，天气渐热，雨水多，湿热相蒸，重灾区人畜死亡后尸体腐烂，蚊蝇滋生，易流行瘟病。笔者当时开预防药的原则是根据各个不同个体的体质情况，以扶正安神为主，辅以芳香避秽，收效良好。

二、避其毒气——防范疫邪从口鼻而入

预防疫病流行的另一个重要手段是注意卫生防护，以"避其毒气"。如《素问·刺法论篇》所云："虚邪贼风，避之有时。"防护方法主要注意个人卫生，如勤洗手、注意饮食卫生、避免接触疫源、室内注意通风、在疫病流行时尽量少去公共场所，避免从口鼻传入带有"疫疠之气"的浊气。在气候反常、大灾大荒、疫病流行时尤其要注意防范疫邪从口鼻而入。

"食祸"导致猝死　防"慢病"刻不容缓

近年来，本应活泼好动、朝气蓬勃的青年学子接二连三地发生运动意外和军训意外，见诸媒体的大学生猝死运动场和军训场的就有多例。2012 年 11 月 18 日，两名大学生在广州马拉松赛场相继猝死；2012 年 11 月 27 日，上海东华大学一名大三学生在跑完 1000 米体质测试后猝死；2012 年 12 月 10 日，上海杉达学院一名大二学生在进行体育课篮球运动时，在无冲撞的情况下倒地猝死。2013 年，北京 1 名 14 岁的中学生（体重 100kg）患中风，同年云南马拉松赛场两名大学生相继猝死。2014 年，全国发生多例学生军训场猝死事件。2014 年哈尔滨

《生活报》报道,4岁肥胖小孩在鼾声中猝死。中青年劳动力和科技精英、公务员、企业家、艺术家发生猝死的事件更多。心源性猝死已成为我国心血管病患者死亡的主要原因之一。国家心血管病防治中心组织专家进行调研之后发布的《中国心血管病报告》披露,我国每年死于心脏猝死的人数高达54.4万人,居全球之首。

一、"食祸"之害大于"圈养",完全健康的人成"稀缺资源"

面对频发的一幕幕青年学子猝死的惨痛事件,很多舆论(媒体)将原因归咎于"圈养",归咎于体育活动少,学生体质滑坡。其实,学生体育活动少、体质下降包括不切实际的运动量和训练强度是导致惨痛事件发生的因素之一,但笔者以为,错误的饮食——"食祸",才是导致猝死的罪魁祸首。

笔者在临床上发现,很多人以美食为人生一大乐事,多数人以动物性食物为主,一些人天天山珍海味,日日举杯畅饮,餐餐大鱼大肉、饮食过饱;有的人一天吃1.5~2.5kg水果,或吃坚果一大堆;祖辈和父辈大都习惯于用动物性食物来表达对孩子的关爱,将儿孙养得白白胖胖,这种娇宠行为导致多数儿童从小吃菜少、吃粮食少,整天肉、鱼、鸡、蛋、虾、肉丸子汤、肉汤、鸽子汤、骨头汤变着花样吃;还有的小孩把牛奶当水喝,一天喝四五袋奶,个别婴幼儿4~5天喝一桶奶粉,导致肥胖儿猛增;多数人错误地认为孕妇应该是"一人吃两个人的饭",以"填鸭式"进食,天天"营养大餐"伺候,过量摄入高脂肪(包括高油、坚果、炖汤)、高蛋白(包括蛋白粉)、高糖(包括水果)食物,导致超重儿、巨大儿增多,既造成分娩困难,又容易生下病态儿。心脑血管病专家早先呼吁预防心脑血管病要从幼儿抓起,现在则呼吁预防心脑血管病要从胎儿抓起。

由于饮食错误,导致慢性病如血管硬化、高血压、冠心病、脂肪肝、胆结石、胆囊炎、慢性结肠炎、糖尿病、肿瘤、高脂血症、高尿酸血症、肥胖，以及与肥胖相关的不孕不育症呈井喷式发病，且发病年龄越来越低，已经成为危害国民健康的主要疾病。

卫生部 2011 年 9 月统计，我国的慢性病呈井喷式发病，是全球慢性病患者数量增长最快的国家之一。2008 年，我国已有 2.7 亿名慢性病患者，并且每年新增 1600 万名，相当于一个中等国家的人口总数；2013 年世界高血压日，我国公布国内的高血压患者已达 2 亿。我国每年有 643 万人死于慢性疾病，占每年死亡人数的 80%。有鉴于此，前卫生部部长陈竺曾在纽约联合国总部表示，慢性非传染性疾病已成为中国人民健康的头号威胁。

一项覆盖全国 31 个省（区、市）的抽样调查结果显示，我国 18 岁及以上常住居民糖尿病患病率达 9.7%、糖尿病前期患病率达 16.2%，2010 年，我国 18 岁及以上城乡居民中约 1/4 居民存在糖代谢异常。

一些单位职工体检的结果显示，完全健康的人已经成了"稀缺资源"，"全民皆病"的状况正在呈现。其中，很多由饮食不当所致的慢性病属于新的"病从口入"。西方国家在 20 世纪 70 年代曾经哀叹："现代人在用自己的牙齿挖掘自己的坟墓。"《健康报》20 世纪 80 年代一篇文章的题目指出："文明人痛快地吞进了文明病（今指慢性病）"。2012 年 12 月 15 日出版的著名医学杂志《柳叶刀》，全文刊登了全球疾病研究的一项重大成果《全球疾病负担研究 2010》。该研究报告显示：营养过剩已成影响人类健康的第一风险。

二、个人健康关乎国家前途

慢性病的危害猛于虎，是由于这些疾病一旦发生，多无治愈的可能，患者往往只能长期带病生存。因此，慢性病对个人、对家庭、对民族、对国家经济都有影响，甚至会殃及国家的复兴与强盛，关系国家的兴衰存亡。

1. 慢性病导致国家实力下降 人的健康与生命意义，并不单纯属于拥有肉体形态的个人本身，同时也属于周围其他人，它关乎家庭、社会乃至整个民族的兴衰。从个人和家庭讲，健康是财富、是幸福；从推动国家富强和社会发展的作用来讲，健康是生产力。拥有健康才能创造财富，财富靠资本和劳动力质量，劳动力质量受教育和健康的影响。任何一个国家，为了让劳动者不断创造新价值，就必须保证劳动者的健康，保护健康就是保护生产力。

世界银行组织专家对过去 40 年间世界经济增长测算，发现其中 8%～10% 归功于人民健康水平的提高。慢性病一旦发生，多无治愈的可能，患者往往只能长期带病生存。所以慢性病的发病率逐渐增多，就会导致生产力甚至军力下降（美国《华盛顿邮报》2012 年 12 月 10 日报道，美国军方把士兵不断增大的腰围视为事关国家安全的问题。报道称，2012 年前 10 个月，美国陆军以体型走样、不适合战斗为由开除了 1000 余名士兵），进而影响国家综合实力，殃及国家的复兴与强盛，关系国家的兴衰存亡。

2. 慢性病将成为中国最大的经济负担 由于慢性病的快速增长，已经给国家、社会、家庭和个人带来了沉重的经济负担。据《健康报》2011 年 9 月 21 日报道称：慢性病就像吞钱的老虎机，家庭慢性病每月平均费用过万元；国家账本显示，慢性病经济负担增速赛过 GDP。2010 年我国疾病总负担 480 000 亿元，其中直接负担 200 000 亿元，间接费用 280 000 亿元。慢性病连续两年被全球经济论坛列为影响全球经济发展的主要风险之一。我国慢性病死亡率占总死亡率的 80%，达 1030 万人 / 年。随着慢性病的增加，就会呈现活得越久，病得越重，花费越高。所以，慢性病控制不力，将导致经济发展减速，社会不稳定风险增加。英国通亚咨询公司首席研究员近 10 年一直关注中国，在他所著的《富态，腰围改变中国》一书中说："中国人越来越胖了"，"中国的小皇帝越来越多"，断言"肥胖将成为中国未来经济发展和公共卫生系统的一枚定时炸弹"。

3.慢性病危及中华民族的繁衍　世界卫生组织对健康的全新定义：一个人只有在躯体健康、心理健康、社会良好适应能力和道德健康、生殖健康等5方面都具备，才能称得上是健康。然而，现实的情况却令人堪忧。婚后多年不孕不育的人群正在不断增多，有人现在甚至把是否能生育作为是否结婚的首要条件。笔者每天要接诊不少多囊卵巢综合征患者，以青年婚育年龄患者居多，其主要表现是月经延后或减少，甚至闭经。这类患者主要是由于生活方式特别是饮食不当，导致肥胖、糖代谢异常进而影响排卵，造成的闭经、不孕；而男性肥胖则是精子质量下降、性功能下降而导致不育。其严重后果将会导致不孕不育症成为普遍状况，进而危及中华民族的繁衍。

三、对营养的误读成为"食祸"诱因，慢性病预防应上升到"国策"高度

1.公众对营养的误读，是发生"食祸"的主要诱因　人体所需的七大营养素包括糖类（即主食，摄入量应占总能量的65%）、蛋白质、脂肪、维生素、矿物质、膳食纤维和水。当今，多数人极其错误地认为营养就是鸡、鸭、鱼、肉、虾、蛋、奶，认为营养就是今天吃炖鸡汤、明天吃炖鸭汤、后天吃炖鱼汤、再后天吃炖骨头汤。我国传统的以粮食蔬菜为主的膳食结构是科学合理的。但是，富裕起来的中国人正在不自觉地丢掉好的传统饮食习惯，向西方工业化国家的膳食模式转变，高脂、高糖、高能量食物越来越流行。加之现代社会交通日趋便利，双脚闲置，运动严重不足、紧张焦虑、生活无序，使得人类的健康受到了前所未有的冲击，致使慢性病猛增。

2.合理饮食与适度运动是预防慢性病的关键　每个人的体质和生命质量好坏，秉承于先天，得养于后天。今天的体质和健康状况就是我们昨天的所为。其中吃是影响个人体质的最关键因素，即任何人都

是由自己一辈子吃的食物所塑造的。战国时代的中医经典著作《黄帝内经》就曾总结出健康饮食指南："五谷为养、五果为助、五畜为益、五菜为充""饮食有节、谨和五味。"这和现代营养学推崇的理想膳食不谋而合。这里所说的"五"虽不是 5 种特定食物，但告诉我们：饮食的 3/4 应该是植物性食物。

所谓饮食有节包括四个含义：有洁，即保持饮食的清洁和安全；有时，即三餐定时；有质，即对饮食种类的要求；有量，是对饮食数量的要求，过量会加重胃肠负担，引发疾病，不足则会导致营养不良。西方现代医学之父希波克拉底在公元前 400 年就指出："我们应该以食物为药，饮食就是能首选的医疗方式。"这一论断与中医"寓医于食"的理论不谋而合。美国康奈尔大学教授 T. 柯林·坎贝尔在《中国健康调查报告》一书中有一个惊人结论："所有的常见病都与日常膳食有着密切的关系。"药物可以按医生的要求吃，饮食则受主观因素有限的影响。

除饮食之外，缺乏运动也是最为严重的公共健康问题之一。当今，信息技术发达，交通日趋便利，多数人把更多的时间花在电脑和电视机前，与朋友交流只需拨电话、发微信，查询资料只需敲打键盘。多数人出了家门就钻入电梯，出了电梯就钻入轿车，出了轿车再钻入电梯，出了电梯就坐在舒适、柔软的椅子上不再起来，很多人足不出户，足不出车，也是促使慢性病高发的诱因之一。

到目前为止，还没有任何一种药物能够彻底治愈慢性非传染性疾病。但保持健康的生活方式，既能减少慢性病的发病，还能减轻和治疗因生活方式不当引起的疾病。所以，每个人必须掌握和执行科学合理的饮食原则、坚持适当的运动、保持良好的精神状态，才能远离慢性非传染性疾病，保障自己的健康。

3. 慢性病预防应上升到"国策"高度 当今，健康的生活方式特别是科学合理的饮食原则没有得到很好地推广。中国营养学会制定的《中国居民膳食指南》即膳食宝塔，清楚地标明了每日各类食物的摄入比例，但这个膳食指南推行的效果并不理想。大众甚至一些医务人员对膳食指南的知晓率低。笔者认为，应将防控慢性病列为国策，加强慢性病防治是全社会的责任，更是政府的责任。必须发动全社会力量，政府主导、部门合作、全民参与，尽快扭转慢性病高发态势。政府应重视卫生投入，将防控慢性病列为国策，相关部门把主要精力投入到健康教育和慢性病防控方面；改变生活方式特别是饮食习惯这种社会行为有一定的难度，需要建立必要的行政措施，通过国家层面，制定相应的法律、法规，营造健康的环境，进行有效的健康教育，才能提高国民的健康素质，改变慢性病高发的态势。

此外，在改变个人生活方式和行为上，个人、家庭、学校、社会都存在责任缺失。要想止住不断攀高的慢性病发病率，最重要的一点就是把健康教育作为一项基本国策，深入推进全民健康的生活方式，让每个人的生活方式更科学、更合理。健康教育、科学的生活方式要从胎儿、幼儿抓起，长辈要担负子女健康生活方式的主要责任；各类媒体、小学、中学和大学课本中应有健康教育、防控慢性病的内容；公务员考试、考核应有健康生活方式、防控慢性病的题目；职工、职员年度要考核健康状况；政绩考核、卫生城市的建设要抽检职工、职员的健康状况。要把健康的生活方式、防控慢性病的知识作为每个人终身关心的问题。

医学只有观察，没有承诺

1996年3月6日，笔者诊治33岁患者杨某，因上背部正中疼痛2个月，去某医院门诊治疗半月不见好转，经X线摄片疑诊为脊柱炎，住院治疗2周仍不见好转。后转某中医按风湿痹痛治疗1个月不见好转，最后该医在原处方的基础上加入川乌80g，草乌80g，嘱煎8小时后服，并拍着胸口承诺："这个药再不起作用，我就不当医生了。"该患者连服该方3剂后仍无丝毫作用，遂转笔者处治疗。

询其病史起于春节前，起病前2个月频繁应酬，经常饮酒且进食油脂过多，观其体形肥胖，尤以腹部肥胖明显，除背部疼痛外伴有胸胁胀闷不适，便溏且排便不畅。系脂肪肝伴胆囊炎，辨证属脂浊痰湿蕴阻肝胆，肝胆气机郁滞，经络不通则痛（现代医学认为，脊柱椎管病变可压迫交感神经系统影响到相应脏器，脏器病变亦可通过交感神经系统影响到相应脊柱部位）。遂以清肝利胆、化痰降浊、行气止痛为主组方，患者服药2剂，疼痛明显好转，连服3剂后疼痛若失。患者此前一直按脊柱病变处理，属于典型的"头痛医头，脚痛医脚"，也正应了古人所谓"吃药不投方，哪怕用船装"。

这里涉及一个话题，那就是"医学只有观察，没有承诺"。医学科学虽然进步很快，但仍然无法达到完美。因为导致疾病发生发展的因素是无穷复杂的，同一种疾病发生在不同人身上可以千变万化，同样一种疾病应用同一种有效的医疗方法，一位患者有效，另一位患者可能无效。所以无论什么疾病和治疗方法都没有办法事先承诺或打保票。一个医生对某一疾病可能积累相当多的经验，但当再接诊新的患者时，可能存在不同情况，如果对患者说了大话，打了保票，一旦结果不理想，就可能招来麻烦。

也谈治未病

"治未病"，是中医学在长期的发展过程中形成的较为完整的维护健康、抵御疾病的预防医学思想，为人类健康发挥了不可磨灭的重要作用。近年来，中医治未病在全国蓬勃开展，国家中医药管理局发布了《中医医院治未病科建设与管理指南（试行）》。对于发扬中医治未病的优良传统无疑是件好事。但对于"治未病"本质还有待进一步厘清，才有利于"治未病"工作的有效开展。

一、治未病的理论渊源

中医治未病的理论来源于中医经典著作中关于"上工治未病",以及"见肝之病,知肝传脾,当先实脾"等论述。

二、未病的含义

所谓"未病"的准确含义应该是无病,即没有任何疾病的健康人。以下两种情况虽然也称之为"未病",但实际属于已病的范畴。

1. 病而未发 即机体内已有潜在的病变,但患者自己还不觉得有病,尚未有明显临床表现的潜伏阶段。包括疾病微而未显(隐而未现)、显而未成(有前驱表现)、成而未发(症状尚不明显)。

2. 已病而未传变 如轻微感冒尚未引起严重并发症、恶性肿瘤尚未扩散等等类似情况。

三、治未病的含义

"治未病"是中医学具有代表性的预防为主、防病胜于病后再治疗的学术思想。所以,预防疾病才是治未病的本质含义。当前,对于治未病的理解实际包括了养生防病和治疗疾病两个层面,一个层面是遵循中医养生之道,改善体质偏差,提高患者抵抗能力;另一个层面是对疾病进行及时、积极、正确的治疗。即朱丹溪所言:"是故已病而后治,所以为医家之法;未病而先治,所以明摄生之理。"两个层面有本质的区别。

1. 未病先防 未病先防,即未病养生,防病于先,防患于未然。属于预防疾病的层面。

近年来,疾病谱、死因谱呈现很大的变化,危害人类健康的疾病由过去的传染病转变为慢性非传染性疾病。国家卫生部公布的调查结果表明,我国慢性非传染性疾病呈井喷式发病。国家强盛需要民众健康,民众健康才能发展经济。所以,民众健康与否不仅与民众的幸福息息相关，而且关系国家的兴衰存亡。

中医学在长期的发展过程中形成了较为完整的预防学思想。早在2000多年前的《黄帝内经》就提出了"上工治未病"的理念，指出"圣人不治已病治未病，不治已乱治未乱"。《黄帝内经》在开卷首篇道："上古之人，其知道者，法于阴阳，和于数术，食饮有节，起居有常，不妄作劳，故能形与神俱，而尽终其天年。今时之人不然也，以酒为浆，以妄为常，醉以入房，以欲竭其精，以耗散其真，不知持满，不时御神，务快其心，逆与生乐，起居无节，故半百而衰也。"道出了古人长寿与今人早衰的原因。又说："虚邪贼风，避之有时，恬淡虚无，真气从之，精神内守，病安从来。"这些关于调养身心于未病之时的养生观具有重要的指导意义。医圣张仲景在《金匮要略·脏腑经络先后病脉证第一》也指出："若人能养慎，不令邪风干忤经络""更能无犯王法、禽兽灾伤，房室勿令竭乏，服食节其冷、热、苦、酸、辛、甘，不遗形体有衰，病则无由其入腠理。"指出摄生养慎对预防疾病有积极意义，提示人们若能内养正气，外慎风寒，顺应自然界的四时气候，就可以抵御外邪侵袭，从而避免疾病发生。唐代医家孙思邈指出"消未起之患，治未病之疾，医之于未病之前""善养性者，治未病之病，是其意也"。这种未雨绸缪、防微杜渐的思想对后世治未病有着深远的影响。

东汉思想家王符在《思贤》中说："大医医国，其次医疾。"所谓大医医国不是要医生去治理国家，而是要求医生要立足于提高整个中华民族的健康水平，关注公众健康，指导公众强身健体，防治疾病，做国人的健康卫士，也即古人所谓"不为良相，便为良医"的真正内涵。医者要在疾病未发生之前指导公众采取调摄情志、适度运动、合理膳食、谨慎起居等有益身心健康的预防保健措施，达到"治其未生，治其未成，治其未发"的目的，才是治未病的本质内容。

现代医学最新的精准医学，应用大数据与组学两大科学前沿的交汇，从疾病诊断治疗前移至对健康个体的评估、预防和保健，也是当今治未病的最新诠释。

2. 已病早治 已病早治，救其已成，属于医疗的层面，是每一个医生应该掌握的医疗原则。已病早治包括治病于初（防微杜渐，病中促愈，早期发现、早期诊断、早期治疗）、既病防变（包括发而未传、传而未变、变而未果）、瘥后防复（康复治疗）。

（1）治病于初：重视早期诊治。即《黄帝内经》提出的"上工治其萌芽"，是指早期诊治，根据人体阴阳失衡、脏腑功能失调的动态变化，防微杜渐，防止发病。《黄帝内经》云："故善者治皮毛，其次治肌肤，其次治经脉，其次治六腑，其次治五脏，治五脏者，半生半死也。"《金匮要略》云："适中经络，未流传脏腑，即医治之。四肢才觉重滞，即导引、吐纳、针灸、膏摩，勿令九窍闭塞。"示以人们，若一时不慎而感受外邪，必须及时早期治疗，以防病邪深入于内。另外《伤寒论》阳明腑实证及少阴证用三承气汤，都为急下存阴法，充分体现张仲景在伤寒病初起见有邪热伤阴之端倪时即处处护阴保精的思想。

（2）既病防变：即见微知著，早治防重，防止疾病的发展与传变。《难经·七十七难》云："所谓治未病者，见肝之病，则知肝当传之与脾，故先实其脾气，无全得受肝之邪，故曰治未病。"《金匮要略》首篇首条也指出："夫治未病者，见肝之病，知肝传脾，当先实脾。"均强调肝脏之病多传变至脾，治疗当顾及未病之脏腑，以防疾病传变。《伤寒论》第8条："欲作再经者，针足阳明，使经不传则愈。"另外，张仲景在很多处方的组方及方药方面很注意顾护正气，以防疾病传变。在疑难性疾病及慢性病治疗中，采取积极的干预措施，达到阻止疾病进展的目的。如中医药在防止冠心病等心血管病向心力衰竭的演变、减少糖尿病并发症的发生以及延长肿瘤患者的生存时间、改善生活质量等方面都具有一定的优势。

（3）瘥后防复：是指疾病初愈时，采取适当的调养方法及善后治疗，防止疾病复发，是中医理论中的重要组成部分，向来为历代医家所重视，并一直有效地指导着临床实践。《黄帝内经》提到："大毒治病，十去其六；常毒治病，十去其七；小毒治病，十去其八；无毒治病，十去其九。"然后"谷肉果蔬，食养尽之"。清代吴鞠通说："病后调理，不轻于治病。"大病初愈，正气未复，必须注意补养正气，以防疾病复发。患病之后，进行生活方式调整也是治病的手段。血管硬化、斑块、阻塞采取清除斑块、安支架、搭桥等手段只是疏通了一小段血管的问题，相当于给淤泥阻塞的河道清除了淤泥，只能解决燃眉之急。如果患者的高血压、高血脂、高血糖、高尿酸等危险因素还存在，它们就会继续对血管造成损伤，暂时疏通的血管可能继续硬化长斑块，会再次狭窄并形成血栓，阻塞血管。医生不仅要处理紧急病变，还要帮助患者改变生活方式，控制血压、血脂、血糖、尿酸等危险因素，才是有效保护心血管的治本之策，才能控制疾病的进一步发展。

精方与简药

处方三分钟，背后十年功。中医临床经验最后的体现就是一张处方，一个医生也许要用八年、十年甚至毕生精力才能总结出一张有效的处方。所以，一张处方浓缩了医者的学识与经验、灵感与悟性；体现了水平与造诣，承载着生命与责任。

方之大小，药之多少，历来争论不一。笔者认为，精方简药，药少力专，疗效并不低于大方重剂。古人云："处方用药，多品为下。"平淡出奇方，"药少量足，方能精专制胜；泛泛大方，往往难中矢的"。巴德年先生讲得好："能用最低廉的方法治好患者，那才是名医高手。"中医古方多以精方简药为准则，仲景113方中，一半处方药味少于4味，8味以内的方剂107首（90%），其组方用药精练，法度严谨。二陈汤、四物汤、六君子汤、八珍汤等方，都是药味精练之方。清代温热病大师叶桂亦主张轻灵巧便，其处方组成多在5~10味，药量多在6~8g。

这些方剂药精量小，却功效卓著。《黄帝内经》云："君一、臣二、佐九，制之大也。"现在不少中医师开出的处方，动则十七八味，多则三四十味，甚至四五十味，中国中医科学院广安门医院仝小林副院长统计，该院中药饮片处方平均 18.6 味。其他医院的统计数字多在 17~20 味。

中医治病当"以平为期"，在平和之中见真功。即古人所谓"不战而屈人之兵，善之善者也"。医生治病首先要有整体的眼光，宁静的心灵，清晰的思路。临床疗效的取得必须建立在正确的诊断和辨证的基础之上，"心中有大法，笔下无死方"。遣方用药就像调兵遣将，既要君臣佐使，井然有序，还要"知药善任"，药精量专，安全有效。若片面地以为增加药味、加大药量能获取疗效，那就是舍本逐末，即古人所谓"王道无近功"。不仅于临床疗效无补，而且浪费药材资源，增大患者的经济负担。尤其是老幼患者和久病体弱之人，临床用药更要轻清灵动，不妄施繁杂峻猛之药，一味贪功冒进，使正气更伤，胃气更损，而致虚虚也。对于病情急迫的危重症，要抓住主要矛盾，选择针对性强的药物，单刀直入，捣其中坚，顿挫其势，次要矛盾就会迎刃而解。如果面面俱到，处方就会杂乱无章，影响疗效。正如晋代葛洪《肘后救卒方》治急症时"其方简易得，针灸分寸易晓"。对于疑难病症的施治更要抓住要害，出奇用药，挽难证于轻灵之方，起沉疴于平淡之剂。正所谓"运用之妙，存乎一心"。

作者年谱

1951 年 12 月 30 日，出生于四川省梓潼县大新乡金罐村 3 组。

1969 年 3—6 月，梓潼县第一期红医班学习结业。

1969 年 6 月—1973 年 8 月，任梓潼县大新乡金罐村乡村医生，开始从事医疗工作。同期拜同乡名医蒲培生为师学习中医，亦医亦学。其间共诊治患者 20 000 余人次。

1973 年 9 月—1975 年 8 月，就读于绵阳中医学校，曾任共青团绵阳中医学校总支部委员、学习委员，为首届毕业生。

1975 年 9 月—1982 年 1 月，在梓潼县仁和区医院工作，任中医师、业务副院长（1978）。其间共诊治患者 75 000 余人次。

1982 年 2 月—1988 年 2 月，在梓潼县卫生局工作，任梓潼县卫生局业务股副股长、绵阳市中医学会科普宣传委员会委员、《四川中医》通讯员、梓潼县振兴中医领导小组成员兼办公室副主任。1984 年 1 月加入中国共产党。其间任成都中医学院函授大学梓潼函授站副站长、兼职讲师，曾参加成都中医学院函大各科师资培训班学习，培训成都中医学院梓潼站 83、85 级函大学员 20 余名（获大专文凭）。先后主持培训乡村医生 200 余名。曾参加卫生部在广西桂林举办的医院管理学习班学习。共业余诊治患者 12 000 余人次。

1988 年 3 月—1991 年 5 月，自愿申请到梓潼县中医院工作，任主治中医师。其间共诊治患者 46 400 余人次。

1991 年 6 月—1994 年 6 月，师从著名中医李孔定学习，以优异成绩出师并出席全国出师大会，获国家人事部、卫生部、国家中医药管理局颁发的出师证书。其间独立应诊诊治患者 19 000 余人次。1992 年 6 月调绵阳市中医医院工作。

1995—1999 年，任绵阳市中医院副主任医师、内科副主任，四川省中医学会首届糖尿病专委会委员、绵阳市高级中医研修班教授、四川省首批中医药学术继承工作指导老师。其间共诊治患者 98 154 人次，查房会诊 300 余人次，带教绵阳市高级中医研修班学员 4 人次，带教成都中医药大学实习生 59 人次。

2000 年 5 月，破格晋升为主任中医师。全年诊治患者 23 153 人次，查房会诊 80 人次，义诊 200 余人次。带教实习生 13 人次。

2001—2006 年，先后任绵阳市中医院门诊部副主任、临床研究室主任、成都中医药大学成人教育学院兼职教授、成都中医药大学兼职教授、四川省中医药学会第六届理事会理事。其间诊治患者 123 285 人次，义诊 100 余人次，查房会诊 500 余人次，带教成都中医药大学针灸英语 7 年制 99 级—02 级等实习生及进修生 68 人次。

2007—2011 年，任四川省中医高级职称评委、绵阳市专家评审委员会委员、绵阳市科技评审专家，兼任四川中医药高等专科学校客座教授。其间诊治患者 93 860 人次，查房会诊 788 人次；带教绵阳市第二期高级中医研修班学员 12 人次，带教针灸英语 7 年制 02—07 级等实习生 77 人次，带教县级中医院骨干 2 人次。

2012—2016 年，共诊治患者 65 260 人次，义诊 50 人次，查房会诊 350 人次。带教实习生 76 人次（中医、中西医结合、针灸英语 7 年制 2007—2012 级），带教县级中医院骨干 8 人次，带教规培生 2 人次，为医院职工和规培生做学术讲座 4 次。2016 年底前共诊治患者 562 635 人次，义诊 1450 人次，查房会诊 2500 余人次，累计诊治患者 565 953 人次。

所 获 奖 励

1. 主持"龙虎丹外用临床研究"成果，1991 年获四川省政府科技进步三等奖（第 1 主研），并获四川省中医管理局科技进步三等奖。

2. "李孔定学术研究"成果，1995 年荣获绵阳市政府科技进步二等奖（第 2 主研）。

3. "脱敏合剂临床研究"成果，1994 年荣获绵阳市政府科技进步三等奖（第 2 主研）。

4. 1995 年荣获"首届四川杰出青年中医"称号。

5. 1998 年荣获"首届四川省名中医"称号。

6. 1999 年荣获"四川省有突出贡献优秀专家"称号。

7. 1999 年荣获"绵阳市有突出贡献中青年科技拔尖人才"称号

8. 2002 年 7 月被批准为"首批四川省卫生厅学术技术带头人"。

9. 2000 年荣获"首届绵阳市名中医"称号。

10. 2002 年获四川省首批中医师承教育导师荣誉证书。

11. 2007 年荣获"绵阳市首届十大名中医"称号。

12. 全国首批师承教育出师考核成绩名列全省前茅，1995 年出席在北京人民大会堂举行的全国继承老中医药专家学术经验出师典礼。

13. 2007 年荣获中国中医药学会颁发的"全国学术传承特别贡献奖"。

14. "验方十味止嗽散治疗顽固性咳嗽"一文，1983 年获梓潼县科协优秀论文奖。

15. "温宫促孕汤治疗女性不孕症"一文，1991 年 12 月荣获绵阳市中医学会优秀论文二等奖。

16. "李孔定恶寒证异治"一文, 1993年2月荣获《实用中医药杂志》优秀论文奖。

17. "组方法度多新见，遣药精专有古风"一文，1993年6月荣获四川省中医管理局优秀论文奖。

18. "李孔定治疗慢性肺源性心脏病的经验"一文，1993年荣获绵阳市中医学会优秀论文一等奖。

19. "李孔定诊治糖尿病的经验"一文，1994年荣获绵阳市中医学会优秀论文一等奖。

20. "脱敏合剂临床研究报告"一文，1995年荣获绵阳市科协优秀论文二等奖。

21. "甘露消毒丹治疗肺系疾病的经验"一文，1998年2月荣获绵阳市科协优秀论文一等奖。

22. "李孔定治疗慢性肾炎的经验"一文，2005年荣获绵阳市中医学会优秀论文奖。

23. 1976年，"先进工作者"，获梓潼县革委奖励。

24. 1980年，"先进科技工作者"，获中共梓潼县委奖励。

25. 1982年，"先进科技工作者"，获中共梓潼县委奖励。

26. 1983年，"先进科技工作者"，获中共梓潼县委奖励。

27. 1983年，"先进科普工作者"，获梓潼县科协奖励。

28. 1984年，"先进工作者"，获梓潼县政府行政奖。

29. 1985年，"先进工作者"，获梓潼县人民政府奖励。

30. 1986年，"优秀共产党员"，获中共梓潼县委奖励。

31. 1987年，"先进科技工作者"，获梓潼人民政府奖励。

32. 1989年，"先进科技工作者"，获梓潼县中医院奖励。

33. 1990年，"先进工作者"，获梓潼县中医院奖励。

34. 1994年，"优秀共产党员"，获中共绵阳市中医院党委奖励。

35. 1995年，"先进工作者"，获绵阳市中医院奖励。

36. 1995 年度门诊人次名列全院前茅，获绵阳市中医院单项奖。

37. 1995 年，"优秀共产党员"，获中共绵阳市中医院党委奖励。

38. 1996 年，"先进工作者"，获绵阳市中医院奖励。

39. 1996 年，"优秀共产党员"，获中共绵阳市中医院党委奖励。

40. 1996 年度门诊人次名列全院前茅，获绵阳市中医院单项奖。

41. 1997 年度门诊人次名列全院前茅，获绵阳市中医院单项奖。

42. 1997 年，"先进工作者"，获绵阳市中医院奖励。

43. 1997 年，"优秀共产党员"，获中共绵阳市中医院党委奖励。

44. 1999 年，"优秀共产党员"，获中共绵阳市卫生局党委奖励。

45. 2000 年，"先进工作者"，获绵阳市中医院奖励。

46. 2001 年，"先进工作者"，获绵阳市中医院奖励。

47. 2002 年，"先进工作者"，获绵阳市中医院奖励。

48. 2002 年，"优秀共产党员"，获中共绵阳市中医院党委奖励。

49. 2002 年，"优秀带教老师"，获绵阳市中医院奖励。

50. 2003 年，"优秀共产党员"，获中共绵阳市中医院党委奖励。

51. 2003 年，"优秀带教老师"，获绵阳市中医院奖励。

52. 2004 年，"优秀带教老师"，获绵阳市中医院奖励。

53. 2005 年，"优秀共产党员"，获中共绵阳市中医院党委奖励。

54. 2005 年，"优秀带教老师"，获绵阳市中医院奖励。

55. 2006 年，"优秀带教老师"，获绵阳市中医院奖励。

56. 2007 年，"先进工作者"，获绵阳市中医院奖励。

57. 2007 年，"优秀带教老师"，获绵阳市中医院奖励。

58. 2008 年，"优秀带教老师"，获绵阳市中医院奖励。

59. 2009 年，"先进工作者"，获绵阳市中医院奖励。

60. 2009 年，"优秀共产党员"，获中共绵阳市中医院党委奖励。

61. 2010 年，"优秀党员"，获中共绵阳市中医院党委奖励。

62. 2010 年，"优秀带教老师"，获绵阳市中医院奖励。

63. 2011 年，"优秀党员"，获中共绵阳市中医院党委奖励。

64. 2011 年，"先进工作者"，获绵阳市中医院奖励。

65. 2011 年，"中医药特色突出贡献"，获绵阳市中医院奖励。

66. 2011 年，"个人诊治门诊病人成绩突出"，获绵阳市中医院奖励。

67. 2016 年，"优秀党员"，获中共绵阳市中医院党委奖励。

发表论文、专著

1. 菟丝子治疗阵发性室上性心动过速［J］.中医杂志，2000，41（10）：584.

2.《金匮要略》"热入血室"考辨［J］.中医药学刊，2002，20（9）：8-9.

3. 通便汤治疗慢性功能性便秘临床观察［J］.中国临床医生，1999，26（5）：42-43.

4. 李孔定组方用药经验谈［J］.中国农村医学，1995，23（9）：55-56.

5. 李孔定治疗痹证的经验［J］.中国农村医学，1995，23（8）：60-61.

6. 李孔定治疗慢性肾炎的经验［J］.中国农村医学，1995，23（7）：58-59.

7. 李孔定治疗慢性肺源性心脏病的经验［J］.中医杂志，1993，34（10）：590-591.

8. 李孔定诊治疗肺系疾病的经验［J］.中医函授通讯，1993，11（2）：34-35.

9. 古方今病，适证则能［J］.中国农村医学，1996，24（6）：59-60.

10. 李孔定疑难病治验举隅［J］.中国农村医学，1996，24（10）：56-57.

11. 奇证治验三则［J］.中国农村医学，1997，25（2）：12.

12. 李孔定治疗鼻衄的经验［J］.中国农村医学，1997，25（4）：21-22。

13.重用地骨皮治疗糖尿病（中华名医特技集成）[C].北京：中国医药科技出版社，1993.

14.脱敏汤治疗支气管哮喘（中华名医特技集成）[C].北京：中国医药科技出版社，1993.

15.李孔定治肺需活血的经验[J].中医杂志，1993，34（1）：23-24.

16.李孔定应用四逆散的经验[J].中医函授通讯，1992，10（4）：22-23.

17.李孔定诊治糖尿病的经验[J].新中医，1994，26（10）：1-2.

18.李孔定急症用药经验拾粹[J].中国中医急症，1993，2（5）：217.

19.李孔定治疗白塞氏综合征经验举要[J].中医函授通讯，1995，13（5）：20.

20.李孔定主任医师治疗痹证经验撷青[J].中华中医药学刊，1997，15（2）：20-21.

21.肺性脑病中医治疗体会[J].中国临床医生，2007，35（6）：58-59.

22.不断探索，遵古创新（中医药治学经验录）[C].北京：中国中医药出版社，1993.

23.辨证分型治疗喉痹（现代名中医内科绝技）[C].北京：科学技术文献出版社，2003.

24.低血压辨证论治体会[J].四川中医，2000，18（8）：7-8.

25.李孔定验案选粹[J].四川中医，1992，10（2）：13.

26.李孔定应用甘露消毒丹的经验[J].四川中医，1993，11（8）：14-15.

27.李孔定恶寒证异治验案[J].实用中医药杂志，1992，8（2）：26-28.

28. 李孔定研究《伤寒论》的经验［J］. 实用中医药杂志，1994，10（1）：2–3.

29. 李孔定应用虫类药的经验［J］. 实用中医药杂志，1994，10（3）：4–5.

30. 李孔定治疗肾结石伴积水的经验［J］. 四川中医，1994，12（8）：5–6.

31. 脱敏合剂临床研究报告［J］. 成都中医学院学报，1994，7（3）：23–26.

32. 李孔定治疗咽喉病经验选介［J］. 甘肃中医，1994，7（3）：11–12.

33. 壁虎外用治验3例［J］. 四川医学，1981，2（1）：64.

34. 丑茴散治疗睾丸鞘膜积液［J］. 四川医学，1981，2（4）：232.

35. 验方十味止嗽散治疗顽固性咳嗽［J］. 四川医学，1982，3（4）：210.

36. 头部发凉治验［J］. 山东中医杂志，1983，2（5）：40.

37. 李孔定治疗喉痹的经验［J］. 四川中医，1992，10（10）：18–19.

38. 李孔定治疗复发性口疮的经验［J］. 成都中医学院学报，1993，16（2）19–20.

39. 李孔定验案拾萃［J］. 浙江中医杂志，1993，28（12）：537.

40. 李孔定验案二则［J］. 浙江中医杂志，1993，28（8）：356.

41. 李孔定学术经验举要［J］. 四川中医，1994，12（2）：1–3.

42. 李孔定治疗慢性胃脘痛的经验［J］. 实用中医内科杂志，1995，9（2）：27–28.

43. 李孔定治疗妇科病经验拾萃［J］. 新中医，1995，27（8）：1.

44. 李孔定治疗顽固性胃脘痛的经验［J］. 浙江中医杂志，1994，29（10）：464–465.

45.组方法度多新见，遣药精专有古风［R］.成都：四川省名老中医药专家学术经验交流会，1993.

46.Ⅱ型糖尿病刍议［R］.成都：全国第三届糖尿病学术交流会，1993.

47.通便汤［N］.中国中医药报（名医名方录），2000，8（23）：A03.

48.张耀治疗复发性口腔溃疡经验［J］.四川中医，2012，30（1）：10–11.

49.张耀治疗胃－食管反流病经验［J］.四川中医，2013，31（4）：6–7.

50.温宫促孕汤治疗女性不孕症［R］.中医药论文集，绵阳：绵阳市卫生局，1992.

51.梓潼道地药材——桔梗［N］.绵阳科普，1989，11（15）：A02.

52.板蓝根不能当预防药［N］.健康报，2013，4（10）：A06.

53.养生与保健［M］.成都：四川科学技术出版社，2002.（主编）

54.李孔定论医集［M］.成都：成都科技大学出版社，1994.（参编）

55.李孔定医学三书［M］.成都：四川科学技术出版社，2006.（参编）

追求卓越　惠泽苍生——代后记

　　中医药学凝聚着深邃的哲学智慧和中华民族几千年的健康养生理念及其实践经验，是中国古代科学的瑰宝，长期以来为中华民族的繁衍和健康做出了不可磨灭的贡献。如何掌握、传承中医瑰宝，发展升华中医学术？如何践行大医精诚理念，成为医学大家？我认为，必须经过千锤百炼，集高尚医德与精湛医术于一身。做到学识广博，积淀丰厚；医技精湛，敏锐悟达。既能创新思辨，跟上最新学术进展；又能预测疾病的发生、发展、转归及预后，且较少失误；还要以维护和促进人类健康为使命，立足于提高人类的健康水平，让大众不得病，晚得病，远离疾病，具有"大医医国"的境界。

苦读博览，奠定扎实的基础

　　具有广博、扎实的理论基础是医生成才的支柱之一。北周文学家庾信说："百尺之高，累于九基之上。"要造就大事业、大学问，必须夯实扎实的基础。理论基础扎实了，悟性才能提高。没有扎实的理论基础，便不可能在实际工作中达到融会贯通、举一反三的境界。

　　医学之博，浩如烟海；文献之繁，汗牛充栋。《黄帝内经》要求为医者要上及天文，下穷地理，中通人事。要想成为一名大医高手，必须兼收并蓄，苦读博览。既要将入门奠基之书和经典著作烂熟于胸，又要善于吸取掌握后世各家的经验和成果，还要掌握现代医学知识和现代科技知识，夯实扎实的基础。

　　学为术之基，术为学之用。"学"是理论层次，"术"是经验层次，学不丰则术亦贫。古代中医理论的形成，熔铸了传统文化中自然、哲学、易学、天文学、气象学、地理学、历算学、化学（炼丹术）、生物学、人体学、人类学、逻辑学、心理学、养生学知识，以及儒、道、佛等人文科学。如成书于战国的《黄帝内经》，是在春秋战国"百家争鸣"、各门学科争奇斗艳的背景下，才形成中医学的恢宏架构。在当时的历史条件下，可以说是现代化的。作为一名现代中医，除了掌握中医经典及中医理论基础外，更要借鉴现代人类文明的一切成果，对现代医学和生命科学的新成果、自然科学的前沿技术、古文化知识、人文与社会科学知识、心理学知识、营养学知识、养生康复学知识等，都要取其精华，为我所用。对临床上的复杂现象与疾病的处理，还要学会哲学思维方法，理性看待问题。要在浩瀚的知识海洋中泛舟采贝，释疑摘珠，择优去赝，吸取精华，积累经验，再参以己见，逐渐形成自己的新经验。只有融汇古今，才能博大精深，才能升华提高。

"他山之石，可以攻玉"。中医西医在促进健康的事业中都做出了很大的贡献，但各有所长，也各有不足。我们不能故意步自封，应该取人之长，补己之短，互补，兼容，中西汇通，才能更好地为人民服务。坚实的现代医学知识是发掘中医学宝库的重要条件之一。我们既要掌握现代医学知识，又不要"自我从属"于西医，而是要知己知彼，借鉴现代医学知识来发展中医、提高中医，寻找中医药施治的最佳手段和方法，使中医理论升华，使中医临床水平不断提高，实现中医在较高水平的技术跨越。

"业精于勤荒于嬉，行成于思毁于随"。一旦选定了正确的目标，就要有执着的信念追求，付出辛勤的汗水。医学是一门深奥、广博、复杂的学问。目前，被医学界确定的疾病有 2 万多种，随着疾病谱的不断变化和医学的不断进步，新的疾病还在不断被认知。一名优秀的医生既要有丰富的经验积累，更要有深厚的知识储备。只有充分积累，才能练就火眼金睛。所以，从事医疗工作需要终身不断地学习、积累和更新知识，锲而不舍、付出艰辛，义无反顾地跟上医学前进的步伐。

师古不泥，采撷众长求创新

中医经典理论与中国传统文化一样博大精深，蕴藏科学与智慧，是人类最高智慧的结晶。以《黄帝内经》《神农本草经》《难经》《伤寒杂病论》及明清时代的温病学专著等等为代表的中医经典著作，奠定了中医学理论、临床和中药学成型、发展的框架与基石。没有中医经典理论的指导，中医就不可能为中华民族的繁衍和兴旺做出不可磨灭的贡献。继承是创新的基础，创新是继承的升华。对于经典理论和各家学说，既要采撷众长，全面学习，读懂、读透，了然于心；还要从中发掘宝藏，淬取精华，汲取能量，发展创新。

具有创新思维，才是好医生。已有的知识如果不和创新方法结合，只是一种僵化的表现形式。爱因斯坦说："想象力比知识更重要。"因为知识是有限的，而想象力可推动进步，是知识进化的源泉。在当今时代，只要一搜索，就可以出现一大串现成的知识，但这些知识不一定正确。关键是看你能否从这些信息中摄取有用的东西，变成微妙、重要的经验。所以，你是否有能力对知识进行判断，是否具备鉴别真伪的能力，并形成你自己的看法和经验，才是真本事。一个医生不但能够应用已有的知识治病救人，而且还能在诊病的过程中发现新现象、丰富新知识、提出新理念、创造新技术，以创新思维解决当代中医面临的实际问题，才是好医生。

改变才能创新，创新才能进步。社会发展的根本动力源于每个人与生俱来的生命冲动、激情和创造力，没有这种力量，就只会接受、照搬和模仿。余以为，照搬、模仿只会落后；改变、创新才会进步。医学没有唯一，医学是在前人经验和错误的基础上发展的，任何学科的发展都必须与时俱进，超越"循规蹈矩"。司马迁有言："究天人之际，通古今之变。"所谓变，就是改变观念；改变观念，才能创新。创新是学术发展的灵魂和不竭动力，时代在前进，中医学作为一门独立的学科，也应该不断发展，要根据时代变化和疾病谱的变化不断完善、发展、创新。故步自封，停滞不前，就会丧失生命力。时代前进了，新的疾病又会发生，这是古人无法预见的，我们也无法准确预见以后时代疾病谱的变化。从秦汉时代的仲景学说到明清时代的温病学说，便是后人对前贤理论的发展创新。

改变、创新要具有质疑思维。古人云："学起于思，思源于疑。"孔子讲学以致用，学与思结合。颠覆过去，导致行为、思维改变才是好的学习标准。读书不疑，人云亦云，难成大医。马克思说："凡是人类建造的一切我都要怀疑。因为怀疑是创新的第一步。"唐代医学家王冰认为，医学要"日新其用……华叶递荣"。要创新就要善于发现问题，读书的最高境界是有所学而不拘泥于所学。既要做到博学之，什么书都要读；又要做到明辨之，要质疑，要思变。怀疑的过程就是发现真相、发现真理的过程。能够质疑，能够反思，能够有自己的观点，才会有所创新，科学赞同不违背科学之道而离经典更高更远的认识。

中医经典著作具有强大的生命力，但我们要认识到中医经典和各家学说有其历史性、局限性，难免存在糟粕和谬误。理论的权威性和真理性不能画等号，这就需要发掘提高，发展创新。如果因循守旧，思想被禁锢在一个既定的、不可逾越、不可突破的范围内，就不会有创新。元代医家王安道在论及张仲景时说："读仲景书，当求其立法之意，苟得其立法之意，则知其书足以为万世法，而后人莫能加、莫能外矣。"这种"莫能加，莫能外"使中医成为不可改变的构建，而西医则是不断在完善自己的不足。如天花接种最早由中医发明，经丝绸之路传到波斯，又由土耳其驻波斯大使传到西方，后来法国人发明了牛痘等一系列疫苗，解决了传染病问题。

　　医学领域有很多未知，医学科学知识不是永恒不变的，由于实践的不断增加，经验的不断丰富，理论的不断提高，科学的不断进步，过去总结的东西不可能完全与现在符合，必须要有选择性地吸收，不能无选择地兼收并蓄。元代滑寿《读素问钞》中，没有把《素问》看作"圣经贤传"，而认为它只是前人总结经验和理论的资料。滑寿对待《素问》具有这样的科学态度，我们更应该持这样的科学态度对待经典著作。

　　医学是一个需要不断学习、不断更新知识的学科。传统中医药理论形成于2000多年前，当时的自然条件、社会环境与现代社会有很大的差别。如果我们现在不考虑古代的历史和地理环境，机械照搬，则往往会与事实失之交臂。时代在变，疾病在变，每个时代都有不同的时代病，现在的疾病谱与古代相较，发生了本质的变化。古代环境多变，自然灾害频繁，凶禽猛兽危害，食物匮乏，饥荒战乱，民不聊生。古人居住简陋，居无定所，衣不遮体，食不果腹，奔波劳作。以营养不良、劳倦伤气、伤阳者居多，多见营养不良、风寒杂病及传染病。前工业时期的主要疾病是烈性传染病、感染性疾病。当今时代的自然环境、社会状况、营养状况、患者体质与古代相去甚远。当今生态环境改变，自动化程度高，竞争激烈，抗生素滥用，大量充裕的食物唾手可得。今人生活优裕，喜欢多吃（属于新的"病从口入"），厌恶多动（足不出户，足不出车），除少数人劳动强度大、劳动时间长外，多数人无须使用体力，出现严重的运动不足，多数人营养过剩。由于过多的能量蓄积和运动减少，引起水谷精微（能量）代谢、运化失调，导致慢性非传染性疾病呈井喷式发病。在古代以及传染病流行的年代，传染病、感染性疾病或营养不良病多能治愈，医学可以大放异彩。当今的慢性非传染性疾病绝非一纸处方或做个手术即能治愈，只要患病就可能带病终生，医学只能减轻痛苦，提高生活质量，延长寿命。

　　中医学在每个时代有每个时代的烙印和特征，我们既不能厚古薄今，因循守旧，墨守成规，避免不假思索地原文照搬，也不能以今贬古，而应该习古鉴今，古为今用，洋（西）为中用，去粗取精，去伪存真，因时而兴，乘势而变，与时俱进，熔旧创新。继承掌握是根基，发展创新是升华。只有继承而无创新，学术的发展就会停止，学术就会丧失生命力。具有质疑思维，才能大胆探索。敢于突破传统的、经典的、现有的、权威的学术观点和框架，才能创新。

扎根临床，实践之中求真知

中医的优势在临床，中医的危机也在临床。因为体现中医功能和作用的重点是在临床，如果连临床这一关也把握不好，那么中医肯定会不攻自败。由于现代医学对疾病救治水平不断提高，中医医疗机构的不断西化等因素，致使中医药原有的优势领域受到严峻挑战，中医药后继乏人乏术的状况越来越严重。当今，中医教学与临床脱节，一些从事教学的老师包括一些导师之类根本没有从事临床工作。正如《名老中医的忧思》一文中李今庸教授所讲："中医院校中有许多教师没有临床经验，只会照本宣科，无法以活生生的病例和自己的辨证论治体会教给学生。"《中国中医药报》2007 年 5 月 14 日第 3 版刊发的《三论中医院为何不姓"中"》一文说："中医院的很多中医基本上是在申报职称时才填上一个'中医'的假中医。中医是假中医，中医院还能姓'中'吗？"由于中医医院不姓中，大批中医院校实习生从临床实习开始，除了极少数时间能跟中医实习外，大部分实习时间接触的是西医知识。我带教的本科生、7 年制本硕连读的学生，一般实习安排是中医医院半年、西医医院半年；回校后又安排附属医院半年、西医医院半年；7 年制再跟导师 1 年后毕业。这些毕业生分到医院转科 1 年后，绝大部分送去进修西医，回到单位后基本上就成了拿着中医职称的西医了。一位跟笔者实习的本科生回校后来信说："张老师：您现在一定很忙，又带着新的学生吧？……我一直觉得我很幸运，能够在您的指点下初次接触中医临床学，虽只短短两周，现在看来，那短暂的两周时间却是我五年来中医内科学习唯一接触到的临床了。这一年实习表上没有'中医内科'，在附院为期五周的'内七'只在病房，而病房的管理与用药绝大部分是用西医西药。于是，过去的两周就弥足珍贵与充满怀念。"这些情况表明，中医乏人乏术、日渐萎缩成为必然。

　　中医临床属于自然科学中应用科学的范畴，有鲜明的实践性与经验性，其理论体系源于实践并发展于实践，具有确切的疗效。然而每种疾病、不同时机、不同患者、不同环境都会表现出不同的特点，根本没有固定的模式。要使自己的理性认识转变为感性认识靠实践，技术和经验靠反复实践的磨炼和积累，没有实践就没有能力。"熟读王叔和，不如临证多"，纸上千般妙，临证却不灵。一个人的能力和知识是不同的，读书可以得到很多知识，但知识不是能力，不是本事。把知识变成能力靠实践，一个研究课题、一篇论文的完成不能代替实践，这和临床诊疗技能完全是两回事。从实践中学习就要多参加实践，验证书本的知识靠实践，验证别人的经验靠实践。不断学习，不断实践，才能提高能力。西方医学泰斗威廉·奥斯勒说过："医学是在床边而不是在课堂里学的。"医坛巨匠张孝骞说过："大学是打知识基础的重要阶段，但要认识到教科书是前人的经验、知识的集成，病例都是典型的，而大量非典型的东西要靠自己在临床摸索、总结及不断学习。我们诊治患者，一开始的确需要查书本、对书本，但书本上没有用的东西太多了。"同样的病在不同人身上，临床表现不同，同样的治疗效果也不同。要认真把握疾病的规律，除扎实的理论知识外，最重要的就是临床实践。经验是来源于不断重复的实践过程，实践是人类一切正确认识的来源。有句话说得好："名医是从死人堆里站起来的。"只有多临证，增加阅历，丰富感性认识，才能消化理性知识。任何有成就的医生都是通过实践磨练出来的，具有丰富的实践经验是医生成才不可或缺的支柱之一。

当今，光导纤维工艺几乎可以使视角触及人体的每个角落，计算机技术使影像检查生动而直接，各种先进技术延伸了医生的感官能力，但再高级的仪器也不是万能的。同一种疾病发生在不同人身上可以千变万化，这就需要从临床实践中把握和积累，仅凭理论的、书本的东西难以成为一名真正的医生。孟子云："尽信书，不如无书。"虽然书上有各种疾病规范的完整模式，然而这些模式是对疾病一般特征认识的概括和总结，有其确定性，亦有其非确定性。把书视为固定僵化的模式去死读书，按图索骥，不能圆机活法、通常达变，就违背了中医辨证论治这一精髓。

临证的精髓在于悟达，悟乃学之最高境界。一个医生驾驭临床的能力如何，能否成才，主要取决于良好的临床思维能力。即特有的思维模式，敏锐的洞察力，良好的思辨能力，严谨的逻辑和细致果断的性格。客观地说，医生对疾病的认识水准也受到社会历史条件（包括阅历和经历）、知识和实践水平、手段方法，以及个人的悟性等诸多因素影响。每一个人分辨和体会问题的角度和方式不同，悟性也不同，所以得到的本事也不同。悟性高，就能够把信息迅速变为知识，把知识迅速变为智慧，智慧的发挥能够出成果，这就是素质。只有实践没有思考，就难以提高能力，而思维偏差则是误诊的祸首。具有质疑思维的实践家，才能大胆地进行创造性地探索和思考。有良好的理论思维，才能高屋建瓴，敏锐悟达；有良好的临床思维，才能做到诊病辨证，明察秋毫，准确入微；立法处方，严谨周密，丝丝入扣。

德术兼备，以德统术解厄苦

做一个好医生，必须具备高尚的医德和高超的医术。古人云："医者，非仁爱之士不可托也，非聪明理达不可任也，非廉洁淳良不可信也。"医疗工作是圣洁的事业，其主要任务是治病救人，不仅要有精湛的医术，而且要有高尚的医德。以德统术，方为良医。著名医家孙思邈早在唐代就提出了医家必须具备的道德准则，为医者必须具备对患者的同情心，不畏艰苦，把患者的痛苦当作自己的痛苦，将患者的利益置于专业实践的中心，真诚地为每一位病员服务。

德不优者不能怀远，才不大者不能博见。好医生的目标是推进科学，造福社会，而不仅仅是赚钱赢利。为医者必须处理好"利"与"义"的关系，以孙思邈"欲救人而学医则可，欲谋利而行医则不可"为准则，做到为医清廉。

一个优秀的医生，除了具有博爱的胸怀，最核心的体现应该是优良的专业技能，没有医术，医德只是一种愿望。清·王士雄在《回春录·序》中指出："医者，生人之术，医而无术，则不足以生人。"医生这个职业关乎生杀大权，必须精通自己的业务，具有精湛的医术；必须具有刻苦钻研的学风和忠于事业的献身精神。能把病看好的医生才是好医生，空有一番热情，没有精湛的医术能有多少实际意义？挪威斯坦万格大学附属医院 Ake 教授说："试问：如果一个医生技术很好而态度一般；另一个其他方面都好，但技术很差，你会选择哪一个？"很多人常把医疗事故归于医生责任心不强，其实没有故意出医疗事故的医生，发生医疗事故最常见的原因是医生的水平问题。况且不思进取、不努力提高医术的医生，怎么能说具有良好的医德呢？

导致疾病发生发展的原因是无穷复杂的，面对错综复杂、千变万化的疾病，医学仍然无法达到完美。医生的工作绝不是简单的有因必有果，这使得医疗工作具有相当高的风险，医疗过程中每一个环节都存在不安全因素。临床医学实际上是一种探索医学，探索就有可能走弯路、走错路，所以误诊误治是难免的，任何技术高明、工作严谨的医生包括医学泰斗在内的名医都会有误诊。因为医生也不是完人，疾病的发生、发展是纷繁复杂的，完全做到不放过一个"敌情"基本上不可能。北京协和医院张之南教授在《谈重视在看似平淡的临床实践中学习》一文中说过："从某种意义来讲，医生的成长是从总结错误和失败的经验教训中来的。说得直率些，一个医生的成长，在一定程度上难免是以患者利益的损失为代价的。对于医疗工作，医生在事前一定要把风险讲给患者听，事后发生了什么，也要向患者交代清楚。我们不可能把每一个患者的病治好，但我们要帮助患者减轻痛苦，从情感上给他们一些依托。"我们要敬畏生命，因为生命对于每个人只有一次。我们要敬畏患者，因为他把这唯一的一次生命交给你，你必须做到两点：一是对患者极端负责，二是对技术精益求精。只要你对患者兢兢业业、以诚相待，就会减少失误和纠纷。

其次，同行之间不能互相抬杠，往往医疗纠纷都与同行抬杠有关。同行之间要团结协作，尊重同行，尊重他人，互相学习，共同提高。在医学上诽谤同道、抬高自己、打击别人是很不道德的，其结果在学术上得不到进步。清·陈实功的医家"五戒十要"是医者对同道应持的起码态度，做到"凡乡井同道之士，不可生轻侮傲慢之心，切要谦和谨慎。年尊者，恭敬之；有学者，师事之；骄傲者，逊让之；不及者，荐拔之（《外科正宗》）"。

德术兼备，在此总结三点，即：对患者，认真负责，至意深心；对同道，互相尊敬，互相学习；对自己，常思不足，日猎新知。

总之，一个优秀的医生需要思路清晰、心地善良、心灵平静、技术精良。只要选定正确的目标，付出辛勤的汗水，奠定扎实的基础，具备敏锐的思维，练就精良的技能，拥有良好的医德，就会论病索源有见地，独树一帜有创新。

张　耀

2015 年 10 月